Les sources médicales
de la connaissance de l'homme

Hippocrate et Platon
Études de philosophie de la médecine
Collection dirigée par Jean Lombard

L'unité originelle de la médecine et de la philosophie, qui aura marqué l'aventure intellectuelle de la Grèce, a aussi donné naissance au discours médical de l'Occident. Cette collection accueille des études consacrées à la relation fondatrice entre les deux disciplines dans la pensée antique ainsi qu'à la philosophie de la médecine, de l'âge classique aux Lumières et à l'avènement de la modernité. Elle se consacre au retour insistant de la pensée contemporaine vers les interrogations initiales sur le bon usage du savoir et du savoir-faire médical et sur son entrecroisement avec la quête d'une sagesse. Elle vise enfin à donner un cadre au dialogue sur l'éthique et sur l'épistémologie dans lequel pourraient se retrouver, comme aux premiers temps de la rationalité, médecins et philosophes.

Déjà parus

Jean Lombard, *L'épidémie moderne et la culture du malheur, petit traité du chikungunya,* 2006
Bernard Vandewalle, *Michel Foucault, savoir et pouvoir de la médecine*, 2006
Jean Lombard et Bernard Vandewalle, *Philosophie de l'hôpital,* 2007.
Jean Lombard et Bernard Vandewalle, *Philosophie de l'épidémie, le temps de l'émergence*, 2007
Simone Gougeaud-Arnaudeau, *La Mettrie (1709-1751), le matérialisme clinique*, 2008
Jean Lombard, *Éthique médicale et philosophie, l'apport de l'Antiquité*, 2009
Gilles Barroux, *Philosophie de la régénération, médecine, biologie, mythologies*, 2009
Bernard Vandewalle, *Spinoza et la médecine, éthique et thérapeutique*, 2011
Victor Larger, *Devenir médecin, phénoménologie de la consultation médicale*, 2011
Victor Larger, *Le médecin et le patient, éthique d'une relation,* 2012
Jean Lombard, *La pratique, le discours et la règle. Hippocrate et l'institution de la médecine*, 2015

Gilles Barroux

Les sources médicales de la connaissance de l'homme

L'Harmattan

Du même auteur

*La médecine de l'*Encyclopédie*, entre tradition et modernité*, CNRS éditions, janvier 2017
Philosophie de la régénération, médecine, biologie, mythologies, L'Harmattan, « Hippocrate et Platon, Études de philosophie de la médecine », 2009
Philosophie, maladie et médecine au dix-huitième siècle, Honoré Champion, 2008
En codirection avec François Pépin, *Le chevalier de Jaucourt. L'homme aux dix-sept mille articles*, Société Diderot, septembre 2015
En codirection avec Céline Lefève, *La clinique. Usages et valeurs*, Séli Arslan, 2013

5-7, rue de l'École-Polytechnique, 75005 Paris
www.harmattan.com
diffusion.harmattan@wanadoo.fr
ISBN : 978-2-343-10609-0
EAN : 9782343106090

Cet ouvrage est le produit de six années de séminaires au Collège International de Philosophie. Les diverses thématiques développées, les problématiques questionnées ont toutes correspondu à des séances données entre 2010 et 2016. Chaque séminaire devait la plus grande partie de son intérêt aux personnes venues y assister. Face à un public aléatoire (on ne sait jamais qui vient), hétéroclite (médecins, infirmiers, réanimateurs, psychologues, psychanalystes, philosophes, historiens, retraités avides de débats, étudiants), la parole s'invente autant qu'elle s'adapte. Passer de l'oral à l'écrit, restituer la spontanéité et la chaleur des échanges qui ont animé ces séances reste un exercice bien périlleux. Il y a toujours le risque qu'un écrit fige ces moments si importants qui confèrent toute leur teneur à de telles séances, et l'on pourrait partager avec le Socrate du *Phèdre* le constat qu'il formule, quant à la discordance entre texte écrit et discours oral. Ce qui est écrit et développé ici le doit autant à mes propres préparations qu'à la teneur des discussions au sein de ces séminaires.

Le titre *Les sources médicales de la connaissance de l'homme* correspond, non seulement aux séminaires dispensées au Collège international de philosophie entre 2010 et 2016 mais, antérieurement à cela, à la publication d'un numéro de la revue *Corpus-revue de philosophie*, que Francine Markovits, directrice de la revue m'a proposé de réaliser (paru en 2008[1]) et pour l'introduction duquel j'avais alors retenu pour la première fois cet intitulé.

PAR QUOI COMMENCER : LA MEDECINE, LA MALADIE, LES MALADES ?

L'idée d'un travail consacré aux sources médicales de la connaissance de l'homme provient d'un intérêt de longue date pour la richesse des liens qui unissent philosophie et médecine depuis l'Antiquité. Cet intérêt porte sur les différentes approches médicales et philosophiques de la santé et de la maladie, des rapports et des oscillations entre l'une et l'autre. Ce qu'est la santé, ce qu'est la maladie, un mythe relevant autant du songe que du rêve rend compte de l'ancienneté d'une telle interrogation : la rencontre, quelque part autour du Ve siècle avant J.C., entre deux Léviathan, Démocrite, le philosophe sage et fou, l'un des premiers grands atomistes, et Hippocrate le médecin à qui on prête l'invention d'une médecine débarrassée des superstitions. « L'homme tout entier n'est que maladie » : ainsi se serait exprimé Démocrite auprès de celui qui était venu constater sa folie, pour

---

[1] *Médecine et anthropologie, Corpus, revue de philosophie*, N° 54, juillet 2008, avec les auteurs suivants : Dominique Boury, Claire Crignon, Marie Gaille, Juliana Gristelli, Rafael Mandressi.

finir par rendre hommage à sa sagesse, Hippocrate. Cet entretien réunissant ces deux figures de l'Antiquité grecque est devenu, alors même que fut très vite constaté le caractère incertain de son existence, une référence qui compte dans l'écriture d'une anthropologie médicale dès l'Antiquité. Pour qui, et pour quel ordre de raisons a-t-on ainsi conféré à une telle rencontre le statut de récit exemplaire ? Quelle sorte de valeur peut bien avoir un entretien entre, pour paraphraser Diderot, un philosophe qui rêve et un médecin qui veille[2] ? Aussi célèbre que son rire – Démocrite ne rit que « de l'homme plein de folie » –, aussi chargé d'expression, il y a son regard. Démocrite observe donc l'homme, d'un regard clinique, aussi rigoureux que celui dont il use pour procéder à la dissection des animaux, à l'étude des plantes. Il est regardé comme un corps vivant parmi les autres. Mais, à la différence des autres corps vivants, lui n'est « tout entier que maladie ». Comment comprendre, sans le réduire, un tel constat ? En invoquant le trop précaire équilibre tant recherché qui peut avoir pour autre nom celui de santé : « Une santé trop florissante est le prélude des maladies les plus funestes ; un excès de bonheur touche aux plus rudes catastrophes », mais là, nous sommes plutôt du côté d'Hippocrate que de celui de Démocrite. L'assertion finale de l'abdéritain vient clore un propos un peu plus conséquent : « Ne voyez-vous pas aussi que la haine pour l'homme respire en quelque façon de tout l'univers, et que les maladies sont en foule accumulées contre lui ? Tout l'homme, dès l'origine, n'est que maladie »[3]. Plus que l'homme lui-même, c'est l'univers, c'est le milieu qui est malade, au sens de provocateur de maladies ; tout comme il produit de la vie, de la matière, il produirait de la maladie. Peut-être même, puisque pour Démocrite le monde est, à l'origine, une matière increéée, il en est de même de la maladie : elle est toujours déjà là, l'homme naît au milieu des maladies, il naît malade. Cette dernière devient alors la condition naturelle de son existence : appréhender l'origine de l'homme et du monde, c'est appréhender en même temps les ordres de la santé et de la maladie.

Peut-être est-ce au creux de cette improbable et mythique rencontre que prend naissance un paradigme de nature anthropologique : la fragilité et l'ambivalence de l'homme. Hippocrate s'intéresse aux maladies, qu'il prend pour objet d'études, qu'il restitue sous la forme d'une armature théorique : la première armature de la médecine occidentale qui n'oubliera pas ce fondement tout en en métamorphosant les contenus. Démocrite s'intéresse à l'homme malade, non pas pour en dégager un savoir, un savoir faire, une science ou encore un art, mais pour faire surgir des objets de pensée, des

---

[22] « Je puis donc assurer à présent à toute la terre qu'il n'y a aucune différence entre un médecin qui veille et un philosophe qui rêve », propos de Mlle. de l'Espinasse, *Rêve de d'Alembert*, Vernière, p. 293.

[3] *Hippocrate à Damagète, Lettre II*, trad. Dct. Étienne Pariset, Paris, Imp. Rignoux ; *Ibid.* pour les citations précédentes.

points exclamatifs et interrogatifs, propres à la composition des aphorismes. Hippocrate produit un discours pour le *iatros*, Démocrite en produit un destiné au *pathos* : comprendre le *pathos*, ce n'est pas se soigner, c'est, tout autrement, vivre avec. Les deux hommes se respectent, ils ne peuvent se comprendre, de par leur position respective de chaque côté d'une barrière : celle des usages du *logos*.

Quand on se donne pour objectif d'évoquer les sources médicales de la connaissance de l'homme, faut-il partir de l'homme malade ou bien de l'homme médecin ? Faut-il choisir pour premier équipier – et le choix n'est pas à effectuer à la légère – Hippocrate ou bien Démocrite ? Quel que soit le choix, s'il faut choisir, on aura un homme qui philosophe pour équipier, car c'est bien une somme de spéculations philosophiques qui scelle ce lien si subtil, si tenace en même temps, entre deux sages qui cherchent à comprendre l'homme au travers de son physique comme de son moral : le philosophe qui rêve et le médecin qui veille. Il y a donc, originairement, sans possibilité raisonnable de l'oublier, de la philosophie dans la médecine, comme il y a du médical, mais aussi du pathologique dans la philosophie et, à l'intersection de tous ces réseaux : l'homme. À son chevet, en effet, se penchent donc une médecine philosophe et une philosophie médecine.

Penser les sources médicales de la connaissance de l'homme, c'est donc autant interroger une origine historique de l'anthropologie – au sens premier, primitif, ici, d'une connaissance du physique et du moral de l'homme – qu'une origine intellectuelle efficiente. Penser l'homme, c'est toujours en même temps trouver des principes, des mécanismes, des éléments utiles pour les sciences, pour les arts, pour les techniques, et repérer ce qui ne va pas en une démarche qui tente de faire la part du normal et du pathologique.

Ce que raconte cette scène mythique, rapportée dans les *Lettres à Damagète*, reprise dans les *Nuits de Saint Petersbourg* de Joseph de Maistre, c'est l'histoire d'un lien ancestral : médecine et philosophie n'ont cessé d'entretenir, depuis l'Antiquité, une relation aussi passionnelle que conflictuelle. Depuis le *Serment* d'Hippocrate jusqu'aux très nombreux écrits contemporains visant à proposer une éthique médicale renouvelée, nulle médecine ne peut s'exercer sans, de manière plus générale, penser l'homme et s'interroger sur elle-même. Le souci médical et moral qui consiste à faire vivre une âme saine et clairvoyante dans un corps sain, illustre, de manière récurrente, le postulat d'un véritable équilibre de vie. La recherche de cet équilibre comme fin raisonnable est revendiquée aussi bien par les médecins que par les philosophes. La médecine se pense, pense l'homme, objet de son étude, en bonne partie en résonance avec cette incontournable altérité qu'offre le voisinage de la philosophie.

De plusieurs points de vue, il apparaît que la philosophie a inscrit une empreinte durable dans l'univers de la médecine. En premier lieu, lorsqu'elle développe une pensée de nature philosophique à partir de son champ d'activité, la médecine se fait philosophe : le diagnostic de l'homme malade suppose la connaissance morale et physique de l'homme. En second lieu, lorsqu'elle se donne pour objet de veiller et d'accroître le bien-être de l'esprit et du corps, la philosophie se fait médecine : il s'agit de prévenir et de tenter de remédier aux désordres de l'individu comme à ceux de la cité. En troisième lieu, l'échange d'outils conceptuels entre les deux disciplines au fil de l'histoire permet l'édification d'une véritable philosophie médicale : se pose la question des méthodes et des techniques d'investigation. Enfin, toute histoire de la médecine ne peut faire l'économie d'un travail de restitution de débats et de recherches philosophiques : comprendre l'émergence d'une thérapeutique implique de connaître les physiologies qui la sous-tendent, ces dernières fondant leurs prémisses dans des philosophies et des systèmes de pensée à l'œuvre.

Loin de concevoir l'étude d'une histoire philosophique de la médecine comme un objet qui s'inscrirait dans le passé, un tel travail d'investigation se donne également pour objectif d'orienter autrement les discussions actuelles. Comment penser une éthique et une philosophie médicales aujourd'hui sans en interroger l'histoire ?

α. Une médecine philosophe

L'idée d'une médecine philosophe remonte aux origines mêmes d'une pratique qui, en convoquant réflexion et raisonnement pour soigner les hommes, génère une étude des phénomènes pathologiques sous leurs différentes formes : accidentelle comme chronique. La médecine partage dans l'Antiquité avec d'autres disciplines – mathématique, astronomie, géométrie – un voisinage souvent fusionnel avec la philosophie. Au fur et à mesure du développement de la médecine, l'idée suivante n'a jamais été démentie : l'étude de la maladie et, plus généralement, des phénomènes pathologiques conduit à développer une anthropologie réflexive au sens d'une vaste réflexion sur la nature des hommes, des climats, des mœurs... L'un des tout premiers initiateurs de cette médecine philosophe est sans conteste Hippocrate (environ : -460-377). À de nombreuses reprises, Hippocrate, ou le corpus hippocratique[4], peut être lu comme un traité de philosophie étudiant l'essence d'un phénomène, se proposant d'en identifier les causes, d'en recenser les effets. Tel est bien le cas de *Airs, eaux, lieux*, l'un des ouvrages les plus connus d'Hippocrate. Ce bréviaire lu par les médecins jusqu'aux premières années du XIXᵉ siècle consiste en une vaste étude des hommes tels qu'ils sont marqués par le milieu naturel dans lequel ils vivent, affectant de manière profonde le physique comme le moral. Cette

[4] Les historiens de la médecine savent depuis longtemps que derrière la personnalité du célèbre médecin de l'île de Cos se regroupe un collectif d'auteurs, souvent des auteurs anonymes.

approche consistant à insérer la maladie dans un milieu, à lui conférer parfois un statut d'être, continue à marquer la pensée médicale bien au-delà de l'époque d'Hippocrate. Celui-ci a donc été l'un des premiers penseurs à faire de l'idée de milieu un puissant ressort conceptuel pour saisir l'homme dans son environnement : climat, région, mœurs, coutumes... Être, exister, c'est donc d'abord être imprégné par un ensemble de facteurs environnementaux. Juan Huarte[5] au XVIe siècle et Montesquieu[6] au XVIIe prolongent et exploitent en une série d'approches circonstanciées une telle appréhension de l'homme inséré dans son milieu.

Hippocrate partage avec une certaine idée de la philosophie la posture mythique du désintéressement. Le terme de "philosophe" aurait été inventé par Pythagore pour signifier l'idée d'un rapport fondamentalement désintéressé au savoir[7]. Rappelons quelques formules du célèbre *Serment* : « Mon Maître en médecine, je le mettrai au même rang que mes parents. Je partagerai mon avoir avec lui, et s'il le faut je pourvoirai à ses besoins. Je considérerai ses enfants comme mes frères et s'ils veulent étudier la médecine, je la leur enseignerai sans salaire ni engagement », ou encore : « Je passerai ma vie et j'exercerai mon art dans la pureté et le respect des

---

[5] J. Huarte, *Examen des esprits pour les sciences, où sont montrées les différences d'esprits qui se trouvent parmi les hommes, et à quelle sorte de Sciences chacun est propre en particulier*, trad. de Charles de Vion (seigneur de Dalibray), Paris, J. Le Bouc, 1645.

[6] Nous pensons d'abord à *L'esprit des lois*, 1648, et à l'une des thèses fondamentales consistant à établir que toute loi est toujours relative à un milieu déterminé.

[7] « Un jour [...] Léon, roi des Phliasiens, entendit Pythagore discourir sur certains points avec tant de savoir et d'éloquence, que ce prince, saisi d'admiration, lui demanda quel était donc l'art, dont il faisait profession ? À quoi Pythagore répondit, qu'il n'en savait aucun ; mais qu'il était *philosophe*. Et sur ce que le roi, surpris de la nouveauté de ce nom, le pria de lui dire, qui étaient donc les philosophes, et en quoi ils différaient des autres hommes; II en est, répondit Pythagore, de ce monde, et du commerce de la vie, comme de ces grandes assemblées, qui se tiennent parmi nous à l'occasion des jeux publics. On sait que dans le concours de ceux qui s'y rendent, il y a des gens qui n'y sont attirés que par l'envie de se distinguer dans les exercices du corps, et d'y mériter la couronne; d'autres, qui n'y sont conduits que par l'espoir d'y faire quelque profit, en vendant ou en achetant des marchandises ; d'autres encore, qui, pensant plus noblement, n'y vont chercher ni profits, ni applaudissements, mais songent uniquement à voir ce qui s'y passe, et à faire leurs réflexions sur ce qui s'y présente à leurs yeux. On en peut dire autant de tous les hommes, qui, passant d'une autre vie en celle-ci, comme on passe d'une ville ou d'une assemblée dans une autre, y apportent tous des vues différentes. Car tandis que les uns cherchent la gloire, et les autres les richesses, il y a une troisième espèce d'hommes, mais peu nombreuse, qui, regardant tout le reste comme rien, s'appliquent principalement à la contemplation des choses naturelles. Ce sont ces derniers qui se disent philosophes, c'est-à-dire, amateurs de la sagesse », Cicéron, *Tusculanes*, III.

lois »[8]. Galien rappelle, en un hommage vibrant à Hippocrate, cette intimité de lien entre médecine et philosophie dans un texte extrait de ses *opera omnia*, « *Que le bon médecin est philosophe* » :

> S'il est vrai que la philosophie soit nécessaire au médecin et quand il commence l'étude de son art, et quand il se livre à la pratique, n'est-il pas évident que le vrai médecin est philosophe ? Car il n'est pas besoin, je pense, d'établir par une démonstration qu'il faut de la philosophie pour exercer honorablement la médecine, lorsqu'on voit que tant de gens cupides sont plutôt des vendeurs de drogues que de véritables médecins, et pratiquent dans un but tout opposé à celui vers lequel l'art doit tendre naturellement.[9]

C'est donc dans le creuset d'un rapport explicite et insistant entre le médecin et le philosophe que se formule un discours de nature éthique : chaque geste du médecin doit être comme imprégné par une conscience obsédante des limites de son action.

β. Hétérogénéité du concept de maladie

Nulle histoire ancienne comme contemporaine de la médecine ne peut faire l'économie du constat suivant : le surgissement et le développement des phénomènes pathologiques, des événements enrichissant et bousculant l'univers de la médecine se présente sous une forme hétérogène qu'une restitution d'un point de vue strictement médical ne saurait recouvrir entièrement. Jusqu'à quel point faut-il intégrer des éléments exogènes dans le récit d'une découverte scientifique ? Qu'est-ce qui apparaît réellement utile et pertinent pour dégager une intelligibilité des faits étudiés ? La question a été débattue par les historiens des sciences et de la médecine, à l'exemple de l'évocation de la découverte de la circulation du sang par William Harvey. Est-il important, par exemple, de savoir que Harvey a fait ses études à Padoue et qu'il a été imprégné par les méthodes issues de l'école galiléenne et de la tradition anatomique héritée de Vésale ? Est-il important de prendre en compte, toujours pour le même exemple, l'ascension lente et inéluctable de la bourgeoisie et l'affermissement des monarchies absolutistes modifiant la structure féodale des sociétés européennes ? Faut-il encore faire mention de la fin des guerres de religion et de la restauration de l'autorité royale en France favorisant l'émergence du secteur tertiaire ? Est-il de mise, dans de telles études, de rappeler l'essor du commerce des arts et des métiers profitant à la classe moyenne et permettant l'émergence de nombre de savants parmi lesquels un certain William Harvey ? Ce sont ces interrogations que reprend Mirko D. Grmek, en

---

[8] *Serment d'Hippocrate*, trad. É. Littré, Paris, J. P. Baillère, 1844, vol. IV, p. 631.

[9] Galien, *Œuvres médicales et philosophiques*, trad. C. Daremberg, Paris, J.P. Baillère, 1854-1856, p. 7.

mentionnant ces historiens, à l'instar de Norwood R. Hanson[10] opposant une fin de non recevoir à une prise en compte plus globale des circonstances historiques d'un avènement scientifique aussi important que la découverte de la circulation du sang en 1628[11]. Aucun argument d'autorité ne saurait énoncer que la seule histoire qui mériterait d'être prise en compte serait celle qui est écrite par les médecins et les savants. Parallèlement à une histoire des découvertes et des avancées en médecine, de l'émergence et de l'évolution des maladies, il existe une histoire des malades, laquelle ne se réduit pas à la seule histoire des patients et s'exprime sous la forme d'un ressenti, un rapport à soi et au monde que la réponse médicale n'a pas toujours comblé et ne recouvre pas totalement encore aujourd'hui. Cette idée qu'être malade c'est être autre, qu'être soigné, ce n'est pas nécessairement redevenir exactement ce que l'on était a connu de nombreuses formulations, mais avec d'importantes variations de paramètres depuis l'Antiquité. La maladie renvoie à un équilibre sondé par les philosophes comme par les médecins : celui de la santé. Les critères de la santé n'ont pas toujours été les mêmes, et leur variation dépend des multiples institutions qui organisent l'espace. La maladie est donc un concept bien plus général faisant intervenir un panel de causes morales, mais aussi juridiques, économiques et autres. Ce sont de telles articulations que Georges Canguilhem a notamment prises en compte pour conclure que l'on ne saurait penser le vital sans penser le social, non pour les fondre, mais pour faire de leur incontournable vis-à-vis une série de prismes spéculatifs[12]. C'est en ce sens que la maladie constitue un faisceau complexe de savoirs qui ne relèvent pas tous des sciences, mais aussi des expériences, des vécus. L'une de ces connaissances ne saurait subsumer toutes les autres.

Quand on évoque le vécu, l'expérience, même en son sens le plus commun, on ouvre la porte à une thématique qui est indissociable de toute histoire de la médecine : la dimension historique des maladies. Si chaque maladie individuelle nécessite que soit prise en compte l'histoire particulière de celui qui en est affecté, chaque maladie a aussi une histoire, et cette histoire de l'émergence, de la disparition ou de la métamorphose des maladies intéresse autant l'histoire, la littérature, la sociologie et, bien sûr, l'épistémologie de la médecine. C'est pourquoi cette discipline est comme forcée de plonger dans une histoire plus générale. Chaque découverte, chaque invention, chaque pratique ne saurait se comprendre dans le cadre

---

[10] Notamment auteur de *Patterns of Discovery : An Inquiry into the Conceptual Foundations of Science*, Cambridge University Press, 1958.

[11] Mirko D. Grmek, *La première révolution biologique*, Payot, Paris, 1990, chap. 4. La découverte de la circulation du sang, p. 102.

[12] Idée qui se trouve interrogée, notamment et particulièrement, dans *Le normal et le pathologique*, Paris, Presses universitaires de France, 1966, Quadriges,1991, II. Nouvelles réflexions concernant le normal et le pathologique, p. 175 et sq.

d'une intellection purement scientifique et technique. Cette dimension hétéroclite a été remarquablement mise en perspective par Grmek, avec le concept de pathocénose[13], visant à recenser et à étudier la nature hétérogène des facteurs intervenant dans le déclenchement d'une épidémie, l'évolution ou bien encore la disparition d'un phénomène pathologique à l'échelle d'une population. Ce concept s'applique aux épidémies passées comme à celles qui sévissent dans le monde contemporain. Les zoonoses ou les risques de zoonoses comme le virus du H5N1, les pathologies les plus graves ou bien les plus menaçantes à l'échelle de la planète à l'exemple du syndrome d'immunodéficience acquis ou bien du virus de la grippe H1N1 ne sauraient être évalués et analysés sans prendre en compte l'hétérogénéité des causes : évolution des milieux naturels, évolution des comportements, modification d'un certain nombre de pratiques (par exemple concernant l'élevage des animaux, leur alimentation), et disparités économiques.

Cette vocation philosophique de la médecine trouve son fondement dans un objet commun à ces deux disciplines : l'homme. Ce dernier confère une vocation anthropologique, au sens le plus large qui puisse être donné à ce terme – connaissance de l'homme du point physique comme moral[14] – aux multiples travaux d'enquête auxquels médecins d'un côté et philosophes de l'autre se livrent.

χ. Une anthropologie à l'œuvre au croisement de la médecine et de la philosophie

La notion d'anthropologie a connu, en quelque trois siècles, une évolution très sensible. Originairement, *anthropologie* possède un sens théologique qui consiste à attribuer à Dieu des aspects humains[15]. Mais l'anthropologie, au XVIIIe siècle, se comprend de manière littérale au sens de discours, d'étude, et de connaissance de l'homme[16]. Le terme devient

---

[13] Terme utilisé par Mirko D. Grmek dans les années 70, visant à développer une approche renouvelée de l'histoire des maladies. Grmek l'applique dans son étude des maladies dans l'Antiquité (*Les maladies à l'aube de la civilisation occidentale* , Paris, Payot, 1983). Il s'agit de prendre en compte, à travers une étude circonstanciée, l'état d'équilibre des maladies à un moment donné de l'histoire, dans une société donnée, à partir, notamment de leurs interdépendances. L'évocation de ce concept sera reprise dans ce même ouvrage : 1. L'évaluation des maladies : classer, repérer, soigner et agir, 3. Normalité et anormalité de la maladie dans le discours médical historique et contemporain.

[14] Acception dix-huitiémiste du terme ; cf. *Encyclopédie* de Diderot et d'Alembert, ANTHROPOLOGIE, vol.I, p. 497.

[15] Voltaire, dans son *Dictionnaire philosophique*, écrit un article *Anthropomorphite* : « On a toujours peint Dieu avec une grande barbe dans l'Église grecque et dans la latine ».

[16] Le terme « anthropologie » se comprend dans les sens suivants, dans les années 1750 : nous trouvons, dans l'article ANTHROPOLOGIE de l'*Encyclopédie* (vol.I, p.

objet d'étude philosophique à part entière. Kant dénomme ainsi, dans la traduction française qui en est généralement donnée, *Anthropologie d'un point de vue pragmatique*, ce qui n'est autre qu'un traité sur l'homme à travers ses différents aspects[17]. L'émergence de nouvelles disciplines centrées sur l'étude de l'homme, au siècle suivant, contribue à enrichir et à infléchir le contenu du terme. Surtout, la complexification du monde, des structures économiques, sociales et politiques durant les deux derniers siècles a eu pour conséquence d'imprégner toute réflexion et recherche anthropologiques d'une multiplicité d'enjeux idéologiques, philosophiques et, bien entendu, politiques. Il n'existe donc pas d'anthropologie innocente : parler de l'homme, c'est se risquer à formuler un discours sur le monde, à en construire une représentation impliquant totalement son auteur au sein de son milieu de vie. Cette richesse de sens fait aussi l'ambiguïté de ce terme d'anthropologie, de manière générale comme dans le domaine de la médecine.

La pensée médicale a généré de multiples anthropologies liées à autant de représentations de l'homme. Broca, dans l'article « Anthropologie » du *Dictionnaire encyclopédique des sciences médicales*, montre que cette multiplicité est aussi source d'ambiguïtés : « Avant que cette science soit définitivement constituée, le mot anthropologie a reçu plusieurs autres acceptions »[18] que celle qu'il lui confère, en la définissant comme « la science qui a pour objet l'étude du groupe humain considéré dans son ensemble, dans ses détails et dans ses rapports avec le reste de la nature ». Après avoir évoqué la dualité (âme-corps) qui a contribué à fonder la connaissance de l'homme dès l'Antiquité, il constate que le mot "anthropologie" est devenu synonyme de psychologie aux yeux des « philosophes modernes ». Surtout, Broca insiste sur l'ambivalence de cette

497) deux sens, un sens théologique qui signifie « manière de s'exprimer, par laquelle les écrivains sacrés attribuent à Dieu des parties, des actions ou des affections qui ne conviennent qu'aux hommes, et cela pour s'accommoder et se proportionner à la faiblesse de notre intelligence », sens proche de ce qu'on entend par « anthropomorphisme », et, deuxième acception, « c'est un traité de l'homme ». Le *Dictionnaire de* l'*Académie* ne retient que le sens théologique.

[17] D'où, plus tard, une définition plus fournie du *Littré* qui note que : « D'après Kant et les philosophes allemands, [il s'agit d'un] nom donné à toutes les sciences qui se rapportent à un point de vue quelconque de la nature humaine, à l'âme comme au corps, à l'individu comme à l'espèce, aux faits historiques et aux phénomènes de conscience, aux règles absolues de la morale comme aux intérêts les plus matériels et les plus variables. *L'Anthropologie médicale et philosophique* de Platner. *L'Anthropologie pragmatique* de Kant », *Dictionnaire de la langue française*, 1873, vol. I, p. 154.

[18] Article « Anthropologie », *Dictionnaire encyclopédique des sciences médicales*, Masson, Paris, 1866, vol.V, p. 276. Même référence pour les citations suivantes relatives à cet article.

notion : « certains vocabulaires définissent l'anthropologie : la description du corps humain ; d'autres : l'histoire naturelle de l'homme. On voit qu'il est nécessaire de préciser le sens d'un mot qui a reçu des acceptions si différentes ». Bien que l'anthropologie ait été érigée, depuis, en une discipline à part entière, un travail de précision reste toujours à parfaire, un siècle et demi après la tentative de Broca.

Se voulant aussi bien une connaissance de l'homme malade que de l'homme qui soigne, dans des contextes culturels extrêmement disparates, les moules dans lesquels se fond l'anthropologie médicale sont donc caractérisés par une impressionnante diversité. Aussi, la mise en garde que propose l'auteur de l'article « Anthropologie » du *Dictionnaire de la pensée médicale* (2004), insistant sur la prégnance des facteurs culturels, historiques et socio-économiques, mérite d'être citée ici. L'anthropologie médicale « a montré, en outre, qu'afin de penser ensemble le mécanisme causal de la maladie et la façon dont la communauté et la médecine y font face, il est impératif de mettre en contexte les informations et de ne pas se contenter de prendre en compte les seules manifestations physiques de la maladie »[19].

On ne peut faire de l'anthropologie un thème général vertébrant toute une réflexion sur la maladie et la médecine sans que soient placés au centre d'une telle appréhension l'individu malade, sujet et objet de son état, mais aussi la santé de l'homme public, du citoyen dans le cadre de la société et de l'État. Une telle anthropologie médicale revêt une dimension éminemment politique, ce dernier terme s'entendant d'abord en un sens individuel en visant le sujet dans son comportement quotidien pour conserver sa santé et, ainsi, contribuer au bien public. *Politique* s'entend ensuite en un sens social et désigne les institutions et les forces sociales mises en œuvre pour établir et garantir les bases d'une santé publique. Il est alors possible de parler, en lien avec l'évolution des pratiques médicales durant les trois derniers siècles, d'un processus de socialisation des pratiques médicales dans un certain nombre de pays dont la France, qui conduit, notamment, à révolutionner l'hygiène et la clinique. Ce sont là, parmi d'autres, de précieux témoignages montrant à quel point il arrive aux médecins de s'emparer des problèmes de la société pour leur trouver des thérapeutiques adaptées : « La première tâche du médecin, écrit Michel Foucault, est donc politique : la lutte contre la maladie doit commencer par une guerre contre les mauvais gouvernements. L'homme ne sera totalement et définitivement guéri que s'il est d'abord libéré »[20].

Ce propos ne saurait être circonscrit à une région du monde ignorant les autres. Dans une économie mondialisée, sa portée résonne avec d'autant plus de force. Quel événement pathologique, aujourd'hui, se réduit à

---

[19] Article « Anthropologie », Margareth Lock, *Dictionnaire de la pensée médicale*, sous la direction de D. Lecourt, PUF, paris, 2004, p. 56.

[20] *Naissance de la clinique*, 1963, édition P.U.F, Quadrige p. 33-34.

l'échelle d'un seul pays, d'une seule zone, sans avoir la moindre portée sur l'ensemble de la planète ? Sont alors confrontées, parfois, des approches culturelles radicalement différentes de la maladie, de sa prévention, qu'une médecine savante ne peut prétendre, à elle seule, synthétiser ; Ebola en fut, tout récemment, un douloureux exemple.

δ. Nature et norme dans la pensée et les pratiques médicales

Dans la mesure où la plupart des pratiques et des savoirs médicaux procèdent par une série de délimitations, de divisions, de catégorisations ou encore de modélisations – panoplie extensive des opérations propres à la médecine –, s'interroger sur les enjeux propres à une histoire de la médecine et à la médecine contemporaine, c'est aussi envisager avec attention les aspects normatifs qui façonnent le champ des représentations au sein de la construction de la relation entre le médecin et le malade. Si le normal et le naturel renvoient à des univers distincts, tout un pan de la littérature médicale paraît observer le principe suivant : la nature fonde la norme. En effet, c'est bien originellement à partir de l'idée de nature que sont évaluées les normes de la santé et de la maladie. La notion de santé continue, aujourd'hui, de renfermer une dimension relative à ce qu'on pourrait appeler un cours naturel. Ce qui est naturel, en un certain sens, c'est de ne pas souffrir, de ne pas éprouver telle ou telle forme de diminution de sa propre puissance physique comme mentale.

Ce « naturel » renvoie, au sein du mode de constitution du discours médical, à une histoire qui fait de l'équilibre l'essence même de la nature : celle de l'homme et celle du cosmos. Hans Georg Gadamer dans un livre intitulé *Philosophie de la santé*[21], reprend cette notion d'équilibre en se référant aux Anciens. La santé est appréhendée comme un état d'équilibre au sein du cosmos qui, lui-même, se comprend comme un état général d'équilibre. La santé est donc le parfait reflet du cours naturel des phénomènes[22]. L'art médical, pour assurer la pérennité d'un tel équilibre, engage les médecins à se faire les observateurs les plus scrupuleux du cours des phénomènes : rien, au sein même de la nature, ne doit échapper à leur sagacité, et la médecine évolue, durant l'Antiquité et bien au-delà, dans le contexte d'une analogie forte entre corps et cosmos. En ce sens, le retour à la santé est le retour à la nature elle-même. Plus le médecin use d'éléments naturels, plus il reste proche de ce cours naturel des choses, plus il favorise la guérison du malade. Bien que cette dynamique de symbiose entre nature

[21] Paris, Grasset, 1998

[22] *Philosophie de la santé*, trad. Marianne Dautrey, Grasset, 1998. Sur cette même thématique, lire l'ouvrage de Jackie Pigeaud, « Maladie et santé dans la pensée hippocratique », dans *L'homme et la santé*, Seuil 1992.

et corps, macrocosme et microcosme, se trouve relativisée, au-delà de la période contemporaine des écoles hippocratiques puis galéniques, l'homme reste longtemps – parfois jusqu'au XIXe siècle – fondamentalement déterminé par une constitution organique, physiologique et psychologique qui trouve effectivement ses racines les plus anciennes dans la pensée hippocratique, avec l'idée d'un équilibre entre liquides et solides dans le corps, ce que les traductions du corpus hippocratique rendent par le terme de « crase »[23]. Cette conception très ancienne d'un équilibre naturel a longtemps contribué à fixer des limites au pouvoir médical. Plusieurs écoles de médecine font le choix de l'expectation : n'intervenir que pour rétablir le cours naturel des choses. En ce sens, le retour à la santé est le retour à la nature elle-même. Plus le médecin use d'éléments naturels, plus il reste proche de ce cours naturel des choses, plus il favorise la guérison du malade.

Longtemps aussi, la maladie fut considérée par le prisme de cet équilibre : affection sous la forme d'un retranchement ou d'un ajout, de ce qui est de trop ou au contraire de ce qui manque au corps. La médecine peut se concevoir, dans ce contexte, comme « l'art d'ôter et d'ajouter ; d'ôter ce qui est superflu et d'ajouter ce qui manque ; et que celui qui est en état de bien faire ces deux fonctions mérite le titre d'excellent médecin »[24]. Cette définition est-elle devenue caduque aujourd'hui, hors de tout propos scientifique issu de la médecine contemporaine ? Ne cherche-t-on pas toujours, en venant consulter notre médecin, à ce qu'il nous débarrasse, ou bien à ce qu'il nous ajoute quelque chose ? Le sentiment intérieur de la maladie ne s'exprime-t-il pas souvent sous la forme de l'excès ou du manque que l'on ressent et dont on se plaint auprès de notre médecin ?

Si la notion de norme se constitue, dans l'histoire de la médecine, à partir de celle de nature, elle est et devient de manière de plus en plus prononcée une question de culture. La santé constitue une entité phénoménale dont la prise en compte ne saurait se circonscrire au strict domaine de l'investigation biologique ; elle suppose également une déclinaison de facteurs sociaux, psychologiques, économiques. L'interrogation sur la norme – laquelle désigne aussi bien une moyenne

---

[23] « Juste mélange des parties constituantes des liquides de l'économie animale ; ou, dans un sens plus étendu, synonyme de *constitution*. Dans la médecine hippocratique, la crase des quatre humeurs (sang, bile, pituite et atrabile) constituait l'état de santé ; et le dérangement de cette crase, l'état de maladie », Émile Littré, *Dictionnaire de médecine, de chirurgie, de pharmacie, de l'art vétérinaire et des sciences qui s'y rapportent*... 13ème édition, p. 381.

[24] Idée issue de la pensée hippocratique, reprise par nombre de médecins, dont Friedrich Hoffmann (le jeune) (1660-1742) dans *Thérapeutique*, II,4, reprenant Hippocrate, *Des airs*, part.1, Nature de l'homme, § 9, Du régime, I,2, qu'on trouve aussi dans les articles « Alterantia » ou « Altérans » du *Dictionnaire universel de médecine* de Robert James, vol. I, p. 848.

statistique qu'un idéal[25] – se trouve constamment renouvelée dans le champ des expériences médicales. Celle-ci ne saurait être pensée de la même manière aujourd'hui qu'il y a un ou deux siècles. Les évolutions de la médecine et celles de la société conduisent à déplacer cette notion de norme. Un certain nombre de gestes et d'actes qui apparaissent aujourd'hui ancrés dans un vocabulaire et un discours devenus habituels, étaient tout bonnement impensés hier, qu'il s'agisse des mécanismes de greffe, de procréation, de clonage ; l'entrée d'un chirurgien ou d'un infirmier ou de quelque assistant sans leurs gants dans un bloc opératoire relève, depuis au moins Semmelweis, d'un acte insensé là où une telle mesure prophylactique relevait auparavant de l'impensé. Énoncer qu'il y a déplacement de normes c'est encore reconnaître l'existence du normatif. Celui-ci est déterminé par une série de représentations issues de facteurs culturels, éducatifs et idéologiques. Les apports de Canguilhem[26] ou encore de Foucault[27], ou ce qu'en écrit Guillaume Le Blanc[28] résident, notamment, dans la prise en compte d'une origine plurielle de la norme. Ainsi, la norme médicale – comme c'est le cas pour toute restitution d'une histoire de la médecine et de la maladie – ne saurait se cantonner au strict domaine de la médecine. Plus que jamais il s'agit de penser la norme médicale à partir d'une combinaison de facteurs, d'événements. Mirko Grmek, a contribué à imposer, avec l'émergence du concept de pathocénose, l'idée que nulle histoire de la maladie ne saurait se réduire à une série d'événements et de phénomènes de nature strictement médicale. C'est précisément en étant en mesure de démêler causes, phénomènes, accidents appartenant à différents niveaux et afférents à autant de domaines que peut s'imposer avec une acuité redoublée une réalité des maladies, et que peut être déterminée leur nature d'un point de vue scientifique. Loin de dissoudre la médecine dans une molle interaction des sciences (humaines, sociales et autres), ce projet vise à lui conférer une maîtrise de toutes les données nécessaires pour appréhender le plus précisément possible nature et cause de chaque maladie.

---

[25] Cf. dans le présent ouvrage, 4. Les oscillations de la vie – expérience individuelle, notion scientifique et philosophique – entre normal et pathologique, α. Qu'est-ce qu'une vie *normale* ?

[26] *La connaissance de la vie*, 1965, *Le normal et le pathologique*, Paris, 1966, *Études d'histoire et de philosophie des sciences*, 1968.

[27] *Histoire de la folie à l'âge* classique, 1972, *Les anormaux*, cours au Collège de France 1974-1975.

[28] *Les maladies de l'homme normal*, Vrin, 2007.

ε. Un parcours au sein des sources médicales de la connaissance de l'homme

Parmi les textes restituant les séminaires du Collège international de philosophie, un premier ensemble d'articles étudiera les évaluations médicales, scientifiques et philosophiques de la maladie au travers d'un ensemble de questions. De quelle science relèvent les classifications des maladies ? Quelles en sont les finalités et les évolutions entre les premières esquisses de classifications dès l'Antiquité jusqu'aux classifications internationales contemporaines ? De quelle histoire relèvent les maladies ? Comment distinguer maladies normale et anormale ? Mais aussi, comment comprendre la part du physique et du moral dans l'histoire des maladies mentales, à l'exemple de la mélancolie ?

Un second ensemble de textes portera plus particulièrement sur les points critiques dans le cadre de la relation médecin-patient, mais également de médecin à médecin. Seront évoquées des thèmes comme celui de la peur en médecine (peur des maladies, des malades, des institutions), l'émergence et les évolutions discontinues de l'éthique médicale ou encore l'évocation du patient médecin de lui-même.

Un troisième ensemble évoquera un univers qui a longtemps appartenu à l'histoire de la médecine et de la physiologie : le merveilleux, le prodigieux et le monstrueux. Mais des thématiques plus transversales nourriront cette partie, comme celle de la régénération : idéal et projet récurrent.

Enfin, le dernier texte de cet ouvrage développera la notion de vie en lien avec le concept de santé ou, plutôt, autant d'éléments de réflexion et d'étude bien peu aisés à conceptualiser : à quoi tient la vie ? Qu'est-ce qu'être en bonne santé ? Et jusqu'où la médecine peut-elle aider dans ces recherches permanentes ?

Ces différents développements peuvent présenter, du point de vue de leur contenu, un caractère parfois hétéroclite, caractère que nous assumons, en résonance avec une histoire même de l'écriture des textes de médecine. Recueils d'observations, journaux, gazettes et autres écrits présentent un tel caractère à travers l'histoire, frisant parfois la dispersion. C'est aussi un aspect de l'univers dans lequel cet ouvrage se propose de faire évoluer le lecteur, en retrouvant ainsi ce qui fut l'ambiance et l'une des marques des séminaires dont il se veut la restitution.

1. L'EVALUATION DES MALADIES : CLASSER, REPERER, SOIGNER ET AGIR

1. La médecine comme science des maladies : classer pour soigner[1]

α. Ce que veut dire « la médecine : science des maladies »

À la question « de quoi la médecine est-elle la science ? », une réponse apparemment simple s'impose : les maladies sont l'objet principal de cette science. En effet, la compétence du médecin ne se remarque-t-elle pas dans son aptitude à reconnaître chaque maladie, à en déterminer sa forme, à en isoler son essence ? Une telle réponse voisine singulièrement avec la logique d'un Socrate poussant ses interlocuteurs à définir leurs objets. De plus, les évocations du médecin et de la médecine nourrissent les discours du philosophe, ne serait-ce que pour souligner la compétence qui est afférente à son activité, interdisant quiconque d'imiter le médecin sans en épouser les compétences. Mais une telle définition, derrière la simplicité du rapport entre l'attribut et le nom, regorge d'ambiguïtés, et cela au moins pour deux raisons.

Premièrement, qu'entend-on par la formule "La médecine est une science" ? Quand on appréhende la médecine par l'idée de science : s'interroge-t-on essentiellement sur la puissance de la médecine à faire reculer de manière significative les maladies (l'idée ancienne de lutte contre la maladie[2] et de rétablissement de la santé comme vocation originelle de la médecine), sur sa capacité à mener une prévention la plus précoce possible de toute dégradation potentielle d'un état de santé ? Ou encore sur la capacité à fonder une épidémiologie la plus scrupuleuse possible ? Ou encore sur sa capacité, non pas seulement à guérir l'homme mais à l'améliorer, à le rendre plus fort, plus performant (comme avec l'idée formulée par des courants de pensée anglo-saxons de « *enhancement* »[3]) ?

---

[1] Ce texte emprunte à deux exposés : un séminaire du CIPh intitulé « Nosologie, nomenclature, classification : les éléments conceptuels d'une armature du savoir médical et leur évolution » (novembre 2010) et une conférence intitulée « L'idée de science en médecine » donnée dans le cadre de la SFP (Société Française de Philosophie), le 30 mai 2015 à l'ENS Paris.

[2] Exemple d'un ouvrage (collectif) comme celui de Lawrence I. Conrad, Roy Porter, etc., *Histoire de la lutte contre la maladie*, trad de l'anglais, Cambridge University Press, 1999.

[3] Terme qui, en français, peut se traduire par le fait d'améliorer, de réhausser, mais aussi accroître, étendre, augmenter, convoquant sciences et technologies pour opérer ce type de transformations sur l'homme.

Plus globalement, l'idée de science en médecine renvoie-t-elle d'abord ou autant aux sciences humaines ou aux sciences dures ? La pertinence d'une telle interrogation réside dans cette tension entre théorie et pratique, dans le questionnement de ce que peut réellement un savoir du point de vue de la condition de l'homme, pris dans son environnement, dans la réalité qu'il affronte. Un parallèle pourrait être établi entre la médecine et le droit, les deux articulant les cas individuels avec une somme d'énoncés de nature universelle, la loi pour l'un, l'appréhension scientifique des maladies pour l'autre. Paul Ricœur, s'interrogeant sur l'institution médicale et sa place dans la relation médecin-malade, réfléchit sur un savoir universel dont la finalité vise l'individu pris dans sa réalité. Si la loi est faite pour tous et, qu'en ce sens, elle tient un discours identique et invariable, une exacte fidélité à son essence théorique se trouve toujours fortement amendée par le processus de contextualisation qui accompagne nécessairement son application. Les maladies, comme entités nosologiques, sont les mêmes (une grippe, une pneumonie, etc.) mais n'affectent pas chaque individu de la même manière et, de ce fait, infléchissent plus ou moins sensiblement les modalités d'un traitement[1]. Il faudrait donc commencer par se demander dans quelle mesure tout ce qui touche à la nature des savoirs à l'œuvre dans l'univers de la médecine ne se trouve nécessairement relié à un faisceau d'implications pratiques ? Ce que remarquait Mirko Grmek dans son discours introductif à la Conférence de Pérouse de 1985 (*Savoir et pouvoir en médecine*) : « La réflexion sur les fondements, la puissance, les limites et le but de la médecine n'a pas seulement un intérêt académique. Elle est lourde d'implications pratiques »[2]. Toute science, dans la mesure où elle ne vise pas seulement à déterminer le réel mais à poser les conditions de sa transformation, a des implications pratiques, et les connaissances médicales ont pour destinée d'être plongées dans la réalité, celle du lit ou du chevet du malade pour parler comme Corvisart. La médecine, comme science et comme toutes les sciences, s'inscrit dans un environnement – la société – dont elle dépend en tant qu'institution. Visant à soigner les hommes, son ancrage dans la société est beaucoup plus communément et immédiatement concevable que celui de la physique par exemple. La médecine s'est imposée sous la forme de création d'académies, qui furent d'abord les Académies royales de médecine, pour faire valoir leur statut institutionnel et leur stature

[1] Idée que « le concept de santé revêt une siginification complexe. L'entité à laquelle elle s'applique n'est pas précisément la personne individuelle mais une réalité statistique reliée à la notion de population, notion que la médecine publique partage avec la démographie », P. Ricœur, *Le Juste 2*, Esprit, 2001, Troisième partie, La différence entre le normal et le pathologique comme source de respect, p. 221.

[2] M. D. Grmek, *Médecine et épistémologie : transformation du savoir sur la santé et la maladie. Discours d'ouverture de la conférence de Pérouse*, *Hist. Phil. Lige Sci*, 10, suppl. (1998).

scientifique, et pour conférer une valeur aussi bien juridique que scientifique, aux yeux de toute la société, au métier de médecin. Ainsi, un médecin a des diplômes, il est assermenté, et n'importe qui ne peut faire office de médecin. Enfin, en tant que science expérimentale, ce qu'elle fut sous diverses formes bien avant l'avènement de Claude Bernard et de la médecine expérimentale, la médecine exprime une puissance à l'œuvre, ayant quantité d'implications pratiques posant ainsi la question des limites de cette puissance : ce qu'elle peut faire, jusqu'où, avec quelles limites.

La seconde raison relative à l'ambiguïté de la formule « science des maladies » réside dans le caractère problématique d'une entreprise visant à faire des maladies autant d'objets de science, comme si elles étaient des êtres, des entités à part entière. Une telle objectivation laisse de côté, au moins en apparence, tout ce qui relève de l'expérience individuelle. Ainsi, le dessein d'évaluer les maladies, autrement dit, d'en faire des objets vidés de tout affect, de toute expérience subjective, suscite une interrogation sur la nature et la finalité même de la médecine. La maladie devient un objet de science à partir du moment où elle s'inscrit dans une approche rationnelle, au sens d'un ensemble d'explications causales renvoyant à des facteurs physiques, physiologiques ou encore environnementaux. Ce qui fait dire aux historiens de la médecine qu'une telle approche se fait réellement jour avec l'avènement de la médecine hippocratique, soit à partir du Ve siècle avant notre ère. Ce que rend possible le médecin originaire de l'île de Cos – Hippocrate – auquel on attribue tout un volumineux corpus dont il n'est que fort partiellement l'auteur, ce sont les premières élaborations d'une détermination des maladies fondée sur des outils qui appartiendront désormais à la médecine : l'expérience, l'observation, une capacité à établir des diagnostics et des pronostics ou encore une aptitude à établir des périodicités dans le repérage des maladies épidémiques, à comparer ces périodicités. Ce qui montre bien à quel point une césure du type « avant Hippocrate, la maladie était l'œuvre des dieux, la production d'entités surnaturelles » et « après Hippocrate, elle s'explique par une étiologie conséquente qu'on pourrait presque appeler pré moderne » n'a jamais accusé la moindre pertinence que ce soit en histoire ou en philosophie de la médecine. Un effort et une entreprise conjugués des médecins – Hippocrate, Celse, Galien – et des philosophes dont principalement Aristote (et toute la tradition philosophique qui pose la distinction, devenue un fondement pratique pour le médecin, entre *essence* et *accident*) a visé à conférer à la médecine une architecture générale reposant sur des principes sans, pour autant, résoudre cette tension durable entre ce qui relève de l'individuel et ce qui ressortit de l'universel : s'il n'y a de science que de l'universel, comment appliquer un tel énoncé à l'exercice quotidien de la médecine ?

Une partie de la réponse se trouve dans l'appréhension même des maladies. À-t-on affaire à une entité ? Celle-ci est-elle évolutive ? Une fois cette dernière établie, dans quelle mesure les propriétés qui la définissent invitent à tel ou tel traitement ? « Une maladie étant donnée, trouver le remède », tel est l'impératif formulé par le médecin géomètre Pittcarn au XVIIIe siècle, auquel répondra Pinel par un autre, dans son introduction à la *Nosographie philosophique* : « Une maladie étant donnée, déterminer son vrai caractère et le rang qu'elle doit occuper dans un tableau nosologique »[3]. On en vient donc à un moment particulièrement important dans la constitution et l'affirmation d'une science médicale, science des maladies : l'émergence de nosologies, de tables de classification des maladies, les espérances et les problèmes qu'un tel procédé engendre. Une classification, aussi rigoureuse se veut-elle, ne saurait remplacer une connaissance appropriée des phénomènes, critique qui a été formulée dans les domaines de la botanique et de la zoologie ; en témoignent les propos parfois sévères d'éminents savants tels que Daubenton et Buffon : depuis quand l'action de compter fait-elle une science se demande ainsi le premier des deux ? « On a voulu faire une science de la nomenclature des plantes, tandis que ce ne peut être qu'un art, et seulement un art de mémoire »[4] .

β. Classer les maladies, pour quoi faire ?

Si les opérations consistant à décrire, définir et classer êtres et phénomènes apparaissent contribuer d'une façon décisive dans l'histoire à la

[3] Voici comment Pinel exploite cette référence dans une note de bas de page de sa *Nosographie philosophique* : « Pitcairn, dans une lettre à Duvernay en 1712, lui annonce des dissertations où il résoudra ce problème général : *Une maladie étant donnée, trouver le remède*. Fontenelle ajoute en l'honneur de l'académicien dont il fait l'éloge, que celui qui s'élevait à de pareils problèmes, et dont le nom est devenu si célèbre, se faisait une gloire de reconnaître Duvernay pour son maître. On doit peu s'étonner que Fontenelle ait été séduit par les hautes espérances que donnait cette annonce », P. Pinel, *Nosographie philosophique, Ou la méthode de l'analyse appliquée à la Médecine*, Paris, seconde édition, An X, 1803, introduction.

[4] « On est parvenu, par le moyen de la nomenclature, à distinguer environ vingt mille espèces de plantes, selon l'estime des *Botanistes*, en comptant toutes celles qui ont été observées tant dans le nouveau monde, que dans l'ancien. S'il y avait eu un plus grand nombre d'observateurs, et s'ils avaient parcouru toute la terre, ils auraient doublé ou triplé le nombre des espèces de plantes ; ils en auraient peut-être trouvé cent mille et plus, conformément aux principes de leur calcul. Mais quel cas doit-on faire de ce calcul ? Le résultat n'est pas le même pour tous les observateurs ; chacun compte à sa mode ; les uns multiplient sans nécessité, en séparant sous différentes espèces des individus qui sont semblables ; les autres mêlent ensemble des individus différents, et diminuent par cette confusion le nombre des espèces. On n'a donc pu convenir jusqu'ici d'un principe certain pour constater ce nombre : cependant on y a employé beaucoup d'art, on n'a épargné ni soins ni fatigues, mais toujours infructueusement. Il ne faut pas en être surpris, car il est aisé de remonter à la source de cette erreur. On a voulu faire une science de la nomenclature des plantes, tandis que ce ne peut être qu'un art, et seulement un art de mémoire », Diderot, d'Alembert, *Enc*, BOTANIQUE, vol. II, p. 341.

constitution des sciences et des systèmes philosophiques, le XVIIIe siècle semble en être une période de renaissance ainsi que de foisonnement – « la vraie fête méthodologique » pour reprendre la formule de François Dagognet[5] –, la question des modalités par lesquelles se constituent et s'affirment les sciences et les techniques durant cette période (botanique, zoologie, médecine, etc.) a souvent été étudiée. Michel Foucault propose une reprise critique de la manière dont opère une véritable raison classificatoire, Jacques Roger, dans une perspective différente, en fait une lecture épistémologique scrupuleuse[6]. Ces trois opérations se révèlent, à la fois, porteuses d'une histoire très ancienne et d'une dynamique rationaliste propre à ce siècle ; cependant, dans la mesure où elles ne sauraient poser avec une assurance suffisante les fondements d'une science à part entière, les limites que montre leur méthode occasionnent des conflits entre les différents acteurs de l'histoire des sciences relative à la période considérée.

Botanique, *zoologie* et *médecine* sont les trois principaux laboratoires d'essai pour mettre en œuvre un projet – classer les phénomènes – dont l'ambition fut aussi forte, plus forte en fait, que les critiques dont il fit l'objet ; ces trois matières ne sont pas à inscrire sur un même niveau d'approche : classer les plantes et les animaux permet d'établir un vaste champ de la connaissance, dont les erreurs produisent généralement et prioritairement un dommage de nature théorique. La critique des classifications est connue : de Buffon à Claude Bernard, pour des raisons appartenant à leur époque et à leur champ d'expérience et de connaissance respectifs, il ne peut s'agir que d'une sorte d'échafaudage, d'une science par provision, donc, autant le dire, en aucun cas d'une science à part entière. Le débat sur le bien-fondé de ces grandes entreprises taxinomiques anime autant les botanistes que les médecins. Mais classer les maladies engendre des risques et des illusions ; la classification induit un geste thérapeutique, dont l'enjeu dépasse le seul souci d'une belle organisation, cohérente et complète : confondre une fièvre rémittente ou intermittente avec une fièvre continue, une fausse pleurésie avec une vraie, un tabès avec un début de vérole, engendre des dommages thérapeutiques dont le malade fait douloureusement les frais. De plus, classer ne produit-il pas l'illusion d'une connaissance des causes des maladies ? Claude Bernard tranche cette question dans son *Introduction à la médecine expérimentale* :

---

[5] *Le catalogue de la vie, Etude méthodologique sur la taxinomie*, PUF, 1970, à propos de l'émergence des nosologies, plus précisément, des complexités relatives aux critères de détermination des maladies.

[66] Pour M. Foucault, *Les mots et les choses, une archéologie des sciences humaines*, Paris, Gallimard, 1966 ; pour Jacques Roger, *Les sciences dans la pensée française du dix-huitième siècle : La génération des animaux de Descartes à l'*Encyclopédie, Paris, Armand Colin, 1963, Albin Michel, 1993, et *Pour une histoire des sciences à part entière*, Paris, Albin Michel, 1995.

> Ce serait une grande illusion du médecin que de croire qu'il connaît les maladies pour leur avoir donné un nom, pour les avoir classées et décrites, de même que ce serait une illusion du zoologiste ou du botaniste que de croire qu'ils connaissent les animaux et les végétaux parce qu'ils les ont dénommés, catalogués, disséqués et renfermés dans un musée après les avoir empaillés, préparés et desséchés [...] En résumé, il ne faut pas devenir les dupes de nos propres œuvres ; on ne saurait donner aucune valeur absolue aux classifications scientifiques, ni dans les livres ni dans les académies. Ceux qui sortent des cadres tracés sont les novateurs, et ceux qui y persistent aveuglément s'opposent aux progrès scientifiques. L'évolution même des connaissances humaines veut que les sciences expérimentales soient le but, et cette évolution exige que les sciences de classification qui les précèdent perdent de leur importance, à mesure que les sciences expérimentales se développent.[7]

L'histoire, au-delà de C. Bernard, montrera que les deux contribuent à l'édification scientifique de la médecine : si l'*expérimental* s'est sensiblement perfectionné et confirme son essentialité dans la recherche, *classer les maladies* poursuit d'autres finalités, mais continue à éclairer le médecin sur l'état de la santé dans le monde et à fixer des priorités thérapeutiques.

Une classification doit répondre à plusieurs impératifs : *tous* les individus doivent pouvoir trouver leur place dans la classification, *aucun* ne doit pouvoir être placé en même temps dans plusieurs groupes, *aucun* de ces groupes ne doit demeurer vide ; mais la principale difficulté vient de ce que toute classification doit aussi pouvoir accueillir le nouveau ; elle doit ménager des espaces où il puisse trouver sa place sans remettre en cause l'ensemble de la répartition, ce que F. Dagognet appelle le « principe d'hospitalité »[8]. Mais, bien antérieurement à Dagognet, le médecin et botaniste André Césalpin (1519-1603) énonçait, dans son *de Plantis Libris*, qu'un bon système de classification doit être en mesure, non seulement d'accueillir le connu, mais aussi l'inconnu. Il convient, également, de préciser les distinctions suivantes entre plusieurs termes qui s'inscrivent dans le vocabulaire de la classification : une *nomenclature* – terme formé de *nomen* (nom) et *callare* (appeler, proclamer) – est un catalogue de tous les termes qui peuvent être employés pour désigner des états morbides, elle doit être aussi extensive et détaillée que possible, une *nosologie* ou « classification scientifique des maladies » est plus qu'un catalogue, c'est un système avec des classes, des ordres, des genres, une *classification*

[7] *Introduction à la médecine expérimentale*, 1865, Chap. II. Considérations expérimentales spéciales aux êtres vivants, X. Du laboratoire du physiologiste et de divers moyens nécessaires à l'étude de la médecine expérimentale.

[8] *Le catalogue de la vie, Etude méthodologique sur la taxinomie.*

statistique est une classification utilitaire, destinée à la compilation des renseignements sur les causes de mort, ou de maladie, et elle ne prétend être ni une nomenclature exhaustive, ni une classification scientifique. En un certain sens, il est possible d'énoncer que nomenclature, nosologie et classification statistique, dans l'ordre énoncé ici, indiquent une histoire des classifications des maladies en fonction de trois périodes : de l'Antiquité au XVIIe siècle, du XVIIe au début du XIXe siècle, et, enfin, de cette période jusqu'au XXIe siècle. Ces trois ordres de classification agissent, à leurs niveaux et dans leurs contextes respectifs, comme autant de vecteurs d'une rationalité scientifique au sein de la médecine.

χ. Aux origines des classifications en médecine

Ce qui est décisif dans l'histoire de la connaissance des maladies, ce n'est pas le fait qu'on les classe, au sens où l'on cherche à les distinguer les unes des autres, c'est le degré de précision ainsi que les critères qui sont retenus pour mener à bien cette entreprise, et c'est aussi la place qu'occupe cette classification, dans le dispositif général de l'appréhension des maladies. Ce qui préside à une classification, c'est une connaissance générale de ce que l'on veut mettre en un certain ordre. Pour cela, il convient de remonter à la définition de la maladie proposée par Hippocrate, père fondateur de la médecine dite rationnelle au sens où les affections du corps sont non seulement répertoriées comme dans *Épidémies*, mais sont expliquées de manière immanente, sans recourir à quelque force surnaturelle, sans faire intervenir les dieux. Ce point est important, dans la mesure où au moins jusqu'au XVIIIe siècle, cette définition ne sera jamais fondamentalement démentie ni remise en question. Plus que d'une définition, au sens de proposition construite, synthétique et achevée, il convient de parler de *représentation*, de *conception* de la maladie. Dans la perspective de la pensée hippocratique, la maladie n'est autre qu'un déséquilibre des humeurs présentes dans le corps de l'homme. Quatre humeurs contribuent à l'animation de tout corps, de toute vie en chaque être : la *pituite* ou *phlegme*, la *bile jaune*, le *sang* et la *bile noire* ou encore *atrabile*. Chaque être humain se trouve caractérisé par la prédominance d'une humeur sur les autres, et cette alchimie contribue à la détermination de son tempérament. Ainsi, ceux chez qui domine la pituite, ou phlegme, sont de tempérament flegmatique ; pour le sang, on parle de tempérament sanguin, pour la bile jaune, de bilieux ; enfin, pour la bile noire, de mélancolique, ce qui constitue déjà, en puissance, un tempérament pathologique. En assez bonne intelligence avec des écoles philosophiques différentes – aussi bien Aristote d'un côté, qu'Épicure d'un autre – la question de l'*équilibre* fonde la vie, l'harmonie. La médecine reçoit alors la vocation suivante : celle du retour à l'équilibre. La représentation de la maladie – sémiotique, pathologie – et la thérapeutique – ensemble des soins

– s'inscrivent dans une vision que les successeurs d'Hippocrate appellent *naturiste*. Dans ses cours d'*histoire de la médecine*, en 1864, Eugène Bouchut définit le naturisme comme une doctrine « qui admet chez l'homme un principe, la *nature*, laquelle régit la matière, s'oppose à l'invasion des maladies et lutte contre celles-ci lorsqu'elles ont envahi l'organisme. C'est la doctrine d'Hippocrate, également connue sous le nom de *dogmatisme* »[9].

La maladie s'inscrit dans une anthropologie et une culture déterminées ; on peut, ici, mentionner la division de l'histoire des maladies en trois grandes périodes que proposent Claudine Herzlich et Janine Pierret, dans leur ouvrage *Malades d'hier, malades d'aujourd'hui*[10] : l'épidémie y est qualifiée d'ancien régime du mal, s'étendant de l'Antiquité jusqu'à la fin du XVIIIe siècle, la tuberculose est la forme pathologique principale qui caractérise le XIXe siècle dans ses différentes couches sociales, et le cancer ainsi que les maladies chroniques dégénératives ont marqué le XXe siècle. Sans prétendre qu'une telle division soit susceptible de produire un découpage systématique et absolument exact, ou bien une nouvelle histoire en trois âges, à l'instar de ce que proposait Auguste Comte (lui-même très sensibilisé au devenir des études de médecine)[11], elle permet de montrer le caractère lui-même endémique de la perception par les médecins de la maladie, en général, comme un phénomène fondamentalement épidémique, et cela, bien au-delà de l'Antiquité ; cela à condition de s'entendre sur le sens historique du mot *épidémique*. La maladie est *épidémique* parce qu'elle se contracte facilement et se communique, favorisée par une promiscuité sans hygiène ou bien peu ; elle est *endémique* parce qu'elle n'est jamais véritablement éradiquée, faute de connaissances et de moyens.

Il importe, aussi, de souligner l'importance de la *sémiotique* : science des signes chez l'homme en santé comme en maladie, activité par laquelle le médecin scrute l'œuvre de la nature au travers du corps ; ce qui lui permet d'en tirer les conclusions qui vont présider à ses choix thérapeutiques. La sémiotique s'inscrit dans les grandes divisions qui organisent la médecine jusqu'au début du XIXe siècle : la *physiologie*, la *pathologie*, l'*hygiène* et la *thérapeutique*. Le rapport entre sémiotique et classification trouve son efficience dans les phénomènes de *ressemblance* ou encore d'*analogie*. Lorsqu'un phénomène, par exemple des tâches pourprées qui apparaissent chez un individu, il ressortit d'un événement non encore absolument

---

[9] Eugène Bouchut, *Histoire de la médecine et des doctrines médicales*, Paris, Baillère, 1873, Prologue, Importance d'une histoire philosophique de la médecine, p. 5.

[10] *Malades d'hier, malades d'aujourd'hui*, Paris, Payot,1984.

[11] On doit avoir en tête l'intérêt très prononcé de Comte pour la réorganisation des études médicales, préconisant que les médecins se familiarisent avec trois classes de pathologies d'importance croissante : les « maladies végétatives », les affections relatives à la vie animale », et les « maladies cérébrales et la pathologie générale ».

identifiable, mais lorsqu'un phénomène identique se produit chez un autre, puis chez plusieurs autres individus, on passe d'un événement individuel à un phénomène qui comporte un début de manifestation systématique et causal : un recensement devient alors possible ; le phénomène s'inscrit dans un processus statistique (au sens, ici, très général du terme). C'est donc bien dans cette dimension sémiologique que se fonde un premier travail de différenciation des maladies. Dès l'Antiquité, repérer une maladie, c'est-à-dire en identifier les signes au jour le jour, c'est se livrer à un patient travail d'observation. Thomas Sydenham, au XVIIe siècle, apparaît être l'un des premiers médecins à réactualiser et à systématiser une nosologie fondée sur l'observation. Selon ce médecin, « le meilleur moyen d'apprendre la Médecine, était l'exercice et l'usage ; et que, suivant toute apparence, le Médecin qui étudie avec le plus de soin et d'application les phénomènes des maladies, devait être nécessairement le plus capable de connaître les véritables indications curatives »[12]. Sydenham sert véritablement de guide pour ses confrères et successeurs, quand il recommande de s'appliquer à une stricte observation de toutes les affections, en particulier les fièvres, de les comparer, afin d'en proposer « une méthode pour les guérir » et « une Histoire plus exacte et plus complète des maladies »[13].

Chaque innovation en médecine peut occasionner de nouvelles modalités de recensement des maladies, comme ce fut le cas avec la médecine chimique et Paracelse (début XVIe siècle) et une classification des maladies en *astrales/mercurielles/terreuses/salines/sulfureuses*... On peut ainsi se livrer à une classification des classifications : *dichotomique* (maladies aiguës/maladies chroniques) aux premiers siècles de notre ère avec Arétée, Coélius Aurelianus, *chimique* aux XVe et XVIe siècles avec Paracelse et Paracelsistes, *méthodique* et *mécanique* au XVIIe siècle avec Hoffmann, mais aussi *anatomique*, *symptomatique* au XVIIIe siècle avec Sauvages, Linné, Vogel, Cullen, *syncrétique*[14] à la fin de ce même siècle et au début du suivant, *statistique* au XIXe siècle avec Farr. Il peut être noté que ces classifications gagnent en étendue – de plus en plus de maladies sont recensées – sans toutefois prouver toute leur efficacité ou, en tout cas, s'exempter de toute ambiguïté dans leurs finalités.

---

[12] Thomas Sydenham, *Médecine pratique*, avec des notes, trad. de la dernière édition anglaise par M. A. F. Jault, Docteur en Médecine, et Professeur au Collège Royal, Montpellier, Picot, 1816

[13] *Ibid.*

[14] Fondée sur une combinaison des critères ; idée qui se rapproche de celle d'éclectisme.

δ. Dimensions scientifique et philosophique des grandes nosologies du XVIIIe siècle

Le terme de *nosologie*, qui se rapporte d'abord à des noms propres, pourrait être un terme clé pour le seul XVIIIe siècle : plusieurs centaines de titres d'ouvrages, à travers toute l'Europe, portent sur cette thématique, à tel point qu'on en viendrait à croire que tout médecin de l'époque propose sa propre nosologie[15]. Certains auteurs proposent des systèmes de classification dans plusieurs disciplines, à l'exemple de Carl Von Linné en Suède en1763[16]. Le célèbre botaniste suédois est le premier auteur d'une nomenclature binomiale systématique des espèces par laquelle chacune d'entre elles est désignée par deux mots, le premier désignant le genre auquel il appartient, le second désignant l'espèce[17], à l'exemple, pour homme, de *homo*, le genre, et *sapiens*, l'espèce.

Avant d'examiner la place de la nosologie, il semble important de prendre en compte quel niveau de différence distingue les termes de *nosologie* et de *nosographie* ; par exemple, on trouve avec Boissier de Sauvages une *Nosologie méthodique* en 1770, avec Pinel une *Nosographie philosophique* en 1802 : y a-t-il une évolution des termes qui signerait une évolution des méthodes et des approches ?

> Ce mot [*nosographie*] signifie littéralement description des maladies, écrivent les médecins Laurent et Percy ; il est dérivé du grec, et composé de *nosos*, maladie, et de *grafo*, je décris. Il paraît être d'une composition toute moderne et avoir succédé à la dénomination de "nosologie" ; il est plus

---

[15] Quelques exemples (parmi des dizaines et des dizaines d'autres) d'un échantillon européen de systèmes nosologiques : W. Cullen, *Synopsis nosologiae methodicae*, 1769 ; avec de nouvelles éditions de cet ouvrage en 1772, 1780 et 1785 ; F. Boissier de Sauvages, *Nouvelles classes des maladies dans un ordre semblable à celui des botanistes, comprenant les genres et les espèces*, 1732, remplacé en 1763 par *Nosologia methodica, sistens morborum classes, genera et species, juxta sydenhami mentem et botanicorum ordinem*, Amsterdam ; C. v. Linné, *Genera morbum*, Upsal, décembre 1759, mais ayant servi de base à des leçons publiques antérieurement à cette date de parution ; Macbride, *A methodical introduction to the theory and practise of physic*, Londres 1772, traduit par Petit-Radel en 1787 ; J. B. M. Sagar, *Systema morborum symptomaticum, secundum* classes, Vienne 1771 ; Sagar s'est attaché à rectifier le travail de Sauvages, et a entrepris une répartition en treize classes : vices, plaies, cachexies, douleurs, flux, suppressions, spasmes, essoufflements, débilités, exanthèmes, phlegmasies, fièvres, folies ; L. Vitet, *Tableau méthodique des classes, des genres, et des espèces de maladies*, Lyon, 1778, avec neuf classes : fièvres, inflammations, douleurs, convulsions, maladies de l'esprit, débilités, évacuations, maladies par déplacement des parties organiques, maladies par rétention de matières fluides ou solides.

[16] *Genera morborum*, C. v. Linné, Upsala, 1763.

[17] Deux ouvrages : *Species plantarum*, 1753, et *Systema Naturae*, 1758.

significatif et plus propre à servir de titre aux ouvrages principalement consacrés à la partie descriptive des maladies.[18]

Il serait tentant de voir dans ce glissement un élément significatif d'une certaine évolution, même s'il faut prendre cette considération avec prudence : la *nosologie* désigne littéralement qu'un discours est porté sur les maladies prises dans leur ensemble ; elle renvoie à des désignations générales, raisonnées sur un plan qui resterait essentiellement abstrait ; la *nosographie* renvoie à un lexique de l'action : « je décris » – autrement dit, de l'une à l'autre, serait apparue une prise en compte accentuée de l'*observation* menée par le médecin ; nous passons de l'ordre du *discours* (ensemble théorique appréhendant l'objet dans sa globalité et qui peut être organisé sous forme de système) à l'ordre de la *description* (ensemble d'enseignements tirés à partir de l'observation des cas), prenant en compte l'observation, l'image, l'appréhension visuelle telle que l'ont affinée des disciplines comme la physiopathologie et l'anatomopathologie. Les auteurs de cet article continuent en remarquant que la nosologie se rapporterait plus à la pathologie, bien que les deux termes soient sensiblement équivalents ; *pathos* renvoie à la maladie en général, alors que *nosos* désigne une affection liée à une partie plus déterminée – distinction qui conduit plutôt du côté de l'*anatomopathologie* qui s'intéresse à la localisation de la maladie. Le glissement de l'un à l'autre de ces termes pourrait également exprimer un recentrement de la place de la clinique au sein de la détermination des maladies.

Bien des définitions s'offrent de ces disciplines, et la plupart des auteurs d'une *Nosologie* commencent par en proposer une définition, ce qui n'est pas nécessairement un exercice simple. Cette question des définitions de la nosologie concerne, d'une part, les liens entre nosologie et philosophie et, d'autre part, les liens entre nosologie et toutes les autres parties de la médecine. On trouve souvent réunis dans bien des titres les termes de nosologie ou de nosographie et de philosophie ou encore de méthode : *nosographie philosophique*, *nosologie méthodique* ; dans tous les cas, il s'agit de proposer une classification qui fasse aussi œuvre de synthèse en permettant par sa rigueur et sa clarté de dépasser les contradictions qui laissent nombre de maladies dans de trop grandes zones d'ombre. Par ce jeu d'amendements ou de reformulation des titres proposés par les auteurs précédents, l'entreprise nosologique ressemble à un immense ouvrage de Pénélope[19] ; chaque auteur expose son projet de rassembler enfin sous le sceau de la rationalité la plus définitive l'ensemble des maladies, en se

---

[18] *Dictionnaire des sciences médicales, par une société de médecins et de chirurgiens*, édition de Panckoucke, Paris 1819, articles « Nosographie »

[19] Julien Offraie de La Mettrie, *Ouvrage de Pénélope ou Machiavel en Médecine*, 1750.

réjouissant d'avoir enfin résolu les points obscurs devant lesquels se sont inclinés les auteurs précédents, à l'exemple de Pinel : « Un traité général de nosographie demande des vues opposées, puisqu'il doit apprendre à dominer sur l'horizon immense de la science médicale, à rapprocher ou éloigner les maladies suivant leurs rapports plus ou moins multipliés, à éviter des distributions arbitraires et comme fortuites »[20]. Une telle exigence de rationalisation des savoirs trouve en partie ses sources dans l'histoire des classifications antérieures en médecine, mais également dans l'approfondissement de certains outils et concepts en philosophie, à l'exemple de l'*analyse*. « Séparer une ou plusieurs idées d'avec celles avec lesquelles elles existent réellement, c'est former des idées générales », c'est ainsi que John Locke présente l'analyse dans son *Essai concernant l'entendement humain*. Le philosophe anglais, qui fut d'abord médecin, s'impose, avec une autre figure, de l'autre côté de la Manche, Étienne Bonnot de Condillac avec son *Essai sur l'origine des connaissances humaines*, comme étant les véritables inspirateurs et modélisateurs d'une méthode inspirant plus ou moins approximativement l'ensemble des productions nosologiques et nosographiques de tout le siècle. L'influence de Locke sur Pinel trouve une illustration dans l'évocation des fièvres que propose ce dernier :

> La détermination de la classe des fièvres, doit donc se borner à quelques considérations communes aux différents ordres ; mais il faut se garder d'attribuer de la réalité à la fièvre en général, de la considérer comme existante par elle-même, de vouloir la définir ; c'est un terme purement abstrait, comme ceux d'arbre, de métal, qui conviennent à plusieurs sujets analogues : et que deviennent alors tant de graves dissertations ; tant de recherches frivoles, sans cesse vainement renouvelées depuis Galien jusqu'à nous, sur le caractère essentiel et la définition des fièvres ? [21]

La méthode de l'analyse consiste, selon Condillac, « à observer dans un ordre successif les qualités d'un objet, afin de leur donner dans l'esprit un ordre simultané dans lequel elles existent »[22]. Pinel décline cette méthode quand, pour appréhender le phénomène de la fièvre, il énonce, telle la conclusion d'un panorama des impasses doctrinales pour formuler des idées suffisamment distinctes en médecine, que : « L'exposition historique de l'ensemble et de la succession des symptômes est donc la seule source vraie de lumière à acquérir sur la marche et les caractères distinctifs des fièvres… »[23]. Le caractère scientifique de l'approche de la maladie consiste dans cette entreprise de décomposition du phénomène pour en dégager de

---

[20] *Nosographie philosophique, ou La méthode de l'analyse appliquée à la Médecine*, an X, 1802, seconde édition, introduction.
[21] *Ibid.*
[22] *Logique*, Ière partie, chap. II, § 6.
[23] Pinel, *Ibid.*, I, La classe des fièvres, p. 7

manière intelligible l'ordre qui permettra d'en reconstruire une approche rationnelle ; la nosographie de Pinel se veut une reprise critique et sévèrement amendée des nosologies antérieures. La méthode de l'analyse apparaît en philosophie comme une critique des prétentions de la métaphysique à faire reposer l'édifice des connaissances sur des intuitions, aussi absolues se veulent-elles. En médecine, la méthode de l'analyse poursuit, en un sens, un but assez similaire, puisqu'il s'agit d'éviter que de fausses classes soient bâties sur une appréhension chimérique de la maladie. Tel est le cas de la fièvre. Pinel endosse la panoplie d'un soldat prêt à nettoyer les bibliothèques qui croulent sous les ouvrages lourds, inutiles et nuisibles, chasser les classes fantômes, éradiquer celles qui, tels des avatars, projettent une illusoire catégorie pathologique déterminée, alors qu'elles ne sont que des bazars grevés de pièges pour qui y entre avec le dessein d'y puiser les éléments d'une thérapeutique. On peut souligner ici la dimension *arbitraire*, parfois absurde, des classifications qui peut faire penser à Borges dans ses *Enquêtes*[24], et qui inspire les premières lignes de l'ouvrage des M. Foucault, *Les mots et les choses*. Pinel préfère la simplicité hippocratique à la complexité pseudo-scientifique : « Quel contraste entre les immenses volumes qui ornent, ou plutôt surchargent nos bibliothèques, et le petit nombre d'observations exactes et judicieuses qui sont propres à faire connaître la nature et les phénomènes des maladies, en suivant la marche tracée dès les premiers temps par Hippocrate ! »[25]. On comprend aussi la portée de cette distinction entre nosographie et nosologie : seule la nosographie serait à même d'exprimer ce « petit nombre d'observations exactes et judicieuses qui sont propres à faire connaître la nature et les phénomènes des maladies »[26]. Quant à l'adjectif qui lui correspond, dans le titre de l'ouvrage de Pinel, « philosophique » peut se comprendre comme *critique*, critique au sens de dépassement et de résolution des errements des entreprises précédentes ; la *nosographie philosophique* de Pinel serait comme le troisième pas de la raison évoqué par Kant, appuyé sur un « jugement mûr et viril »[27] qui permettrait enfin d'accéder à une connaissance universelle de la maladie. Cet accès serait permis par un nombre réduit de classes de maladies, nombre qui sera critiqué par ses successeurs durant le XIXᵉ siècle.

---

[24] À propos d'une certaine *Encyclopédie chinoise* énonçant que : Les animaux se divisent en a) appartenant à l'Empereur, b) embaumés, c) apprivoisés, d) cochons de lait, e) sirènes, f), fabuleux, g) chiens en liberté, h) inclus dans la présente classification, i) qui s'agitent comme des fous..., *Enquêtes, puis Autres inquisitions*, 1952.

[25] Pinel, op. cité, introduction.

[26] *Ibid.*

[27] *Critique de la raison pure*, livre II, section III, trad. J. Barni, édition Garnier Flammarion poche, p. 575.

Mais s'impose comme une référence incontournable, ne serait-ce que par l'autorité de son érudition même – on peut parler ici d'une somme –, ouvrage qui articule plusieurs savoirs en convoquant médecine, philosophie, botanique, mathématique et histoire, la *Nosologie méthodique* du médecin montpelliérain François Boissier de Sauvages, quelque trente ans avant Pinel. La notion de méthode signifie que tout classement suppose un ordre, exprime un mouvement et une finalité. La méthode est, étymologiquement, une poursuite (*Methodos*) ; elle est l'expression d'un mouvement intentionnel de l'esprit et, comme l'énonce la *Logique de Port-Royal*, elle consiste à ordonner « l'action de l'esprit [...] ayant sur un même sujet... diverses idées, divers jugements et divers raisonnements » et à les disposer « en la manière la plus propre pour faire connaître ce sujet »[28]. Elle implique également que nul être ne doit se trouver indéterminé dans la mesure où les critères de désignation, de classification doivent posséder une transparence propre à ne pas créer d'exception. C'est à ce titre que furent reconnues, ou au contraire, contestées comme science les grandes méthodes développées d'abord par les botanistes. Le problème apparaît structurel dans l'élaboration de toute classification, ce à quoi n'échappent donc ni les botanistes ni les médecins : combien de fois a-t-on repéré cet excès qui amène à faire d'un être singulier ou bien d'une somme d'êtres sans attache reconnue, une classe à part entière ? Ainsi, Pinel critique la classification de Sauvages en ces termes :

> Sauvages a pu, dans sa distribution nosologique, former la sixième classe sous le titre vague et indéterminé de cachexie, admettre encore des sous-divisions plus vagues et plus défectueuses sous le nom de maigreur, d'intumescences[29], de protubérances, d'affections impétigineuses[30], renfermer sous ces divers ordres les genres les plus disparates ; sous celui d'intumescence, par exemple, comprendre l'embonpoint, l'anasarque[31], l'œdèmatie[32], la grossesse. Pourrait-on maintenant établir des divisions sur des fondements aussi frivoles, et réunir des objets aussi disparates, à une

---

[28] Antoine Arnauld, Pierre Nicole, *La logique ou l'art de penser*, 1662, Paris, éd. Pierre Clair et François Girbal, Presses Universitaires de France, 1965, Introduction, p. 6-7.

[29] Augmentation en volume d'une partie d'un corps.

[30] Venant de *impetigo*, latin, affections se caractérisant par des plaies, des croûtes infectées sous la peau.

[31] œdème sous-cutané.

[32] Vient de œdème : « L'*oedeme* est produite par l'engorgement de la lymphe dans les cellules du tissu adipeux ; et comme la peau n'est formée que par la réunion de plusieurs membranes folliculeuses qui composent ce tissu, la lymphe dans le progrès de l'*oedeme* écarte peu à peu ces feuillets membraneux, et se porte enfin jusque sous l'épiderme immédiatement, qu'il suffit d'effleurer, pour procurer l'écoulement des sucs stagnants. Cette éthiologie est sûre et donne les vues les plus salutaires pour la guérison de cette maladie », Diderot, d'Alembert, *Enc.,* vol. XI, p. 384.

époque où les méthodes de distribution en botanique, en chimie, et dans certaines parties de la zoologie, ont été si perfectionnées, et donnent un si bel exemple à suivre à la médecine ?[33]

Il considère que cette classe possède un caractère monstrueux puisqu'elle en arrive à faire de la grossesse une pathologie ![34] Mais Pinel lui-même n'échappe pas à ce défaut : il propose six classes : fièvres primitives, phlegmasies internes, hémorragies internes, névroses, lésions organiques, et, ainsi que le note l'historien de la médecine Jean-Charles Sournia, « comme les botanistes, il est contraint à une classe indéterminée, sorte de fourre-tout, où l'on trouve l'ictère des nouveau-nés, les diabètes, les morsures de serpents et des insectes, et une fièvre « hectique »[35] qui n'a pas trouvé sa place ailleurs »[36]. Ce problème d'indétermination n'est pas absolument réglé aujourd'hui, mais avec une problématique différente dans la mesure où les maladies ne sont plus considérées comme des êtres, et ne sont plus classifiées à l'exemple des plantes. En témoigne, de nos jours, la Xème *Révision de la Classifications statistique internationale des maladies* (éd. de 1993), avec la XVIIIème catégorie intitulée « *Symptômes, signes et résultats anormaux d'examens cliniques et de laboratoire, non classés ailleurs* ».

C'est sans doute ce point de résistance et d'irréductibilité à toute résolution définitive mettant potentiellement en échec tout processus classificatoire ambitieux qui peut apparaître comme un véritable "syndrome de Pénélope".

ε. La dimension analogique des classifications en médecine

Une autre dimension de la nosologie doit être prise en compte car elle apporte quelques éclairages sur la manière dont se façonne une science médicale en lien avec d'autres sciences : l'*analogie*. La médecine emprunte ses modèles à d'autres disciplines telles que la botanique ; or cette dernière reste elle-même, à travers les débats qui la traversent entre la pertinence ou non des méthodes employées – naturalisme, nominalisme[37], etc. – suspendue

---

[33] Pinel, *Ibid.*, introduction.

[34] Dans la Xème Révision de la classification statistique internationale des maladies (éd. de 1993), la XVème catégorie est intitulée : Grossesse, accouchement et puerpéralité.

[35] Il s'agit d'une fièvre continue qui consume le corps et le réduit à une extrême maigreur, mot qui vient du grec ἑκτικὸς, et celui-ci de ἕξις, *habitude,* qualité inhérente au sujet.

[36] *Histoire du diagnostic en médecine*, Édition de Santé, 1995, p. 73.

[37] Voici un problème récurrent : la part de convention qui intervient dans le fait de nommer la plante, de savoir si ce nom désigne véritablement une espèce déterminée. Nous retrouvons ici la question de la part de la langue. Quel sens a, par exemple, le transfert de noms grecs à un botaniste suédois ? Quel sens a un nom issu de la Méditerranée, appliqué à une plante des steppes nordiques ?

à une série de doutes quant à sa rigueur et, même, quant à son bien-fondé. Elle emprunte donc à une discipline dont l'un des aspects de sa propre constitution est sensiblement contesté : là où les nosologistes forment malgré leur intention des classes hybrides (exemples donnés de Boissier de Sauvages et de Pinel), de telles ambiguïtés se rencontrent chez les botanistes : à partir de quels critères un végétal forme-t-il une espèce ? De même que la médecine est divisée en différents domaines, la botanique se trouve divisée, entre des opérations de classification, de description interne et de description externe. Ferdinand Hoefer dans son *Histoire de la botanique et de la minéralogie depuis les temps les plus reculés jusqu'à nos jours*, propose la division suivante : la *Phytonomie*, comprenant les systèmes de classification ou les groupements des plantes, suivant certaines lois ou méthodes, par familles, tribus, genres et espèces ; la *Phytologie*, traitant de l'anatomie, de la physiologie, de la morphologie végétale ; la *Phytographie*, ayant pour objet la description des espèces végétales de différents pays du globe, leur culture ou leur acclimatation, et leur distribution géographique.[38]

L'histoire des classifications en botanique reste longtemps marquée par l'opposition des conceptions de Linné et de Tournefort[39], deux botanistes qui ont toujours eu présent dans leurs préoccupations tant sur un plan analogique que spéculatif, l'ordre des connaissances médicales. De Tournefort à Linné, et à Daubenton[40], se déroule dans le même mouvement un affinement de la méthode taxinomiste en botanique et une expression de plus en plus aiguisée de sa critique, laquelle ne saurait être rendue plus explicitement que dans l'article BOTANIQUE de Daubenton (*Encyclopédie* de Diderot et d'Alembert) : après avoir pointé le caractère fantaisiste et mesurable des classifications (« Chacun compte à sa mode »), il note qu'« On a voulu faire une science de la nomenclature des plantes, tandis que ce ne peut être qu'un art, et seulement un art de mémoire »[41]. Or, quelle place la mémoire laisse-t-elle, par exemple, à l'intuition ? Une telle science, la botanique, n'a-t-elle pas besoin qu'on ait recours à quelque forme d'intuitionnisme ? On assiste en médecine à un mouvement parallèle à celui de la nosologie, depuis Boissier de Sauvages jusqu'à Pinel et Baumes au début du siècle suivant.

Différencier les maladies requiert également un travail de nature historique, philosophique et mathématique. Boissier de Sauvages affirme ainsi qu'« Enfin, la Médecine doit emprunter de la philosophie, la Mécanique, la Géométrie et les autres sciences générales, non seulement les termes, mais encore les principes ; ainsi les Médecins doivent prendre les

[38] Cf. Ferdinand Hoefer, *Histoire de la botanique et de la minéralogie depuis les temps les plus reculés jusqu'à nos jours*, Paris, 1872, Livre quatrième, p. 204.
[39] Carl von Linné (1707-1778) ; Joseph Pitton de Tournefort (1656-1708).
[40] Louis Jean Marie Daubenton (1716-1800).
[41] Diderot, d'Alembert, *Encyclopédie*, vol. II, p. 341.

propositions démontrées dans ces sciences ; et ce n'est pas à eux de les démontrer »[42]. Avant même d'établir ce qui différencie les maladies les unes des autres, il faut différencier ce qui fait l'objet de la médecine de ce qui fait celui des autres disciplines. De ce point de vue, les autres sciences ont donc quelque chose à apprendre à la médecine, comme, par exemple, dans les modalités à partir desquelles s'établit la définition d'une maladie. Or, une science est constituée de définitions, autrement, elle n'aurait ni solidité ni crédibilité, et les définitions ne sont rien d'autre que des *énumérations*, énumérations de toutes les marques servant à faire connaître la chose définie et à la distinguer des autres ; l'élément décisif de la définition réside dans ce qui distingue et ce qui permet de faire reconnaître : « La définition d'une maladie, est l'énumération des symptômes, qui suffisent pour déterminer son genre ou son espèce, et la distinguer des autres »[43]. Sur quelles bases précises est fondée la nosologie ? Trente années ayant occupé Boissier de Sauvages à compléter et à affiner sans cesse son œuvre nosologique (1732-1763), il importe de recueillir de sa source les marques qui vont donner la physionomie générale, même amendée par ses successeurs, de cette nouvelle nomenclature des maladies. Les trois principales lois de la nosologie sont « de faire une division exacte et purement historique des espèces et des genres de maladies ; de distinguer la théorie philosophique, ou les hypothèses, de l'histoire ; et d'établir les caractères des maladies sur des symptômes constants »[44]. Ces lois s'articulent avec les trois sortes de connaissances humaines suivantes : *historique* (la science des faits), *philosophique* (connaissance des causes et des principes), *mathématique* (connaissance de la quantité et de la mesure). « La connaissance historique doit précéder toutes les autres, et c'est la plus simple. La connaissance philosophique des maladies, distingue le dogmatique, de l'empirique, et est curieuse, remplie de recherches. La connaissance mathématique enfin, est la plus sûre et la plus avantageuse dans la pratique ; mais c'est jusqu'ici la plus négligée, et par conséquent la plus rare »[45]. Aucune forme de progression dans l'établissement des connaissances relatives aux maladies n'est possible sans partir des faits, c'est-à-dire d'un ensemble de phénomènes dûment observés, constatés et soigneusement consignés ; aussi vaut-il mieux un médecin qui se contente de cette partie du travail que celui qui, brûlant les étapes, voudrait tout de suite passer à l'étape suivante, ce dernier philosopherait bien mal puisqu'il aurait une piètre connaissance de son sujet[46].

---

[42] *Nosologie méthodique*, prolégomènes, p. 6.
[43] *Ibid.* p. 28.
[44] *Ibid.*
[45] *Ibid.* p. 13-14
[46] On pourrait comparer cette conception de la démarche que le bon médecin doit adopter à ce que Montaigne écrivait dans ses *Essais*, sur les historiens. Ce dernier,

Même critiqué pour les approximations de sa nosologie (cf. Pinel), Boissier de Sauvages fut aussi entouré qu'honoré. Une influence sans doute décisive dans une telle entreprise fut celle de Linné, un correspondant fidèle du médecin montpelliérain[47]. Linné écrit au sujet de Sauvages que s' « il a perdu en Boerhaave un ami, un guide, un père, [...] il les retrouve en Sauvages, qui seul peut tenir dans sa main, aujourd'hui, le sceptre d'Esculape »[48], hommage à Sauvages qui ne s'arrêtera pas avec Linné. William Farr, pionnier des classifications statistiques au siècle suivant, considère le modèle de Sauvages comme l'un des plus pertinents pour faire avancer la science en déterminant assez précisément des fréquences symptomatiques (inflammations, tubercules, carcinomes, etc.).

ф. Nosologie et histoire des maladies

Autre élément qui ne saurait être ignoré dans la détermination des maladies : si les nosologies proposent une détermination spatiale des maladies réparties en classes, genres et espèces – idée déjà en partie présente chez Galien[49] – une détermination de nature temporelle doit être également évoquée : de quelle histoire relèvent les maladies, et comment cette dernière doit-elle être prise en compte par les médecins ? Le XVIIIe siècle voit l'émergence d'un usage renouvelé du terme *histoire*, non pas au sens où il n'aurait pas existé auparavant, mais au sens où il devient pertinent, signifiant par rapport au degré d'exigence atteint dans certaines disciplines qui veulent en savoir plus et mieux quant à leur objet d'investigation. L'idée que la nature renvoie à une histoire est travaillée par des philosophes et des historiens des sciences, à l'exemple de Jacques Roger qui interroge la notion d'histoire naturelle, précisément en lien avec l'idée de classification :

---

en effet, divisait les historiens en trois catégories, les « simples », les « biens excellents » et les « entre-deux », à savoir ceux qui ne font qu' « arranger l'histoire à leur fantaisie », et il notait, en substance, à propos de cette dernière catégorie, qu'il vaut mieux « la matière de l'histoire, nue et informe », car « chacun en peut faire son profit autant qu'il a d'entendement », Livre II, chap. X. Des livres. Ce n'est pas le seul exemple d'un parallèle qui a été formulé bien des fois, sous des formes plus ou moins polémiques, entre mauvais ou bons médecins et mauvais ou bons historiens ou encore philosophes.

[47] Ils ne se seraient jamais vus, mais auraient échangé une très régulière correspondance.

[48] Dans *Lettres inédites de Linné à Boissier de Sauvages*, recueillies par M. le Baron d'Hombres-Firmas, Alais, 1860.

[49] Par exemple : « Quand on ne sait pas diviser les maladies en espèces et en genres, il en résulte qu'on se trompe dans les indications thérapeutiques », *Œuvres médicales et philosophiques*, trad. C. Daremberg, Paris, J.P. Baillère, 1854-1856, p. 2.

> L'histoire du mot « histoire » *lui-même* mériterait d'être écrite. Dans les années 1670, il correspond souvent à une simple description d'un phénomène naturel. Dans ce sens, y compris en physique, une « histoire naturelle » est opposée à une « science naturelle » ayant pour objet la recherche de la cause des phénomènes. Selon beaucoup de savants du temps, il fallait écrire au préalable une « grande histoire de la nature » avant de songer à en construire la « philosophie ». [50]

Mais elle reste principalement une description des êtres naturels et de leur classification. Elle révèle, ici, des strates, des états ou des étapes ; elle entre pleinement dans le procédé de la comparaison si nécessaire à la constitution d'une nosologie. Il s'agit de repérer le mouvement, l'ordre dans lequel apparaissent les symptômes ; cet ordre dira nécessairement quelque chose de la maladie elle-même. Plus que l'histoire universelle des maladies, la nosologie serait le procédé par lequel on va repérer la manière dont s'installe et se développe une maladie. Ce procédé nécessite que soit comparé le phénomène pathologique auquel le médecin est confronté avec d'autres précédemment observés ; c'est pourquoi il est nettement plus approprié de comprendre qu'il s'agit, ici, d' « *histoires particulières* » : le médecin tient en quelque sorte une chronique du mouvement de la maladie qui affecte son patient, et le support essentiel de cette chronique en est l'observation. L'un des pionniers d'une telle démarche est sans aucun doute Sydenham. Les maladies sont donc connues et peuvent être répertoriées à partir des histoires individuelles des médecins, de leurs chroniques où y sont décrits les symptômes et toute trace de la maladie. On peut donc parler ici d'une démarche *inductive* ; l'idée de Locke, notamment dans le premier livre de son *Essai concernant l'entendement humain*, fait particulièrement autorité dans cette dimension de la pratique et de l'observation médicale : les généralités ne sont que les conclusions d'idées particulières. Beaucoup d'écrits sont constitués par la relation consignée par le médecin de la maladie qu'il a traitée et dont il se permet un certain nombre de conclusions ; Gaspard Laurent Bayle, dans ses *Considérations sur la nosologie* (premier quart du XIXe siècle), répertorie les écrits des observateurs, rendus sous la forme de monographies ou traités particuliers, tels que les histoires d'épidémies, les constitutions médicales, les règles de pronostic, de traitement, etc., notant que « Dans toutes ces circonstances, tantôt l'observateur rapporte des faits isolés, en compare plusieurs pour en tirer des inductions directes, et les éclairer les uns par les autres ; tantôt sans donner

---

[50] *Pour une histoire des sciences à part entière*, Paris, Albin Michel,1995, p. 200-201.

d'histoire des faits particuliers, il se contente de présenter en masse les résultats de ses observations »[51].

Au-delà de tous les perfectionnements techniques, la médecine reste fondée sur une relation, entre soignant et soigné. Et l'idée que la maladie s'exprime en une histoire individuelle n'est pas condamnée à errer dans une sorte d'anachronisme empreint de nostalgie. Au fondement même d'une science si perfectionnée, c'est toujours d'un cas individuel qu'il s'agit, avec son histoire, ses particularités, et quelque tableau clinique que ce soit ne saurait s'exempter de cette dimension, *a fortiori* s'il s'agit d'une maladie qui hypothèque lourdement l'état de santé du patient. C'est l'occasion de remarquer aussi que, dans cette relation inévitable entre médecin et patient, se confrontent deux ordres de savoirs : l'un empirique mais potentiellement fécond, l'autre scientifique, fondé sur l'expérience et l'instruction, soit deux formes d'expériences qui, parfois, ne peuvent se comprendre ni s'entendre. C'est l'occasion de reprendre une formule de Canguilhem dont la portée quasi aphoristique ne saurait nous échapper : « Je me porte bien dans la mesure où je me sens capable de porter la responsabilité de mes actes, de porter des choses à l'existence et de créer entre les choses des rapports qui ne leur viendraient pas sans moi, mais qui ne seraient pas ce qu'ils sont sans elles. Et donc j'ai besoin d'apprendre à connaître ce qu'elles sont pour les changer »[52].

γ. Enjeux généraux des classifications : « élever les murs » ?

La question de la classification, entendue ici comme un processus visant à répartir, diviser, organiser, participe de la manière dont le champ immense des phénomènes pathologiques intéresse traditionnellement les organismes de santé, aussi divers soient-ils. Dans ce contexte, *nosologie* fait partie de ces termes qui connaissent, à chaque période de l'histoire des connaissances médicales, un renouvellement de leurs sens et, plus encore, de leurs usages. La façade se maintient, même si l'intérieur a sensiblement différé. Tout au long du XVIIIe siècle, la question des nosologies occupe une importance qui peut se comparer à une tentative européenne de la pensée médicale de procéder à une véritable réforme de l'entendement en médecine. Réforme des pratiques également avec des implications thérapeutiques à la clé : l'enjeu d'une classification en médecine ne peut revenir exactement au même que pour une classification dans une autre discipline ; l'erreur de désignation d'une plante n'a pas la même signification que l'erreur de

---

[51] *Considérations sur la nosologie, La Médecine d'observation, et la Médecine pratique, Dissertation présentée et soutenue à l'Ecole de Médecine de Paris*, le 4 ventôse an 10 (1802), Paris,1802, p. 42-43.

[52] *La santé : concept vulgaire et question philosophique*, Texte de la conférence faite à l'Université de Strasbourg en mai 1988, dans le séminaire de philosophie du professeur Lucien Braun, Pin-Balma, Sables, 1998.

diagnostic, au sens de référer un cas clinique à une entité nosologique. La classification des maladies possède un enjeu social fort : hiérarchiser dans leur traitement des douleurs et les souffrances humaines à l'échelle des villes et des campagnes. L'exemple de la réforme hospitalière est, de ce point de vue, intéressant.

La fin du XVIIIe siècle, sous l'impulsion de personnalités comme Jacques Tenon, Pierre-Jean-Georges Cabanis et d'autres, est le théâtre d'une ébauche d'un nouvel hôpital, rompant avec les mouroirs de l'Hôtel-Dieu, que sont prises en compte les maladies du point de vue de leur nature. La classification des maladies au travers des grandes entreprises nosologiques, s'exprime dans l'organisation même de l'espace hospitalier. En effet, répartir les maladies en classes, en genres et en espèces prépare le terrain à une réorganisation de la géographie interne de l'hôpital. Il s'agit alors de recenser les malades, de les répartir dans le lieu de l'hôpital divisé en étages, en salles qui doivent toutes être spécialisées. Finis les lits à plusieurs où vérolés, cancéreux, scorbutiques, femmes enceintes et miséreux au bord de la démence se trouvent presque charnellement mêlés en un sort dont l'issue funeste ne fait qu'être, dans ces conditions, accélérée. François Dagognet, après avoir lui-même cité Pinel évoquant l'arrivée de l'âge d'or de l'intelligibilité de la science médicale dans sa *Médecine clinique*, et notant que des difficultés surgiront cependant, des opposants se dresseront, mais « incontestablement, la médecine vient de naître ; et, avec elle, non pas l'herbier ou le jardin, non plus la ménagerie ou le cabinet, mais les hospices et leurs départements, et aussi de nouveaux projets architecturaux qui cloisonneront les divers services et les réorganiseront. On devra à la fois recenser les « malades » et élever les murs »[53]. Élever les murs, tel est l'un des projets les plus ambitieux des années 1780, qui, en fait, ne verra le jour qu'à l'aube du siècle suivant : raser les vieilles bâtisses ou bien les réaménager de telle manière que s'efface le souvenir des hospices qui n'étaient qu'une vaste cour des miracles. Un tel projet et la dynamique qui l'entoure sont régulièrement évoqués, ce dont témoigne aussi bien l'article HOTEL-DIEU de l'*Encyclopédie* de Diderot et d'Alembert, que, surtout, les *Mémoires sur les hôpitaux de Paris* de Jacques Tenon, ouvrage qui est le produit d'un travail collectif auquel participèrent de nombreuses personnes dont, par exemple, Condorcet, travail d'enquête qui fut en bonne partie bloqué par un phénomène fort classique : l'existence de groupes de pression agissant au sein des hôpitaux.

Cet épisode marque peut-être un tournant dans l'histoire des classifications, ces dernières évoluant entre les deux siècles, d'un tableau à visée théorique, naturaliste, même si la finalité reste celle de soigner plus efficacement en repérant plus vite et plus distinctement les maladies, à un

[53] F. Dagognet, *Le catalogue de la vie*, chap. III. La nosologie, p. 166, éd. PUF Quadrige, 1970.

tableau plus statistique, base d'une épidémiologie naissante. Là où, auparavant, les maladies étaient déterminées à partir d'un tableau descriptif fondé sur une sémiotique conséquente, leur détermination et leur regroupement vont faire intervenir de manière bien plus importante l'environnement de leur émergence et leurs fréquences.

Nous pouvons, ici, nous appuyer sur les développements d'Anne Fagot-Largeault à ce sujet, dans un ouvrage collectif (*Enjeux des classifications internationales en santé*)[54]. Il serait permis d'énoncer qu'au XIXe siècle, un trait spécifique de la médecine aurait été d'arracher la biologie à son « empirique isolement » en l'aidant à s'articuler, de façon « positive », à la « sociologie » dont on sait à quel point ce siècle est celui de l'émergence de cette discipline. En d'autres termes, tout l'effort du philosophe, imprégné du positivisme de l'époque, tendait à soustraire la médecine de l'influence grandissante de la biologie pour l'arrimer plus fortement à la « sociologie ». En bref, les *Cours de philosophie positive* de 1830-1842 auraient contribué à la mise en place d'une classification et d'une nouvelle théorie des sciences. Le *Système de politique positive* de 1851-1854 promouvait ainsi une véritable sémiologie « sociale ». Deux noms importants sont à retenir dans les métamorphoses que vont connaître méthodes et systèmes classificatoires au XIXe siècle : William Farr et Jacques Bertillon. Le premier, William Farr, fait entrer pour ainsi dire par la grande porte la statistique qui, de ce fait, apporte une dimension scientifique supplémentaire en médecine d'un point de vue pratique autant que théorique. La statistique est pour Farr un moyen de revenir dans la chaîne causale des événements contribuant au développement des maladies jusqu'à un point stratégique où l'intervention humaine est possible. Ce point peut être un symptôme, à l'exemple de l'hydropisie. Connaître la fréquence de ce symptôme ne suffit pas. On cherche la fréquence de son association au scorbut, à la fièvre scarlatine, etc., établissant ainsi des « types » d'hydropisie. De là, on remonte encore : la fréquence du scorbut augmente en temps de famine, la fréquence des maladies infectieuses apparaît extrêmement liée aux conditions d'hygiène dans lesquelles vivent les populations. Les quatre grands ordres de maladies zymotiques[55] de la classification de Farr en 1855 correspondent à quatre grands types d'étiologies *prima facie* : maladies qui se communiquent « par l'air ou par l'eau » (miasmatiques), celles qui « ne sont communiquées que par contact » (enthétiques), celles qui « ont leur origine dans l'insuffisance de

[54] Cette partie du présent développement trouve ses sources dans : *Enjeux des classifications internationales en santé*, éd. G. Pavillon, INSERM, 1998, plus particulièrement : A. Fagot-Largeault, Chap. 3. Histoire des classifications en santé, p. 27 et sq.

[55] Zymotique : Qui se rapporte à la fermentation.

l'alimentation » (diététiques), et enfin les maladies parasitiques dont Farr fait des maladies de « malpropreté ».

Le second, Jacques Bertillon, confère à la classification des maladies une dimension internationale. En 1883, Jacques Bertillon (1851-1922) succède à son père dans les fonctions de chef des travaux statistiques de la ville de Paris. À la demande de la commission municipale des statistiques, « qui désirait que la nomenclature parisienne permît, autant que possible, les comparaisons internationales », il entreprend un travail minutieux dont il a souvent raconté comment il l'avait mené : après avoir comparé les nomenclatures existantes, il a choisi un principe de classification, défini quatorze classes (« divisions »), puis « extrait des dictionnaires de médecine usuels (*Littré* et *Robin*, *Mathias Duva*l *et Lereboullet*, *Maxwell*) tous les noms de maladies qu'ils contiennent » pour les ranger sous les chapitres correspondants, enfin choisi les rubriques importantes à conserver, et établi un dictionnaire. Ce bref aperçu laisse voir l'intérêt de Bertillon pour la terminologie médicale et pour sa mise en ordre. La nomenclature résultant de ce travail fut mise en usage à Paris et dans le département de la Seine à partir de 1886. C'est elle qui servit de base aux « trois projets » soumis par Bertillon au Congrès de l'Institut international de statistique à Chicago en 1893. Le nom de Jacques Bertillon est le dernier grand nom d'individu dans l'histoire des classifications sanitaires. Bertillon se donne, avec la division en maladies générales et maladies locales, une très grosse classe de maladies générales (I), huit classes de maladies locales (par appareils : II à IX), puis cinq classes résiduelles qui n'entrent pas dans le cadre topographique : X vices de conformation, XI maladies du premier âge, XII maladies mal définies. Il s'agit toujours de classer les maladies selon leur siège, et non selon des considérations étiologiques pour Bertillon.

L'histoire des classifications internationales évolue, à partir de cet acte de naissance que fut, en 1883, l'établissement d'une classification de cette envergure à Chicago. Elle s'appuie ou se trouve en partie influencée par les définitions qui sont données de la santé, comme celle de l'O.M.S. en 1946, donnant à la médecine comme mission non plus seulement d'éradiquer la maladie, mais de permettre aux hommes un accès au bien-être[56].

Nous assistons à des révisions régulières du classement des maladies, faisant intervenir et se croiser des critères scientifiques et humains, ceux-là mêmes qu'on retrouve dans l'élaboration d'une épidémiologie. Une histoire

---

[56] « La santé est un état de complet bien-être physique, mental et social, et ne consiste pas seulement en une absence de maladie ou d'infirmité », Préambule à la Constitution de l'Organisation mondiale de la Santé, tel qu'adopté par la Conférence internationale sur la Santé, New York, 19-22 juin 1946; signé le 22 juillet 1946 par les représentants de 61 Etats. 1946 ; (Actes officiels de l'Organisation mondiale de la Santé, n° 2, p. 100) et entré en vigueur le 7 avril 1948 ; la définition n'a pas été modifiée depuis 1946.

reste à faire, qui ne manque d'intérêt ni d'un point de vue philosophique ni d'un point de vue épistémologique : celle des classes hybrides, des inclassables, qui paraissent résister aux nombreuses évolutions et progrès de la médecine et des modalités à partir desquelles on détermine les maladies. En résonance avec cette idée, peut être évoqué un problème qui a valu quelques colloques et quelques actes (ex : *Enjeux des classifications internationales en santé*, INSERM, 1998) : tout état pathologique ne correspond pas obligatoirement à ce qu'on appelle une maladie en bonne et due forme. On classifie, on fait des catégories afin de s'assurer que l'on parle bien de la même chose lorsqu'on établit des correspondances formelles d'une langue à une autre. Voici un type de problème qui relance une interrogation sur les critères distinctifs du normal et du pathologique. Si les "objets" observés sont individualisés sans ambiguïté, leur désignation par des mots n'en modifie pas la nature, et l'on peut se mettre d'accord, sans difficultés majeures, sur la traduction de ces derniers d'une langue à l'autre. Ainsi en est-il dès lors qu'on traite d'entités nosologiques clairement établies (ce que remarque l'introduction même à ce travail collectif), mais il en va tout autrement lorsque les choses dont on parle ne prennent réellement corps qu'au travers des mots qui les désignent. C'est parfois vrai, déjà, pour certaines maladies elles-mêmes (lorsque leurs contours restent entourés d'un certain flou), mais cela devient crucial dès lors que l'on s'éloigne du domaine des états pathologiques bien caractérisés pour entrer dans celui, par nature plus incertain, des " *problèmes de santé connexes*"….

La thématique des classifications – nosologie, nomenclature, classification statistique – permet d'éclairer certaines articulations sans lesquelles la médecine semble abandonner une partie de son histoire et, sans doute, de son identité : articulation entre sciences (biologie, physiologie, physique chimie) et sciences humaines (géographie, histoire, puis sociologie). Elle permet de considérer sous certains aspects cette tension entre une somme de savoirs et de déterminations à caractère universel et une finalité à portée individualisante : connaître la maladie pour soigner le malade. Les quelques mots suivants proposés par Anne Fagot-Largeault concluront ce développement : « L'invention des étiologies ne se force pas par les mots, elle se produit sur le terrain de la maladie réelle, et au fil des circonstances de la recherche, sur lesquelles la classification n'a pas à anticiper »[57].

&

[57] *Histoire des classifications en santé*, Chap. 3., p. 53.

2. Incertitude et décision en médecine : quelques éléments sur l'histoire d'un dilemme médical

> La vie est courte, l'art est long, l'occasion est prompte [à s'échapper], l'empirisme est dangereux, le raisonnement est difficile.
>
> Hippocrate, *Aphorismes*, 1[58]

α. Agir dans l'incertitude

Agir dans l'incertitude est-il inhérent à la destinée du médecin ? Il n'est pas rare que des médecins établissent un tableau clinique de l'état de certains de leurs patients, tout en se trouvant dans l'impossibilité de poser un diagnostic nominal de leur affection. Géraldine Bloye se propose de restituer un tableau des relations d'incertitude en médecine. Ce tableau représente donc

> les différents positionnements possibles des généralistes par rapport à l'incertitude dans un espace commun ordonné selon deux principes non hiérarchisés : le premier correspond à l'incertitude introduite dans le cabinet de médecine générale par la forme « brute » de la plainte du patient : sa considération, c'est-à-dire le fait qu'elle puisse être entendue dans sa formulation profane et que le professionnel accepte d'y voir un objet à part entière du travail médical, est d'autant plus importante qu'on se déplace vers la droite du graphique, tandis que se déploient sur la gauche des pratiques de réduction ou fermeture par rapport au matériau non immédiatement pertinent pour le médecin qu'amène le patient ; le deuxième (axe vertical) correspond à l'incertitude liée aux questions de maîtrise du savoir scientifique biomédical, dont on a vu les difficultés pour les praticiens de médecine générale : plus on se déplace vers le haut, plus leur vigilance par rapport à

[58] Trad. C. Daremberg, 1844.

> l'évolution des connaissances biomédicales et au régime contemporain d'administration de la preuve en médecine est grande.[59]

De plus, le moment de la décision dans une thérapeutique se trouve toujours en lien avec le savoir médical de l'époque. Bien des jeunes médecins

> se rendent compte que souvent on est seul devant un patient qui a des problèmes qui sont tout sauf évidents, qu'on n'a pas d'examen de laboratoire sous la main, pas de radio, tout ce qu'ils ont immédiatement dans un service hospitalier, pas de senior qui chapeaute, pas forcément de collègues disponibles… Alors, on est seul avec notre examen clinique et notre interrogatoire, il faut prendre une décision : hospitaliser ou pas ? T'as un enfant, 39, la nuque un peu raide mais rien de net, c'est une méningite, c'est pas une méningite ? Ils sont surpris des responsabilités qu'on a à prendre avec peu de moyens, et qu'on peut avoir des gros malades dans le lot des choses banales, donc attention.[60]

Presque trois siècles avant ces interrogations, le médecin montpelliérain Théophile de Bordeu se demandait, dans le seul article qu'il ait rédigé pour l'*Encyclopédie* de Diderot et d'Alembert, l'article CRISE : « Et jusqu'à quel point faut-il livrer la nature à elle-même, et ne pas se mêler de la cure, *se immiscere curationi* ? »[61]. Intervenir ? Ne pas intervenir ? Saisir le moment le plus propice ? Laisser agir ou changer les choses ? Ce sont autant d'interrogations qui expriment une tension entre tradition et modernité au sein de l'histoire des pratiques médicales. Quels sont les critères à partir desquels agit le médecin ? Quelle en est l'histoire, car peut être restituée une histoire de l'action du médecin, recouvrant une série de conflits entre, pour le dire vite, théorie et pratique.

Une histoire des rapports entre décision et incertitude en médecine nécessite de remonter jusqu'au *Primum non nocere*, formule caractérisant une conception médicale dans l'Antiquité et même plus tard, évocation qui conduit à se demander en quoi consiste, alors, une médecine expectante. Quel est le poids de la nature dans les choix thérapeutiques des médecins de l'époque ? Mais l'histoire de ces deux dimensions qui caractérisent les pratiques médicales trouve une expression particulièrement significative au sein de la thématique des *crises*, comme moment capital au sein de la stratégie du médecin. Qu'est-ce qu'une crise en médecine ? Pourquoi cette notion resta si centrale jusqu'à la fin, au moins, du XVIIIe siècle ? Et que dit-elle de l'action (ou de la non action) du médecin ? Enfin, nous évoquerons

---

[59] L'incertitude en médecine générale : sources, formes et accommodements possibles, *Sciences sociales et santé*, 2008/1 (Vol. 26), CAIRN.
[60] *Ibid.*
[61] *Enc.*, vol. IV, p. 479.

l'*incertitude* en médecine en lien avec le problème épineux de l'expérimentation. Ici, il ne s'agit plus seulement de se demander s'il faut laisser la nature suivre son cours ou intervenir, mais au nom de quel droit le faire si on décide effectivement de le faire.

β. Primum non nocere

Sans s'assigner la lourde tâche de vouloir retracer une histoire de la médecine, des théories médicales de la santé depuis l'Antiquité, considérer le fonds théorique à partir duquel s'est bâtie une conception générale de la maladie et de la santé en Europe permet d'éclairer cette zone dans laquelle se confrontent la décision du médecin et l'incertitude quant au devenir de la maladie. Car c'est dans le jugement le plus affiné de cette zone que se joue la possibilité d'un retour à l'état de santé. Cette dernière se trouve originellement associée à l'idée d'un cours naturel des choses : ce qui est naturel, c'est de ne pas souffrir, de ne pas éprouver telle ou telle forme de diminution de sa propre puissance.

Ce « naturel » renvoie au caractère vital de l'existence, à une histoire qui fait de l'équilibre l'essence même de la nature, de l'homme, du cosmos. Cette référence se trouve restituée de manière très convaincante par le philosophe Hans Georg Gadamer, interrogeant la notion d'équilibre :

> En réalité la santé n'est, à l'évidence, pas la seule chose qu'il faille concevoir comme un état d'équilibre. Le concept d'équilibre sert, dans une certaine mesure, à la compréhension de la nature en général. La découverte qu'a faite la Grèce, en développant une pensée de la nature, consistait dans la reconnaissance que tout est un ordre dans lequel les évènements naturels se déroulent et se répètent selon les cycles fixes. La nature est donc ce qui se maintient d'elle-même dans sa propre voie. Telle est la pensée fondamentale de la cosmologie ionique[62].[63]

Qu'est-ce ici que l'art médical, sinon le rétablissement de l'équilibre perturbé ? La médecine est alors un art qui seconde la nature, et cette dimension est restée capitale dans l'exercice de la médecine jusqu'à la fin du XVIIIe siècle : le premier médecin se révèle être, en fait, la nature elle-même, ce qui ramène à une thématique puissante dans la philosophie médicale jusqu'au XVIIIe siècle, l'idée d'une *natura medicatrix*. Et vivre en bonne santé c'est vivre selon ce que notre propre nature nous permet d'éprouver, c'est être en adéquation avec son état naturel. C'est ici un parfait exemple de grande symbiose entre pensée médicale et philosophie ; en résonance avec la prégnance du modèle de l'équilibre cosmologique en

---

[62] École des VIIe et VIe siècles avant notre ère, fondée sur la recherche d'un principe d'explication de la nature, tel que l'eau, ou encore le feu.
[63] *Philosophie de la santé*, trad. Marianne Dautrey, Grasset, 1998, p. 47-48.

médecine, Sénèque préconise de suivre la nature en toute occasion : « ne pas s'en écarter, se former sur sa loi et sur son exemple, voilà la sagesse »[64].

Si l'analogie entre corps et cosmos est relativisée, au-delà de la période contemporaine des écoles hippocratiques puis galéniques, l'homme reste fondamentalement déterminé par une constitution organique, physiologique et psychologique qui trouve effectivement ses racines dans la pensée hippocratique, sur l'équilibre entre liquides et solides dans le corps. Cette idée d'équilibre repose sur un fil qui relie de manière conséquente les représentations hippocratique et galénique de la santé de l'homme et du soin qu'il doit en prendre. Et cette conception très ancienne d'un équilibre naturel a longtemps, très longtemps (quelque vingt-cinq siècles environ), fixé des limites au pouvoir médical : en effet, la marge d'intervention du médecin est donc fort limitée : posté dans une attitude éthique qui est celle de l'expectation, il n'intervient que pour rétablir le cours naturel des choses. En ce sens, le retour à la santé est le retour à la nature elle-même ; plus le médecin use d'éléments naturels, plus il reste proche de ce cours naturel des choses, plus il agit, opère, en quelque sorte, en faveur de la guérison du malade. Bien sûr, l'hippocratisme de la fin du XVIIIe siècle n'est pas du tout identique à celui de l'époque même de l'illustre médecin, il est même réactif aux multiples remises en cause auxquelles, du fait d'avancées en physiologie et d'exigences nouvelles liées aux évolutions des sociétés, la médecine se trouve confrontée de manière souvent conflictuelle. La référence à une médecine inscrite dans le respect d'un ordre naturel a quelque chose de rassurant. Peut-être invoquée, de nos jours, la revendication récurrente d'une médecine "naturelle", fondée sur le recours aux herbes, invitant, en quelque sorte, à une redécouverte des vertus propres aux simples et à une hygiène de vie saine.

L'une des dimensions les plus révélatrices de cette conception générale de l'exercice de la médecine reste indiscutablement l'*hygiène*. Traditionnellement, c'est-à-dire depuis l'époque de Galien jusqu'à celle de Boerhaave, mais en fait jusqu'au début du XIXe siècle, la médecine se trouve divisée entre différentes parties, renvoyant chacune à autant de facettes de l'art médical. La physiologie étudie l'économie animale, c'est-à-dire les rapports qu'entretiennent les organes entre eux ou encore les rapports entre liquides et solides ; la sémiotique s'occupe de l'étude des signes permettant de reconnaître les différentes affections ; la pathologie porte sur l'étude des maladies, leur description, leur comparaison ; la thérapeutique prend en charge le traitement des maladies, les décisions du médecin, les modalités du soin ; enfin, l'hygiène traite des mesures de conservation de la santé. Il arrive bien souvent que cette dernière division – l'hygiène – occupe la place la plus importante de la pensée et de l'art médical, ne serait-ce que parce

---

[64] *De la vie heureuse*, trad. Baillard, Hachette, Paris, 1834, p. 163.

qu'elle est aussi bien médecine de la santé que de la maladie. Elle exprime bien souvent, au milieu des impossibilités thérapeutiques qui bornent l'horizon de la médecine le registre des possibilités réelles : ce qu'on peut toujours entreprendre, soit pour éviter de tomber malade, soit pour se préserver, étant déjà malade, de quelques complications. Une hygiène conséquente doit alors être pensée en corrélation avec d'autres champs d'activités liés au soin du corps et de l'esprit, comme le régime et la diète.

Il y a comme un paradoxe apparent dans la détermination du statut même de l'hygiène en lien avec le reste de l'art médical : Elle est médecine de la santé, la « clinique de l'homme sain » comme l'écrit Michel Lévy[65] ; elle regroupe l'ensemble des prescriptions médicales visant à maintenir durablement un véritable silence thérapeutique. Or, justement, le silence, n'est-ce pas plutôt ce qui ne se prête pas spontanément et naturellement à l'écoute ? Ce qui ne se remarque pas ? Véritable silence dans la musique propre à la sémiologie médicale, l'absence sinon de bruit en tout cas de sonorité a tendance à endormir la vigilance. Comment, alors, porter une attention soutenue au silence du corps ? René Leriche définissait la santé comme étant « le silence dans la vie des organes »[66]. Ainsi, la santé devient une préoccupation *a posteriori*, elle s'exprime, sous le coup de la douleur perçue, par le regret qu'on a de sa perte. Ce qui est resté une constante dans l'histoire de la médecine par-delà toutes ses évolutions remarquables, la santé s'articule entre prévention et guérison : combien de fois les médecins insistent, souvent avec une certaine désillusion, sur la prévention, en sachant qu'ils seront peu écoutés car, une fois rétabli ou se sentant rétabli, l'ancien malade redevient le plus souvent insouciant ? Le constat, incessamment reconduit au XVIIIe siècle comme aux siècles précédents, par chaque expérience d'échec, par chaque passage de vie à trépas, que le pouvoir du médecin reste encore bien faible devant la plupart des grandes maladies, contribue donc à promouvoir la prévention, et comme l'une de ses expressions les plus significatives, l'hygiène, afin de faire reculer l'échéance de la mort qui reste encore l'issue la plus probable dans bien des cas.

L'importance de l'hygiène exprime, précisément, cette voix continue de la médecine qui consiste à préserver la santé plutôt qu'à chercher à la rétablir. Reprenons notre question : comment porter une attention soutenue au silence du corps ? Quels sont les éléments susceptibles d'accroitre une telle attention ? La réponse se trouve, au-delà du champ de la médecine, dans toute activité tendant à affirmer une suprématie ou, du moins, une grande maîtrise de l'esprit sur le corps. C'est pourquoi les philosophes de l'Antiquité, en particulier les philosophes de l'ataraxie et de l'aponie,

---

[65] *Traité d'hygiène publique et privée*, 1850, préface.

[66] René Leriche, *Recherches et réflexions critiques sur la douleur, sur ses mécanismes de production et sur les voies de la sensibilité douloureuse*, extrait de la *Presse médicale* de 3 janvier 1931, Paris, Masson éditeur.

disciples d'Épicure, mais aussi d'Épictète, de Sénèque, ont leur mot à dire et se font bien souvent médecins de leurs auditeurs à travers les conseils qu'ils leur prodiguent à travers une correspondance épistolaire conséquente.

χ. Jusqu'à quel point s'immiscer dans le cours de la nature ? L'exemple des crises dans le cours des maladies

Qu'est-ce qu'une crise en médecine ? Le concept de *crise* est d'abord, dans le domaine de la pensée médicale, un objet occupant une place centrale au sein de la philosophie hippocratique, et qui se trouve à l'intersection de plusieurs sortes de conflits : entre *santé* et *maladie*, entre *nature, science* et *technique*, et entre *histoire* et *modernité*. Aussi, la crise ne se réduit pas un concept qui resterait essentiellement cantonné à une discipline unique et à un temps figé. Nous reprenons volontiers les propos de Jackie Pigeaud dans un petit opuscule consacré à cette notion : « La crise est née dans une conception du temps qui hésite encore »[67]. Ce sont ces différentes grilles de conflit à partir desquelles va être examinée la notion de crise en médecine. Mais d'abord, une crise en médecine s'accorde-t-elle en tous points avec ce que l'on entend de manière générale par *crise* ?

Occupant une place stratégique ou, en tout cas, dynamique dans la pensée et dans l'action humaine, la *crise* possède une forte ambivalence du point de vue de ses signifiants, sur un plan aussi bien philosophique que scientifique et, ainsi, offre plusieurs orientations possibles. Un tel constat peut s'appuyer sur ce qu'en écrit Paul Ricœur « D'abord, la notion de crise paraît grevée de multiples équivoques : quoi de commun entre une crise de larmes, une crise ministérielle, une crise des valeurs ou de civilisation ? Ce concept valise n'est-il pas un pseudo concept ? »[68]. Du point de vue de ces différentes acceptions, parler de crise, c'est peut-être d'abord faire état de l'ignorance résiduelle que l'on éprouve dans une situation imprévue ; évoquer un état de crise, c'est rendre compte de l'incapacité que l'on a de dégager quelque certitude au sujet de l'avenir d'une situation : rien n'est joué (souvenons-nous de la formule convenue des salles de jeu « Rien ne va plus », au moment où les dés sont relancés pour de nouvelles mises), et tout, à l'insu même de notre savoir, est en train de se jouer. Cette idée que tout est en train de se jouer – moment de l'incertitude, du doute, de l'ambivalence entre deux postures (laisser faire ou intervenir ?) – renvoie donc à une notion très ancienne puisque inscrite dans la langue et la culture antique, langue d'Hippocrate, langue d'Eschyle : le *kairos*. Ce dernier terme désigne le temps, au sens de l'occasion, de l'opportunité, un temps qui est celui de la

[67] J. Pigeaud, *La crise*, éd. Cécile Duffaud, Nantes, 2006, p. 29.
[68] *La crise: un phénomène spécifiquement moderne ?*, 3 novembre 1986, conférence donnée à l'aula de l'Université de Neuchâtel, à l'occasion de la collation d'un doctorat *honoris causa* en théologie, Comite éditorial du Fonds Ricœur.

décision se distinguant ainsi de l'autre temps – *chronos* – au sens de la destinée. Aussi, évoquer la crise, son origine et sa dimension médicale, c'est évoquer un rapport, ou plutôt deux conceptions du temps : *kairos* serait à *chronos* ce que la crise serait à la maladie chronique comme marche, processus, déroulement. Le constat de cette temporalité duelle suscite une interrogation : dans quelle mesure la crise s'inscrit-elle comme un moment normal mais également exceptionnel de la maladie ?

Plusieurs précisions au sujet des origines même de l'usage de "crise" en médecine sont nécessaires : voici un terme qui appartient, aujourd'hui, au discours du malade, au champ lexical du patient plutôt qu'à celui du médecin, au sens où parler d'une crise de foie, d'une crise de nerfs, c'est traduire un état pathologique par une terminologie plus profane qu'experte. On peut noter que ce terme, originellement, n'appartient pas spécifiquement au vocabulaire médical. Dès l'origine, il serait employé comme un terme métaphorique ; d'après Galien, au IIe siècle ap J.C., un homme du peuple remarquant que l'un de ses voisins, visiblement malade et très souffrant, semble atteindre le paroxysme de multiples signes pathologiques – excrétions, vomissements, sueurs, tremblements… – se serait écrié « c'est la vie du malade qui est jugée » ou encore, selon les traductions rapportées, « le malade est jugé à propos de sa vie ». On peut, d'après cette évocation établir, sous l'autorité de Jackie Pigeaud, que « la métaphore serait née du *pathos*. Ce n'est pas, d'abord, une affaire de professionnel ; l'expression vient spontanément à un particulier, mais elle est adoptée par la médecine. Cette remarque est importante pour ce qu'on appelle la rhétorique médicale. Songeons à l'*aura* épileptique, ce souffle avant-coureur décrié par un jeune garçon et adopté par Galien »[69]. L'insertion progressive du terme de crise dans le vocabulaire des médecins exprime une dimension analogique dans la manière dont se construit le discours médical lui-même. En effet, ce terme provient de la langue des juristes, comme le rappelle, au XVIIIe siècle, Théophile de Bordeu, au début de l'article CRISE de l'*Encyclopédie* de Diderot et d'Alembert : se référant à Galien, il « nous apprend que ce mot crise est un terme du barreau que les Médecins ont adopté, et qu'il signifie, à proprement parler, un jugement »[70]. Bien avant Bordeu, la crise est souvent comparée à un tribunal où le malade serait l'accusé et la maladie l'accusateur et, enfin, le médecin jouerait le rôle du juge. Ainsi en est-il chez Francisco Valleriola :

> Le personnage de l'accusé, c'est le malade qui le représente. La maladie remplit le rôle de l'accusateur ; le malade est accusé par la maladie du régime irrégulier, du mépris de sa santé, etc. ; les témoins sont les signes et symptômes de la maladie ; par les témoignages nous saisissons si le malade

[69] J. Pigeaud, op. cité, p. 12.
[70] CRISE, vol. IV, p. 471.

> va réchapper de la maladie ou mourir. La nature agit comme l'avocat privilégié du malade. Le juge dans cette cause est le médecin, qui, en proportion de la force du malade ou de sa faiblesse, en fonction de la nature de la maladie, de son importance, des symptômes qui sont observés dans la maladie [...] annonce soit le salut soit la mort.[71]

La marche de la maladie y apparaît transposée depuis une scène tragique, à l'instar de celle qui conclue la trilogie de l'*Orestie* d'Eschyle, quand Oreste est jugé par Athéna pour le meurtre de sa mère, Clytemnestre, dans un procès qui réunit les Érinyes d'un côté pour accuser Oreste et Apollon de l'autre pour le défendre. Pourtant, et tel est l'apport de cette notion de crise, rien ne serait plus réducteur et inexact de faire de la médecine du temps d'Hippocrate, une œuvre relevant de la tragédie et de la mythologie.

δ. La crise à l'intersection des pensées et des pratiques médicales

La notion médicale de crise désigne d'abord un moment particulier dans l'évolution d'une maladie, celui qui décide de son dénouement, soit vers le retour à la santé, soit vers la mort ; elle marque, en prenant comme référence ici le *Dictionnaire des pronostics* écrit par le médecin suisse Tissot (1770) « l'instant [dans les maladies] où paraissent les plus grands troubles, où de nouveaux phénomènes se présentent subitement, et sont suivis d'un changement en mieux ou en pire, lequel changement est suivi d'excrétions remarquables, ou de dépôts d'humeurs dans quelques parties du corps »[72]. La maladie se présente, dans ce contexte, comme un processus exprimant, sur un temps plus ou moins long, une réaction du corps à un déséquilibre. En

---

[71] Cette citation se trouve dans l'ouvrage déjà cité de J. Pigeaud, p. 12-13 ; elle renvoie au texte suivant de F. Valeriolla : « Rei personam, aeger qui judicandus est, repraesentat : accusatoris vicem morbus implet. Neglectae enim victus rationis, contemptaeque sallubritatis, aeger at morbo convincitut. Teltium loco in morbis sunt signa, atque indicia, quorum testimonio aegrum vel evasurum, vel moriturum deprehendimus. Patronum eximium natura aegrotantis agir, quae virium robor innixa, qoad potest, aegrum servare, et a morbi injuria vindicare, studet. Judex in hac aegri causa medicus ipse est, qui pro virium aegri fortitudine, aut imbellicitate, pro varia morbis natura, ac magnitudine, pro symptomatum, quae in morbo spectantur, saevitia, aut levitare, pro reliquorum signorum apparentium inspectione, atque animadversione, de aegrotantis futura salute, aut morte judicium prosertataleque judicium praesentio, praecognitio, praesagitio, seu praedictio, Hippocrati, ac caetari medicis dici merito solet », *Loci Medicinae communes libis digesti, quibus accessit Appendix, universa complectens ea quae ad totius operis, integritatem deesse videbantur*, Lugduni, 1562, de morborum crisibus seu indiciis, caput VI, p. 407.

[72] David Tissot, *Dictionnaire des pronostics ou l'art de prévoir les bons ou mauvais événements dans les maladies*, Paris, 1770, p. 53.

effet, si la santé désigne l'équilibre – celui des liquides dans la conception humorale qui préside à la médecine antique et qui persiste jusqu'à l'âge classique – la maladie désigne, quant à elle, un déséquilibre, un changement par rapport à l'état originel. La maladie est une entité inscrite dans l'ordre naturel des choses, et rappelons que le premier souci du médecin est de ne pas contrarier cet ordre, mais de contribuer par une observation attentive de tous les signes qui affectent le malade et par un jugement avisé à retrouver le chemin de la santé. La maladie est observée – approche qui se retrouve et dans l'ensemble du corpus hippocratique et bien au-delà même – tel un être (à l'image d'un animal, d'une plante) qui présente ses propres caractéristiques : fièvre continue, fièvre rémittente, jaunisse, inflammation, etc. Chacune se distingue par les signes qui la caractérisent, ce qui permet de l'isoler pour la traiter en conséquence. C'est ici l'occasion d'un nouveau parallèle avec la tragédie : on peut comparer le souci méthodique des médecins à celui dont fait montre Aristote (*Poétique*) quand il décrit ce que doivent être les règles de la composition, les mouvements qui doivent scander la tragédie. De même en effet, les médecins s'attachent à délimiter le plus précisément possible les différentes phases de la maladie. Sont recensés quatre moments rythmant l'évolution des maladies : le début (*archè*), l'augment (*épidosis*), le sommet (*akmè*), et le déclin (*chalasis*). La crise correspond au sommet, l'*akmè*, à partir duquel deux chemins sont alors possibles ; la crise est donc en même temps un summum et un carrefour. Afin que cette phase cruciale dans l'évolution de la maladie soit correctement prise en charge par le médecin, le dosage doit être exercé avec force vigilance : ni trop d'interventions, ni trop peu. Il faut que le moment de la crise se délimite clairement des autres phases : chacune d'elles exige d'être clairement identifiée

Deux aspect importants apparaissent inhérents aux notions de crise et de maladie, au moins durant toute la médecine antique et au-delà, tant que la *crise* reste un concept médicalement pertinent : l'idée d'une *perfection* nécessaire de la maladie, et la prise en compte de sa *temporalité*. L'idée d'une perfection de la maladie se trouve non seulement liée mais même impliquée par la notion de crise en tant que moment déterminé (dans le cadre de la division en quatre périodes évoquée précédemment) pendant lequel la maladie se juge. Dès lors, l'intrusion du temps dans l'espace de la maladie doit être appréhendée avec le plus grand sérieux – et tel a bien été le cas de la plupart des médecins – car, finalement, la maladie est essentiellement, dans le contexte de cette médecine antique et issue de l'Antiquité, une question de temps.

Les auteurs hippocratiques, suivis en cela pendant près de vingt-deux siècles (jusqu'au XVIIIe siècle), distinguent entre crise *parfaite* et crise *imparfaite*. La crise parfaite est celle qui termine parfaitement la maladie au sens où elle tend à évacuer hors du corps toute la matière de la maladie – épreuve pendant laquelle le corps se vide de toutes les impuretés – cela par le vomissement, l'urine, plus encore la sueur et tout ce qui rentre, pour les médecins anciens, sous le nom de *coction*. Ce qui relève du chaud, du cuit est toujours meilleur signe que ce qui relève du cru et du froid. La bonne crise vide le corps de toute trace de la maladie : « Les crises parfaites terminent entièrement et avantageusement la maladie ; elles sont toujours suivies de quelque évacuation sensible ou de quelque dépôt considérable. Les crises imparfaites sont insuffisantes pour la guérison ; elles diminuent seulement la violence de la maladie ; elles paraissent dans quelques cas avoir terminé la maladie, mais c'est pour peu de temps »[73]. Pour se réaliser, la crise exige « un état de forces suffisant et harmonique, c'est-à-dire la conservation et la mise en jeu facile des synergies organiques »[74]. Le médecin ne peut alors que prévenir toute fausse crise, crise avortée ou encore crise imparfaite :

> On peut, par conséquent dire que, parmi les circonstances défavorables à la production de la crise et auxquelles il convient de porter remède, se place en première ligne l'état insuffisant des forces, la faiblesse et l'irrégularité des réactions ; viennent ensuite la complexité de l'état pathologique, sa nature maligne (par cause toxique, miasmatique, etc.), des évacuations abondantes, affaiblissant outre mesure le sujet ou en opposition avec celles qui devraient normalement concourir à l'accomplissement de la crise, une trop grande susceptibilité du système nerveux, etc. Les indications tirées de ces circonstances seront remplies les premières et souvent il suffira d'y déférer pour assurer un résultat heureux.[75]

Quelque cinquante années avant cet article, le *Dictionnaire des sciences médicales* mentionnait que « Les crises sont plus rares chez les sujets affaiblis par l'âge ou par toute autre cause, dans les régions humides et froides, pendant les vicissitudes remarquables et subites de l'atmosphère, lorsque les malades ont été trop débilités par le traitement »[76]. On peut y déceler une sorte de petit paradoxe : pour qu'il y ait crise, il faut que le malade soit malade, en quelque sorte, conformément à la maladie qui l'affecte, mais qu'il soit tout de même suffisamment en forme pour développer une crise parfaite, c'est-à-dire supporter le paroxysme d'une partie des troubles qui affectent sa santé, tout cela pour que ce soit fini, ensuite, une bonne fois pour toutes. Il en faut moins pour susciter un ensemble de questions tant sur la nature des maladies que sur le rôle exact du

---

[73] *Dictionnaire des sciences médicales, par une Société de Médecins et de chirurgiens,* Panckoucke, Paris, 1812-1822, vol. VII, p. 371.

[74] Amédée Dechambre (dir. de pub.), *Dictionnaire encyclopédique des sciences médicales*, Masson, Paris, 1864-1889, art. « Crise » de E. Hamelin, vol. XXIII, p. 317.

[75] *Ibid.*

[76] *Dictionnaire des sciences médicales*, p. 373.

médecin : la crise est-elle l'expression d'une maladie normale ? Pourquoi a-t-on longtemps exigé que la crise soit parfaite ? Qu'est-ce qu'une pathologie parfaite ? Pour qui l'est-elle ? Pour le médecin ? Pour le malade ?

Les facteurs qui agissent comme repères régulateurs de la maladie sont de nature temporelle, ce qui conduit, après avoir évoqué la crise comme terminaison parfaite de la maladie, à ce deuxième aspect du lien entre maladie et crise : la temporalité ; la crise exprime un rapport entre maladie, santé et temps. L'appréhension du temps dans l'Antiquité – ici l'Antiquité grecque – n'a rien à voir, comme l'ensemble des historiens de l'Antiquité se sont évertués à le montrer, avec notre appréhension actuelle. Le temps est l'accomplissement d'un ensemble de mouvements inscrits au plus profond de la nature ; il exprime justement cette marche de la nature contre laquelle les hommes ne peuvent rien et qu'ils perçoivent, même quand elle s'avère inquiétante ou menaçante, comme providentielle. Le médecin, privilégiant le temps long – temps de l'observation, temps de la lecture – exclut toute précipitation, incompatible avec l'art médical. C'est en ce sens qu'on peut comprendre la formule de Tissot « Le médecin est le ministre et l'interprète de la Nature »[77]. Comme le constate Jackie Pigeaud, « Tout événement peut devenir signe. Tout peut signifier. Du présent, si je puis l'interpréter, peut naître toute chose, l'avenir, l'explication du passé : comme on le voit aussi dans le monde tragique »[78]. Dans ce contexte – celui de la maladie chronique – le médecin, accompagnant le malade, l'aidant à supporter cette traversée, guette les signes de la crise : il convient que ces signes ne se manifestent ni trop tôt ni trop tard, un peu comme les premiers bourgeons qui exprimeraient une imprudence à arriver en janvier ou février, et une inquiétante indolence à n'arriver qu'en juin. Mais ce temps ne s'inscrit nullement dans le registre du bucolique et du poétique, c'est bien plutôt l'école pythagoricienne qui en fixe les rythmes, en comptant scrupuleusement et méticuleusement les jours car, justement, une crise ne peut pas arriver n'importe quel jour. Théophile de Bordeu résume de manière très efficace cette doctrine des jours dans son article de l'*Encyclopédie* de Diderot et d'Alembert :

> Toutes les maladies aiguës se terminent en quarante jours, et souvent plus tôt ; il y en a beaucoup qui finissent vers le trentième, et plus encore au vingt, au quatorze ou au sept. C'est donc dans l'espace de sept, de quatorze, de vingt ou de quarante jours au plus, qu'arrivent toutes les révolutions des maladies aiguës, qui sont celles qui ont une marche marquée par des crises et des jours critiques, ou du moins dans lesquelles ce caractère est plus sensible, plus observable [...] On voit par ce précis quels sont les bons et les mauvais jours

---

[77] David Tissot, *Dictionnaire des pronostics ou l'art de prévoir les bons ou mauvais événements dans les maladies*, Paris, 1770, préface.
[78] Op. cité, p. 31.

dans une maladie aiguë ; les éminemment bons sont le septième, le quatorzième et le vingtième.[79]

Une mythologie fort conséquente enveloppe ce fameux septième jour et le nombre sept en lui-même. Ce nombre, d'après Isidore de Séville « ne naît d'aucun nombre, il n'en engendre aucun, pas plus qu'il n'est engendré »[80]. De plus, ce même nombre figure aussi la Loi, et peut-il y avoir quelque jugement sans référence à la Loi ? N'oublions pas l'étymologie de *Krisis* avec le verbe *krinein* pour signifier les opérations du tri, du discernement et du jugement. Mais on a également les sept voyelles dans l'alphabet grec, les sept orifices sensoriels dans la tête de l'homme, sept mois pour un fœtus déjà bien formé, mais encore et surtout, ici, le septième jour, le plus dangereux dans la marche de la maladie. Mentionnant, dans ce même article, l'influence de l'école pythagoricienne sur les médecins qui s'inscrivent immédiatement dans la lignée hippocratique, Bordeu en montre également les limites en déplorant une influence excessive de l'école pythagoricienne ; ainsi se demande-t-il ce qu'est un jour en médecine, ce que cette notion signifie vraiment. Il accuse les excès de cette doctrine qui fait passer les nombres avant les maux : « Il [Hippocrate] recommande à son fils Thessalus de s'attacher exactement à l'étude de la science des nombres ; parce que la connaissance des nombres suffit pour lui enseigner, et le circuit ou la marche des fièvres, et leur transmutation, et les crises des maladies, et leur danger ou leur sûreté. C'est évidemment le Pythagoricien qui donne un pareil conseil, et non le médecin »[81]. Plusieurs pages seraient nécessaires pour mentionner tous les détails, toutes les subtilités de cette doctrine des jours – ce que fait Bordeu dans son article –, car s'il y a des jours critiques (sept et multiples de sept) il y a des jours intercalaires chargés en signes précurseurs, riches en informations. Suivant les jours, pairs ou impairs, multiples ou non, le médecin peut ou non intervenir. En somme, il y a les jours pendant lesquels, tout en étant éventuellement présent, le médecin n'entreprend rien qui pourrait dévier le cours naturel des phénomènes, et ceux pendant lesquels il peut administrer une médication plus ou moins douce. Le moment le plus difficile pour le médecin (et éventuellement quand même aussi pour le malade…) est donc bien celui de la crise, car c'est bien là qu'il doit faire preuve d'un jugement avisé, collant parfaitement à la situation sans en être pour autant prisonnier. La médecine se fait ici stratégie, jouant avec les forces de la nature comme avec le temps.

Alors, la crise pose, dès l'Antiquité, et avec les termes de l'époque, une question de nature autant stratégique qu'éthique : à partir de quel point-

[79] CRISE, Vol. IV, p. 472.
[80] Isidorus Hispalensis, *Liber numerorum*, Le livre des nombres, trad.. Jean-Yves Guillaumin, Paris, Les Belles-Lettres, 2005, p. 43.
[81] Art. cité, vol. IV, p. 474.

limite le médecin peut-il et doit-il intervenir ? « Et jusqu'à quel point faut-il livrer la nature à elle-même, se demande le même Bordeu, faut-il livrer la nature à elle-même, et ne pas se mêler de la cure, *se immiscere curationi* ? »[82]. Bordeu reprend en fait les doctrines qui le précèdent et qui, pour une partie significative d'entre elles, s'inscrivent dans l'héritage d'Hippocrate, dont on trouve l'aphorisme suivant concernant les crises : « Il faut, lorsqu'une maladie se termine, ou vient de se terminer, par une crise parfaite, rester absolument dans l'inaction, s'abstenir de donner aucun remède nouveau, soit purgatif ou autre remède actif [...] abandonner enfin la nature à elle-même »[83]. Revient ce même leitmotiv qui imprègne la pensée médicale ancienne : *primum non nocere*.

Cette notion de crise n'est donc pas un simple point de doctrine dogmatique, mais bien plutôt un point d'interrogation, car aucune théorie ne peut à elle seule dire exactement au médecin, à ce stade de la maladie, ce qu'il doit faire. Si la maladie « se juge », le médecin doit aussi faire preuve de jugement, être en mesure de saisir le moment où il va intervenir ou non dans la cure. Il existe une ambivalence de ce rapport au temps que la crise institue ou plutôt exprime avec le médecin. Ce dernier est comme un enquêteur, il est aussi historien de la maladie qu'il traite, et philosophe puisqu'il s'agit « de faire du sens avec de la durée : de saisir le sens dans la durée temporelle conçue comme suite d'événements signifiants »[84], pour reprendre les termes de Jackie Pigeaud. La médecine d'Hippocrate, médecine connue pour être moderne au sens où elle se détache du recours aux causes divines pour expliquer l'origine des maladies et les moyens de les guérir, pense le médecin comme un devin, à l'exemple du livre des *Pronostics*, décrivant le médecin comme à même d'indiquer « les accidents présents, passés à venir »[85]. Si le médecin paraît prédire ici au sens scientifique du pronostic, l'image du devin n'est jamais très loin. On a vu dans quelle mesure cette notion de crise en médecine exprime un conflit entre maladie et santé, entre nature et médecine. Un autre conflit reste à prendre en compte : entre histoire et modernité.

Fin XVIIIe siècle et, plus encore, début XIXe, se trouve de plus en plus remisées dans les albums photo jaunis de la médecine les conceptions humorales de la maladie, de plus en plus relativisée la suprématie de la nature comme premier médecin, de plus en plus mis au premier plan le rôle

---

[82] Critiquant Boerhaave dans ce qu'il juge être une trop grande indétermination quant à la marge, au degré d'intervention du médecin pour anticiper ou précipiter les jours critiques de la maladie, dans l'article CRISE de l'*Encyclopédie*, vol. IV, p.479.

[83] Hippocrate, *Aphorismes et Prognostics d'Hippocrate*, trad. M. Bosquillon, Paris, Crochard, 1814, sect. 1, 20, p. 22.

[84] J. Pigeaud, op. cité, p. 33.

[85] Hippocrate, *Aphorismes et Prognostics d'Hippocrate*, trad. M. Bosquillon, Paris, Crochard, 1814, *Des prognostics*, sect. 1, p. 213.

interventionniste d'une médecine instruite, fondée sur la science, l'expérience et l'expérimental. Également, l'idée que la maladie observe un déroulement naturel en quatre périodes distinctes, dont celle de la crise, perd sensiblement de sa pertinence. Sans disparaître, la notion de crise change de registre. De conception de la maladie, d'un équilibre entre la nature et le corps, entre humeurs, entre liquides et solides au sein de l'organisme, la crise prend un sens épistémologique plus général, destiné à évaluer la nature et la portée des révolutions scientifiques, en l'occurrence, au sein de la médecine. Plutôt que de penser la nature de la maladie, il s'agit de penser une histoire ainsi qu'une épistémologie de la médecine. C'est donc en se référant aux grilles de lecture et d'analyse de la crise dans les sciences, à partir, disons, de l'âge classique, que l'on peut comprendre en quoi les découvertes, les expériences, les avancées des sciences médicales sont porteuses de remises en cause parfois virulentes, en quoi sont-elles facteurs de crise. L'article de Bordeu dans l'*Encyclopédie* de Diderot et d'Alembert (dont la parution se situe dans le milieu des années 1750) marque un tournant dans l'histoire d'une appréhension naturaliste des crises, en s'interrogeant sur la pertinence des critères d'évaluation de ce type d'évènement, en critiquant la doctrine des jours. Cette évolution ne manque pas d'imprégner la littérature médicale, en particulier dictionnaires et encyclopédies comme l'*Encyclopédie méthodique* sous la direction de Jacques-Louis Moreau et Félix Vicq d'Azyr (1787-1830), le *Dictionnaire des sciences médicales* par une société de médecins et de chirurgiens (1812-1822), le *Dictionnaire encyclopédique des sciences médicales* sous la direction d'Amédée Dechambre (1864-1889). Tous vont appréhender ce phénomène essentiellement d'un point de vue historique, comme si, *in fine*, la crise devenait un objet d'histoire et non un enjeu de la médecine moderne. Le *Littré* de 1873 ne lui consacre plus que dix lignes.

ε. *Certitude et incertitude dans l'affirmation d'une médecine scientifique*

En quoi la médecine s'appuie-t-elle sur la certitude ? En quoi l'incertitude désignerait un échec de la médecine et du médecin ? Ces questions font état d'une série de contradictions qui méritent d'être soulevées, qui concernent les sciences et leurs applications autant que leurs implications et, dans ce cadre, la médecine en particulier. Le médecin qui affiche la posture de l'incertitude, loin de rassurer ses patients, suscite un redoublement d'anxiété : insupportable est la réponse « Je ne sais pas ». La médecine s'inscrit dans l'histoire des sciences, des découvertes et des inventions, lesquelles sont bien souvent marquées du sceau de l'aléatoire, et le devenir de chaque science fait voir à quel point, plus s'accumulent de connaissances sur un objet, plus s'accroît le degré d'incertitude. L'histoire de la médecine est, en partie, une histoire marquée par le « combat » de la médecine pour accéder au statut de science certaine, mais la multiplication des expériences affirme une forme persistante et renouvelée d'empirisme. Quel degré d'incertitude est acceptable en médecine, et sur quels critères ? La question de la certitude est explicitement posée à la fin du XVIIIe siècle par l'un des représentants d'une médecine résolument tournée vers le progrès avec le médecin idéologue Pierre Jean Georges Cabanis, auteur d'un livre intitulé *Du degré de certitude de la médecine* paru en 1798, période où certitudes et incertitudes se croisent et s'entremêlent dans une société qui connaît révolution, crise, transformation et conflit.

Il est très instructif – pour reprendre un terme qui appartient pleinement au lexique des idéologues – de jeter un œil sur le tableau synthétique que Cabanis propose dans son livre : à quoi serait due, aux yeux des détracteurs de la médecine, l'incertitude comprise ici comme le refus que la médecine soit une connaissance certaine (possiblement entendu ici au sens cartésien de certitude) ? La cause en reviendrait, en bonne part, à la multiplication des sectes de médecins dans l'histoire (méthodistes, solidistes, empiriques, dogmatiques, mécanistes, chimistes, animistes, etc), faisant de la médecine un univers imprégné par l'éparpillement et l'éclectisme. Cabanis situe ce conflit récurrent dans une opposition entre théorie et pratique :

> Ce tableau des révolutions qu'ont subi les théories générales de médecine, quoique très incomplet sans doute, suffit pour faire voir combien les livres qui établissent ou combattent ces théories, sont peu propres à lever les doutes sur la certitude de l'art lui-même, auquel elles servent de base ; et ce qu'il y a de bien frappant dans leur lecture, c'est le ton également tranchant que prennent tant d'écrivains sans cesse opposés les uns aux autres. Mais, ne peut-on en dire autant des auteurs de pratique ? Ce que l'un conseille, l'autre le condamne ; ce que l'un prétend avoir observé, l'autre le nie. Les faits les plus simples, les axiomes dont il paraît le plus aisé de constater la justesse ou l'erreur, restent incertains pour tout lecteur judicieux. Que si, maintenant, quittant les livres, vous suivez le praticien au lit des malades, vous retrouverez les mêmes débats, les mêmes contradictions : par conséquent votre incertitude ne fera que redoubler ; de sorte que, pour savoir à quoi s'en tenir, chacun se trouve réduit à sa propre expérience ; et, hors les médecins, tout le monde paraît devoir, pour le moins, se retrancher dans un scepticisme absolu relativement à l'action de la médecine.[86]

Les constats établis par Cabanis suscitent, en première lecture, deux autres évocations dans le champ de la philosophie : Condorcet et Descartes. L'ombre de ce dernier emplit la bonne deuxième moitié de l'extrait. On a là, en un écho déjà lointain et en une résonance jamais oubliée, le constat érigé par celui qui a fait de la médecine l'une des branches de l'arbre de la

[86] *Du degré de certitude de la médecine*, Didot, 1798, §. Objections contre la certitude de la médecine, p. 26.

philosophie : « Les plus grandes âmes sont capables des plus grands vices aussi bien que des plus grandes vertus ; et ceux qui ne marchent que fort lentement peuvent avancer beaucoup davantage, s'ils suivent toujours le droit chemin, que ne font ceux qui courent et qui s'en éloignent »[87]. Cabanis fait montre d'une résolution qui le rapproche sur ce point de Descartes ; à partir d'une forme de scepticisme engendré par les oppositions, les antinomies générées par les différentes thèses et hypothèses, loin de s'en tenir à cette situation de la pensée, il est toujours possible et absolument nécessaire de viser un point de certitude susceptible de générer de grandes espérances. Dans les deux configurations – crise des sciences et des lettres au XVIIe siècle et crise de la médecine au siècle suivant – l'éclatement ne dirait pas l'échec, l'impossibilité, mais une défaillance du raisonnement, de l'analyse et une inadéquation des méthodes. La figure de Cabanis « tableau des révolutions » rappelle un autre tableau, *L'esquisse d'un tableau historique des progrès de l'esprit humain*, dont la parution date de l'année qui a vu la mort de son auteur, 1794. La proximité avec Condorcet et son ascendant sur les idéologues ont été étudiés à maintes reprises[88]. De Descartes à Condorcet, des années 1640 aux années 1790-1800, la nature des rapports entre certitude et incertitude a sensiblement évolué. De l'un à l'autre, de l'une à l'autre période, se confirment le désir et le projet d'une maîtrise sur les événements, de la nécessité de faire de l'homme le sujet de sa destinée mais, en faisant de l'aléatoire une incertitude positive, Condorcet s'imposera comme le promoteur d'une raison probabiliste : rien n'interdit de prédire le cours des événements, dans les limites assignées par le calcul et le raisonnement.

Au-delà de ces deux évocations, Cabanis écrit cet opuscule dans le contexte d'une médecine cherchant à s'imposer comme une science à part entière, requérant une forme et une place institutionnelle à la hauteur de sa nature ; le même auteur contribue activement à la même époque au débat sur la réforme des hôpitaux. Et l'une des questions qui accompagnent ce tableau est la suivante : que peut la médecine ? Que peut-elle changer ? Jusqu'où la médecine peut-elle bousculer le cours naturel des choses, réactualisant le « *se immiscere curationni* » de Bordeu ?

Cette question est à considérer sous plusieurs angles : l'angle moral renvoyant au droit – droit naturel et droit moral – dont dispose l'homme de transformer ce que lui a légué la nature, l'angle théologique mettant l'homme face à la puissance de Dieu et à ses lois, l'angle scientifique

---

[87] *Discours de la méthode, pour bien conduire sa raison et techercher la vérité dans les sciences*, 1637, 1ère partie.

[88] Cf. François Picavet, *Les idéologues : essai sur l'histoire des idées et des théories scientifiques, philosophiques, religieuses, etc., en France depuis 1789*, Paris, F. Alcan, 1891 ; bien plus récemment, Marie Gaille, *Cabanis, anthropologie médicale et pensée politique*, CNRS Philosophie, 2014.

orientant la réflexion sur les possibilités effectives de la médecine du point de vue des pratiques et des connaissances accumulées, et l'angle rationnel et mathématique, déclinant l'idée de possibilité sous la forme d'une comparaison des événements et les conclusions qui s'en dégagent. C'est sous ce dernier angle qu'il est loisible de considérer comment une appréhension probabiliste d'un problème de médecine traite de la question des possibilités de mettre en œuvre une logique thérapeutique qui n'apparaît pas immédiatement naturelle et même, aux yeux de beaucoup, contre-nature : il s'agit de la célèbre querelle de la variolisation qui anime les cercles de savants dans toute l'Europe au XVIIIe siècle. La première forme de variolisation a consisté, jusqu'à la toute fin du siècle, en un processus d'inoculation de la petite vérole d'un individu malade vers un individu sain, afin que ce dernier, en contractant une variante très modérée de la maladie, s'en trouve par la suite prémuni.

Ce qui confère un statut particulier à la question de l'inoculation dans le contexte du XVIIIe siècle, c'est qu'elle est, sinon la première, du moins une assez remarquable tentative avérée de modifier le cours de la nature, dans le cadre d'une politique de prévention à grande échelle. On passe, avec cet exemple, de l'expérimentation individuelle à un processus qui se situe à une échelle de masse :

> L'inoculation de masse commence avec les travaux de la famille Sutton : Robert et son fils Daniel, pharmaciens et chirurgiens des comtés de l'est de l'Angleterre. Les Sutton utilisaient une méthode simple, sûre et économique, inoculant des villages entiers pour minimiser le risque de propager la maladie dans des groupes non inoculés. Daniel Sutton se targuait d'avoir inoculé quarante mille personnes et de n'avoir provoqué que cinq décès.[89]

Le débat sur cette pratique va se dérouler à une échelle qu'on peut qualifier d'européenne durant au moins une cinquantaine d'années. Les Français prendront en exemple leurs voisins anglais, ces derniers prendront en exemple, loin de la seule Europe, l'Orient avec la Chine et, plus proche, la Turquie.

Plusieurs observations méritent d'être retenus de cet épisode. (1) Les observations tirées de la sagesse populaire amènent à ériger une pratique en activité médicalement déterminée, ce qui exprime le passage d'un agir implicite en démonstration explicite ; (2) un conflit en découle, entre une forme d'évidence pratique « ça marche la plupart du temps » et une problématique théorique : peut-on traiter le mal par le mal ? (3) En lien avec les idées précédentes, il apparaît nécessaire d'avoir en tête les enjeux politiques et philosophiques d'un tel débat : pourquoi médecins,

---

[89] Mirko D. Grmek, *Histoire de la médecine médicale en Occident*,, Paris, Seuil, 1997, vol. 2, Les stratégies thérapeutiques, Inoculation et vaccination, p. 221.

philosophes, écrivains de renommée, y ont-ils pris part souvent d'une manière passionnelle ?[90] (4) Il convient d'interroger le passage d'une pratique expérimentale et encore empirique à une technique rationnelle : la vaccination lorsque Jenner mettra au point le vaccin anti-variolique. Or, l'inoculation, que l'on peut donc appeler également « variolisation », continuera à constituer une pratique courante, élargie à d'autres germes morbifiques au siècle suivant, la plupart du temps pour le plus grand mal des malades. Pendant que le vaccin anti-variolique deviendra une évidence médicale pratique, des médecins s'exerceront à inoculer quantité de maux (fièvre jaune, scorbut, etc.) pour « voir » ce que cela donne et, la plupart du temps, à l'insu des patients[91].

Un texte majeur renseigne sur les enjeux des débats autour du problème de l'inoculation de la variole : le *Mémoire sur l'inoculation de la petite vérole*, lu à l'assemblée publique de l'Académie royale des Sciences, le mercredi 24 avril 1754 de Charles Marie de La Condamine. L'article INOCULATION de l'*Encyclopédie* de Diderot et d'Alembert, écrit par le médecin suisse Théodore Tronchin, reprend les arguments principaux du texte de La Condamine et, comme c'est assez coutumier au sein du Dictionnaire raisonné, propose une sorte de précipité d'un texte de référence. Les deux textes reprennent les principales objections à la variolisation et s'attachent à les réfuter. Nous reviendrons par la suite sur les objections de nature métaphysique et morale pour examiner les arguments convoquant la statistique.

Le véritable argument d'autorité utilisé par l'ensemble des médecins qui préconisent le recours à l'inoculation est d'ordre statistique. La vérité, au sens de point d'irréfutabilité des faits et des conclusions qui en doivent être tirées, c'est la probabilité, fondée sur l'accumulation des expériences et qui indique une tendance générale. L'inoculation ne garantit pas de la mort, des accidents, de toutes les maladies mortelles qui peuvent survenir, mais elle écarte le danger de la petite vérole naturelle. La raison se fait donc ici véritablement, comme le *logos* grec, « calcul ». Celui-ci semble indiquer par sa seule vertu l'unique conduite raisonnable à tenir. Tronchin résume parfaitement ce que nous pouvons lire chez les Anglais comme Jurin,

---

[90] Exemple le plus connu sans doute : la Onzième lettre des *Lettres philosophiques* de Voltaire, 1734, où l'on constate notamment que parler politique médicale c'est toujours parler en même temps politique et philosophie en un sens plus général.

[91] Ainsi Anne Fagot-Largeault rapporte-t-elle les évocations dressées par Bongrand, un médecin bordelais, d'une centaine de cas d'inoculations de maladies infectieuses, cela en toute impunité : inoculation de la peste, de la rougeole, de la syphilis, du paludisme, de la fièvre jaune, tout cela la plupart du temps sur des prostituées ou encore des femmes enceintes – propos rapportés par Anne Fagot-Largeault lors d'une conférence sur *l'Éthique de l'investigation scientifique de l'être humain* – Nanterre, le 8 juin 2001.

chez les Français comme Bordeu, La Condamine, ou encore les Italiens comme Gatti… :

> Tel est le sort de l'humanité : plus d'un tiers de ceux qui naissent sont destinés à périr la première année de leur vie par des maux incurables ou du moins inconnus : échappés à ce premier danger, le risque de mourir de la petite vérole devient pour eux inévitable ; il se répand sur tout le cours de la vie, et croit à chaque instant. C'est une loterie forcée, où nous nous trouvons intéressés malgré nous : chacun de nous y a son billet : plus il tarde à sortir de la roue, plus le danger augmente. Il sort à Paris, année commune, quatorze cent billets noirs, dont le lot est la mort. Que fait-on en pratiquant l'inoculation ? On change les conditions de cette loterie ; on diminue le nombre des billets funestes : un de sept, et dans les climats les plus heureux, un sur dix était fatal ; il n'en reste plus qu'un sur trois cents, un sur cinq cent ; bientôt il n'en restera pas un sur mille ; nous en avons déjà des exemples. Tous les siècles à venir envieront au nôtre cette découverte [reprise mot pour mot de la formule de La Condamine] : la nature nous décimait, l'art nous millésime.[92]

Seul celui qui manque de raison, au sens où il ne sait pas calculer, s'expose à rater l'enjeu posé par l'alternative qui lui est proposée, entre intervention médicale et strict recours à la nature: « Lequel des deux court un plus grand risque de la vie, ou celui qui attend en pleine santé que la petite vérole le saisisse, ou celui qui la prévient en se faisant inoculer ? »[93]. Enfin s'affirme la force de l'argument statistique qui tranche finalement le débat: « Sur tous ces points, et sur le traitement de la maladie on doit consulter un médecin qui joigne l'expérience à l'habileté. Le théologien et le médecin auront donc ici chacun leurs fonctions ; mais dans le cas présent, je le répète, c'est au calcul à leur préparer les voies en fixant le véritable état de la question »[94].

S'il n'existe pas au Siècle des lumières de science de la statistique, l'entrée du calcul des probabilités et de leur application à divers domaines d'activité doit son origine à des mathématiciens et des philosophes qui ont marqué le siècle précédent, tels que Leibniz, Bernoulli, etc.[95] Un

[92] INOCULATION, vol. VIII, p. 766.

[93] *Ibid*, p. 767.

[94] *Ibid.*

[95] Grmek expose le caractère historique de ce lien entre médecine et mathématiques, à plusieurs reprises depuis le XVIIe siècle. Les mathématiques oscillent entre instrument et modèle dans l'activité et la recherche thérapeutique. Ainsi note-t-il que « L'analyse statistique réussit à discréditer plusieurs méthodes thérapeutiques, comme la saignée, mais elle n'a été reconnue en médecine qu'après 1835, c'est à dire plus de vingt ans après la *Théorie analytique des probabilités* (1812) formulée par Laplace [de même] Les machines à calculer sont très importantes pour

déplacement philosophique du vrai comme certitude au vrai comme probable traverse ainsi le champ de la médecine. Ce déplacement ouvre la voie à une ouverture par-delà les frontières, trop rigides, des vérités métaphysiques et dogmatiques. Ce déplacement, nous le devons à des philosophes tels que Locke ou Hume. « La philosophie dominante, écrit De Raymond – celle de Locke – renvoyait davantage à la probabilité qu'à la certitude d'un savoir, pourvu qu'il permît l'efficacité. Cette probabilité, conférée par le plus grand nombre de témoignages[96], devient une quasi-certitude lorsque ceux-ci convergent et coïncident, tandis que la raison cherche le plus probable entre les cas divergents. L'expérience témoigne de la vérité, valorisant la sensorialité comme plus sûre que le raisonnement »[97]. La référence à Locke s'impose d'autant plus qu'il s'agit là d'un philosophe médecin[98], qui a intégré pratiquement et philosophiquement le nécessaire caractère expérimental de toute recherche de la vérité. Nous pensons, plus précisément, sur ce point, à ce que Locke écrit concernant la fiabilité du lien entre probabilité et certitude, dans son *Essai concernant l'entendement humain* :

> le premier et le plus haut degré de probabilité, c'est lorsque le consentement général de tous les hommes dans tous les siècles, autant qu'il peut être connu, concourt avec l'expérience constante et continuelle qu'un homme fait en pareil cas, à confirmer la vérité d'un fait particulier attesté par des témoins sincères : telles sont toutes les constitutions et toutes les propriétés communes des corps, et la liaison régulière des causes et des effets qui paraît dans le cours ordinaire de la Nature. C'est ce que nous appelons un argument pris de la nature des choses mêmes (…) Ces sortes de probabilités approchent si près de la certitude, qu'elles règlent nos pensées aussi absolument, et ont une influence aussi entière sur nos actions, que la Démonstration la plus évidente ; et en ce qui nous concerne, nous ne faisons que peu ou point de différences entre de telles probabilités, et une connaissance certaine. Notre croyance se change en assurance, lorsqu'elle est appuyée sur de tels fondements.[99]

Cette position philosophique trouve un sérieux point de convergence avec les encyclopédistes et les médecins qui luttent pour s'arracher aux

l'élaboration des données (références ici à Pascal et Leibniz)… », *Histoire de la médecine* de Grmek, vol. 2, p. 75.

96 Note de l'auteur : cf. Locke, *Essai concernant l'entendement humain*, L. IV, chap. XV, pt.5 et le *De Arte Medica* (1669), demeuré inachevé.

97 Jean-François de Raymond, *Querelle de l'inoculation ou Préhistoire de la vaccination*, Paris, Vrin, 1982 , p. 57.

98 Sur cette figure de Locke, cf. l'ouvrage récemment paru de Claire Crigon, *Locke médecin, Manuscrits sur l'art médical*, Classiques Garnier, Paris, 2016.

99 *Essai philosophique concernant l'entendement humain*, Livre IV, chap. XVI, Des degrés d'assentiment, trad. de Coste, 1729, p. 543-544.

« ornières » de l'ancienne métaphysique, laquelle cherche désespérément le point d'Archimède à partir duquel devraient se dérouler les grands principes de la connaissance. Après avoir établi que les probabilités, dans un usage qui se veut raisonné, ne sauraient remplacer les évidences quand celles-ci s'imposent par elles-mêmes, et qu'elles ne s'apparentent pas à une série d'opinions ou d'impressions plus ou moins vagues, l'article PROBABILITE de l'*Encyclopédie* énonce comme deuxième règle des probabilités la suivante :

> Il ne suffit pas d'examiner une ou deux des preuves qu'on peut mettre en avant, il faut peser à la balance de l'examen toutes celles qui peuvent venir à notre connaissance, et servir à découvrir la vérité. Si l'on demande quelle probabilité il y a qu'un homme âgé de 50 ans meure dans l'année, il ne suffit pas de considérer qu'en général de cent personnes de 50 ans, il en meurt environ 3 ou 4 dans l'année, et conclure qu'il y a 96 à parier contre 4, ou 24 contre un ; il faut encore faire attention au tempérament de cet homme-là, à l'état actuel de sa santé, à son genre de vie, à sa profession, au pays qu'il habite ; tout autant de circonstances qui influent sur la durée de sa vie.[100]

L'énoncé de cette deuxième règle énonce suffisamment clairement qu'il n'y a de probabilité intéressante et efficiente qu'inscrite dans un contexte, avec ses paramètres, paramètres sociaux en l'occurrence. Dans le débat sur l'inoculation, quel est le paramètre le plus susceptible d'étoffer sérieusement l'argumentation en faveur de ce procédé ? Celui de la durée de vie. Un texte s'empare de cette notion au XVIIIe siècle, *l'Essai de probabilités de la durée de la vie humaine d'où l'on déduit la manière de déterminer les rentes viagères, tant simples qu'en tontines...* d'Antoine Deparcieux[101]. L'auteur de cet essai prend comme référence les travaux de Guillaume Pety qui avait enquêté sur les registres mortuaires de Londres et de Dublin. Deparcieux s'inquiète de l'insuffisance des registres mortuaires à son époque, concernant la mortalité des très jeunes mais aussi concernant les étrangers qui viennent mourir dans les villes, faussant alors les données propres à la population originaire. Il propose un commentaire d'une série de tableaux organisés par tontines, par classes d'âge de rentiers des années 1689 et 1696. Si Deparcieux constate qu'en moyenne les habitants des villes vivent plus vieux que ceux des campagnes, il faut intégrer les différences sociales ; les enfants pauvres sont immédiatement plus sujets aux infections et aux maladies que ceux de milieux plus aisés. Or l'infection variolique,

---

[100] *Enc.*, vol. XIII, p. 394.

[101] Antoine, Deparcieux, *Essai sur les probabilités de la durée de la vie humaine... par M. Deparcieux,... Objections faites à M. Deparcieux,... sur son livre des « Probabilités de la durée de la vie humaine », avec les réponses à ces objections »*, Paris, Guérin frères, 1746.

tout comme la vérole, s'attaque plus immédiatement aux pauvres[102]. Ces données statistiques intéressent tout autant les médecins qui préconisent l'inoculation que ceux qui s'y opposent. Cette question de l'inoculation se trouve en résonance avec une politique de prévention qui se systématisera de manière réelle avec le vaccin antivariolique au début du siècle suivant.

Tronchin, La Condamine et l'ensemble des protagonistes de cette méthode, s'accordent à mettre en évidence l'idée d'une optimisation des chances pour vivre mieux et plus longtemps : il est possible, désormais, de changer « les conditions de cette loterie ». L'inoculation se veut une médecine de l'intervention, de la prise de risque, et non une médecine de l'accompagnement, qui tend à se fondre dans le cours de la nature. Les écrits convoquant un usage conséquent des probabilités, inscrivant le débat sur la variolisation sur le terrain de la statistique viennent de toute l'Europe[103]. Mais probabilité et statistique ne peuvent pas, à elles seules, solder tous les

---

[102] Nous retrouvons bien cette dimension sociale, même exprimée de manière implicite, dans la justification du fait que l'on meure en moyenne plus vieux dans les villes que dans les campagnes : « deux raisons pour lesquelles on mourrait en moyenne moins dans les grandes villes qu'ailleurs : qu'il meurt en moyenne moins de monde dans les grandes villes que dans les plus petites, car plus de gens de passage, et les voyageurs voyagent à un âge et dans une période générale de leur santé propice aux déplacements […] que les enfants y meurent moins (dans les grandes villes) car ils sont envoyés en nourrice à quelques lieues de la ville et y reviennent à un âge où la probabilité de mortalité est nettement moindre ; or, les enfants des milieux les plus modestes ne bénéficient pas de nourrices et ne sont pas envoyés dans des milieux plus « protégés », Essai sur les probabilités de la durée de la vie humaine…, p. 94-95.

[103] Parmi ces ouvrages, retenons les suivants par ordre chronologique de parution : James Jurin, *Relation du succès de l'inoculation de la petite vérole dans la Grande Bretagne*, par M. Jurin,… traduit de l'anglais… augmenté d'un *discours... sur la petite vérole et d'une dissertation sur la transpiration*, trad. de M. Noguez, Paris, éd. N. Pissot, 1725 ; Louis-Charles-Henry Macquart, Extrait d'une question sur l'inoculation de la petite vérole, insérée dans le *"Journal de médecine"* du mois de février 1755 ; Pierre-Joseph Morisot-Deslandes, Jean-Étienne Montucla, *Recueil de pièces concernant l'inoculation de la petite vérole propres à en prouver la sécurité et l'utilité*, Paris, Desaint et Saillant, 1756 ; Théophile de Bordeu, *Recherches sur quelques points d'histoire de la médecine qui peuvent avoir rapport à l'arrêt de la Grand Chambre du Parlement de Paris concernant l'inoculation et qui paraissent favorables à la tolérance de cette opération*, Paris, Cailleau, 1764 ; Angelo Gatti, *Réflexions sur les préjugés qui s'opposent aux progrès et à la perfection de l'inoculation*, par M. Gatti,... (rédigé en français, sur les notes de l'auteur, par l'abbé Morellet.), Paris, Musier fils, 1764 ; Jean-Jacques Ménuret de Chambaud, *Avis aux mères sur la petite vérole et la rougeole ; ou lettre à Mme de *** sur la manière de traiter et de gouverner les enfants dans ces maladies ; suivies d'une question proposée à MM. De la Société Royale des sciences de Montpellier, relativement à l'inoculation*, par J.J. Ménuret, Lyon, les Frères Périsse, 1770.

comptes d'un débat qui, ressurgissant à l'occasion de l'inoculation de la petite vérole, lui est bien antérieur : le droit de modifier le cours naturel des choses. C'est ici que se trouve déclinée l'incertitude, non plus des points de vue du possible et du probable, mais de ceux du devoir et du droit.

Ce qui va tendre à modifier les conceptions de la position du médecin homme de science et d'expérience, est en partie dû à la transformation remarquable du concept d'*expérience* tout au long, particulièrement, du XVIIIe siècle. L'expérience ne se contente plus de se cantonner à la patiente accumulation d'une pratique confirmée au fil d'un temps plutôt répétitif, mais elle devient mise en jeu de facteurs inconnus, combinaison entre ce qui est connu et ce qui ne l'est pas encore, posant la question des limites. Cette évolution rend compte mais ne satisfait à aucune histoire réellement fiable de l'expérience. De plus, nous connaissons la distinction entre expérience et expérimentation, la première inscrivant l'action humaine dans un cycle naturel qui se trouve toujours reconduit, la seconde défiant et troublant en partie ce cycle naturel. Mais, là encore, cette distinction reste réductrice. Et à quand remontent les premières formes d'expérimentation ? Quel discours et quelle histoire peuvent légitimement prétendre faire de l'expérience une notion antérieure à celle d'expérimentation ? Dans l'histoire humaine, l'expérimentation précède de loin la théorie de l'expérimentation. « Mais de quand date en fait l'approche expérimentale ? Est-ce des hommes qui, au Néolithique, ont commencé à labourer les champs et à domestiquer les animaux ? Est-ce des *physiologoi* ioniens, ou d'Hippocrate et d'Aristote, ou des empiristes alexandrins ? Ou est-ce plutôt de Bacon et de Galilée, ou, pour rester dans le domaine biomédical, de Harvey ? Ou faut-il attendre un Lavoisier ou un Claude Bernard ? »[104]. Retenons à ce stade que l'inscription de la médecine dans une appréhension scientifique, laquelle se trouve singulièrement renouvelée avec les théoriciens d'une science nouvelle, à l'instar de Francis Bacon, contribue à déplacer, peu à peu, les acceptions et les usages de l'expérience. En sorte qu'un optimisme croissant concernant les possibilités d'ouvrir les horizons de l'investigation scientifique, de mettre en évidence toutes les lois de la nature et de l'univers, tend à désinhiber le rapport à l'expérimentation. La montée en puissance de discours préconisant l'expérimentation trouve une sorte d'apothéose, depuis le contexte d'une médecine imprégnée, au XVIIe siècle, par le souhait d'un Descartes de voir se réaliser l'homme comme « maître et possesseur de la nature »[105] jusqu'à Claude Bernard qui, deux siècles plus tard, fait de la médecine « une science conquérante à l'aide de laquelle l'homme devient un inventeur de phénomènes, un véritable contremaître de la création, et l'on ne saurait sous ce rapport assigner des limites à la puissance qu'il peut acquérir sur la

---

[104] Mirko D. Grmek, *Le chaudron de Médée. L'expérimentation sur le vivant dans l'Antiquité*, Les empêcheurs de penser en rond, 1997, p. 19.
[105] *Discours de la méthode*, 1637, sixième partie.

nature »[106]. La question des limites de la puissance médicale, au sens premier d'un ensemble de gestes tendant à modifier l'équilibre dans le corps du malade, si elle concerne l'articulation des pensées et des pratiques, concerne aussi l'éthique, dimension qui ne saurait être sous-estimée.

ϕ. L'incertitude dans les questionnements éthiques : exemple des pratiques expérimentales

Puisque le terme même d'éthique, du fait de la grande diversité de ses usages, a tendance à recouvrir un champ aussi vaste qu'indéterminé de significations et d'applications, il convient de procéder à quelques éléments de précision, surtout quand on veut évoquer un questionnement éthique dans les temps les plus reculés de la médecine. Et l'une des premières choses qui sont enseignées aux élèves et aux étudiants réside dans les différences entre *éthique* et *morale*. Parmi un choix imposant de définitions de "éthique", peuvent être dégagés les éléments de précision suivants : terme qui vient du grec ancien, *éthos* (coutume, caractère) et qui désigne l'« intuition de la manière de bien vivre avec et pour l'autre personne »[107]. Quant à la morale, elle est faite d'un « ensemble de normes s'appliquant dans une situation et un cadre donné, à une action ou une conduite qu'elles blâment ou qu'elles approuvent, par exemple la morale de l'Église avalisant à un certain moment de son histoire, la participation aux guerres saintes, ou blâmant aujourd'hui le divorce, l'avortement, etc. »[108]. L'éthique serait à la morale, en quelque sorte, ce que la prudence serait à la sagesse si l'on considère, comme Pierre Aubenque relisant Aristote, que la prudence serait « le substitut proprement humain d'une Providence défaillante »[109]. Mais, depuis Aristote et peut-être bien avant, il existe une pluralité d'éthiques, dans la mesure où l'éthique ne saurait être l'objet d'une science qui se contenterait de la réduire en principes universels, mais concerne, tout comme la *phronesis* chère au stagirite[110], une manière d'être au sein de la cité et de s'y comporter.

Mais que fonde une éthique ? Autre question : existe-t-il une éthique valable pour toute activité, tout métier, et qui s'appliquerait de même à la médecine ? Ou bien, cette dernière requiert-elle une éthique spécifique ? Et en quoi une telle éthique fonde-t-elle la médecine ?[111]

---

[106] C. Bernard, *Introduction à la médecine expérimentale*, 1865, IV. De l'observateur et de l'expérimentateur ; des sciences d'observation et d'expérimentation.
[107] Peter Kamp, *Ethique et médecine*, Tierce.Médecine, 1985, p. 14.
[108] *Ibid*, p. 13-14.
[109] P. Aubenque, *La prudence chez Aristote*, Paris, PUF, 1993, p. 95.
[110] De Stagire, lieu de naissance de Aristote.
[111] Cf. sur ces questions : Jean Lombard, *Éthique médicale et philosophie. L'apport de l'Antiquité*, L'Harmattan, Hippocrate et Platon, études de philosophie de la médecine, 2009.

L'éthique, originellement, nécessite d'être envisagée comme *pensée pratique* et comme *articulation* au sens où il importe de souligner à quel point dans l'Antiquité, peut-être bien au-delà, elle se comprend comme quelque chose qui est à la jonction du principe et du reel. Elle se conçoit tel un perpétuel mouvement d'articulation entre ce qui est et ce que l'on doit faire par rapport à ce qui est. C'est pourquoi elle ne saurait relever d'une pure spéculation, ce qui permet à Aristote de justifier sa démarche pour envisager les rapports entre théorie et pratique concernant les questions de morale et les rapports entre plaisir et vertu.

> Puisque le présent travail n'a pas pour but la spéculation pure comme nos autres ouvrages (car ce n'est pas pour savoir ce qu'est la vertu en son essence que nous effectuons notre enquête, mais c'est afin de devenir vertueux, puisque autrement cette étude ne servirait à rien), il est nécessaire de porter notre examen sur ce qui a rapport à nos actions, pour savoir de quelle façon nous devons les accomplir, car ce sont elles qui déterminent aussi le caractère de nos dispositions morales, ainsi que nous l'avons dit.[112]

L'éthique est ce domaine où l'occasion est donnée, plutôt provoquée, de réfléchir aux conditions d'une épreuve continuelle de la prudence – vertu s'il en est – au contact de la pratique. Il ne saurait y avoir de prudence sans expérience : il s'agit de devenir avisé (*phronimos*) ; elle a, comme toute vertu « besoin d'expérience et de temps »[113]. Outre le fait que l'éthique contribue à la construction de règles pouvant servir de normes dans une situation particulière, toujours en vue d'un bien (idée grecque de *tèlos* : nul hasard dans cette forme de pensée pratique), elle est, en quelque sorte, une science de la délibération ou elle fait de cette dernière un authentique objet de science, comme le restitue Pierre Aubenque[114]. Lisons Aristote sur ce point, qui présente un enjeu tangible et en lien fort avec la médecine :

> Dans le domaine des sciences, celles qui sont précises et pleinement constituées ne laissent pas place à la délibération : par exemple, en ce qui concerne les lettres de l'alphabet (car nous n'avons aucune incertitude sur la façon de les écrire). Par contre, tout ce qui arrive par nous et dont le résultat n'est pas toujours le même, voilà ce qui fait l'objet de nos délibérations : par exemple, les questions de médecine ou d'affaires d'argent. Et nous délibérons davantage sur la navigation que sur la gymnastique, vu que la navigation a été étudiée d'une façon moins approfondie, et ainsi de suite pour le reste. De même nous délibérons davantage sur les arts que sur les sciences, car nous sommes à leur sujet dans une plus grande incertitude. La délibération a lieu

---

[112] *Éthique à Nicomaque*, trad. J. Tricot, 1959, Livre II, 2 (1103b - 1105a) Théorie et pratique dans la morale. Rapports du plaisir et de la peine avec la vertu, p. 43.
[113] *Ibid.*, p. 42.
[114] Cf. P. Aubenque, *La prudence chez Aristote*, PUF, 1986, notamment « Anthropologie de la prudence ».

> dans les choses qui, tout en se produisant avec fréquence, demeurent incertaines dans leur aboutissement, ainsi que là où l'issue est indéterminée. Et nous nous faisons assister d'autres personnes pour délibérer sur les questions importantes, nous défiant de notre propre insuffisance à discerner ce qu'il faut faire.[115]

Si l'écriture ne fait que reproduire des lois en apparence fixes et immuables, l'écartant de tout empirisme, la médecine, faite par l'homme, connaît une incertitude qui lui est inhérente. C'est pourquoi elle fait partie de ces domaines qui n'échappent pas à la délibération. Le rôle de la vertu – en particulier la prudence – est donc d'autant plus important, et c'est ici que se joue la vie du malade entre le médecin avisé et celui qui est dénué de toute expérience. On doit avoir en tête la dimension historique imprégnant la proximité entre *phronésis* et *tèchnè* ; ici, la médecine s'apparente bien à une forme de savoir recourant à l'*habileté* comme à la *prudence* : le médecin est envisagé autant comme un homme de science, de sagesse que d'art. Mirko Grmek, prenant appui sur le commentaire proposé par Festugière dans son édition du traité de l'*Ancienne Médecine*, datant de 1948, notait que l'« on voit se constituer ainsi, à partir de la seconde moitié du Ve siècle et au début du IVe siècle, toute une série de *technai*, c'est-à-dire d'ouvrages définissant les règles de l'art, et cela dans les domaines les plus divers : art oratoire, médecine, diététique, cuisine, gymnastique, lutte, équitation, architecture, sculpture, peinture et musique »[116].

Le motif de la délibération est loin de s'arrêter avec Aristote, et mérite d'être considéré à l'aune des différentes évolutions caractérisant les pratiques des médecins dès la période hippocratique, soit le Ve siècle avant J.C. La délibération se situe dans le registre du conseil, comme le stipule dans son entrée l'article DELIBERATION de l'*Encyclopédie* de Diderot et d'Alembert, lequel ne s'intéresse à cette notion, par la suite, que dans une acception jurisprudentielle[117]. C'est un terme qui ne fait pas partie du vocabulaire médical ; les différentes encyclopédies et dictionnaires, au moins jusqu'au XIXe siècle, ne le recensent pas. Si le mot ne revêt pas formellement une signification médicale, l'acte de délibérer n'est pas absent des pratiques des médecins, ne serait-ce que sous la forme du conseil d'où doit émerger une résolution. Mais celle-ci doit être différenciée du débat, lequel s'exprime au sein des innombrables traités : le débat ne génère pas

---

[115] Aristote, op. cité, Livre III, 5 (1112a - 1113a) Analyse de la délibération. Son objet, p. 63.

[116] M. Grmek, *Histoire de la pensée médicale en Occident*, tome 1, de l'Antiquité au Moyen Age, Paris, Seuil, 1997, p. 27.

[117] « DÉLIBÉRATION, s. f. (*Jurispr.*) est le conseil que l'on tient sur quelqu'affaire. Les ordonnances, édits et déclarations des princes souverains portent ordinairement qu'ils ont été donnés après avoir eu sur ce grande et mûre *délibération* », vol. 4, p. 782.

nécessairement de conseils, ne précède nulle résolution, mais installe néanmoins une confrontation d'idées autour de telle ou telle pratique. Depuis l'Antiquité, des pratiques qui peuvent être logées sous la dénomination d' « expérimentation », font débat. Dans cette perspective – celle du débat médical – et à la différence de ce qu'on peut attendre d'une délibération, les actes suscitent interrogations, critiques et échanges. C'est dans ce contexte qu'il est loisible d'évoquer un surgissement éthique, au sens d'un ensemble de déclarations posant la question des limites, du "jusqu'où", ou tout simplement du droit à mettre en œuvre une pratique. Un exemple issu de l'Antiquité revient souvent dans la littérature médicale dont Celse s'est notamment emparé : celui d'expérimenter sur des vivants, des condamnés à mort. Dès l'Antiquité s'installe un débat déclinant en des motifs éthiques et philosophiques le droit à utiliser des hommes, fussent-ils des condamnés, aux fins de la médecine et de la physiologie. La voix de Celse et des protagonistes de ce débat sera entendu bien au-delà, sous les plumes de Diderot, de Claude Bernard ou encore de Pasteur… Que dit Celse ?

> C'est une cruauté inouïe de disséquer des hommes tout vivants, et de faire d'un art destiné à la conservation du genre humain, l'instrument de sa destruction, et cela de la façon la plus barbare ; surtout, si par des voies aussi horribles, on ne peut parvenir à découvrir des choses que l'on cherche, et si l'on peut connaître les autres sans exercer une pareille inhumanité. Ni la couleur, ni la mollesse, ni le poli, ni la dureté, ni la plupart des autres qualités, ne sont dans un corps qu'on vient d'ouvrir, telles qu'elles étaient avant qu'on l'eut ouvert : car si la crainte, la douleur, la faim, une indigestion, la lassitude et mille autres légères incommodités sont capables de produire du changement sur les corps, à combien plus forte raison les parties intérieures qui sont beaucoup plus molles, et qui ne sont point faites à l'air, doivent-elles changer sous le couteau et par une mort aussi violente […] Qu'a donc fait le médecin ? Il a égorgé un homme de la manière la plus cruelle, et n'a pu venir à bout de voir les viscères tels qu'ils sont dans l'homme pendant la vie.[118]

Deux sentiments sont conjointement exprimés par l'un des grands noms de l'Antiquité médicale : la cruauté et l'inutilité. La cruauté s'apparente, ici, à ce qu'Aristote désigne par la bestialité, état caractérisé par une violence aussi inouïe qu'incompréhensible, à « l'exemple de la femme qui, dit-on, éventre de haut en bas les femmes enceintes et dévore leur fruit, ou encore ces horreurs où se complaisent, à ce qu'on raconte, certaines tribus sauvages des côtes du Pont, qui mangent des viandes crues ou de la chair

[118] Celse, *Traité de la médecine*, trad. de Henri Ninnin, revue et corrigée par M. L. ***, docteur en médecine, A. Delalain, Paris, 1821, livre I, p. 19-21.

humaine »[119]. Si les médecins dénoncés par Celse ne s'apparentent pas exactement aux barbares recensés par Aristote, leur actes sont cruels et bestiaux par la gratuité de leur finalité. Le rapport cause-fin, pour rester dans un schème aristotélicien, ne fait pas sens, l'expérience montre l'inanité de son résultat. On peut être étonné, songeur, devant la quasi symbiose des arguments de nature éthique et épistémologique utilisés par Celse, à tel point que pourrait s'imposer le raisonnement suivant : la cruauté dérive de l'inutilité de l'expérience. Cette cruauté que dénonce d'entrée de jeu Celse, l'est tout autant envers l'homme qu'envers l'art médical, dans la mesure où elle dénature, corrompt l'essence comme la finalité de la médecine : au lieu de réparer l'homme, elle le détruit, pour un objectif qui, loin d'être satisfait, sera exactement contraire à sa visée initiale. Un médecin se comportant ainsi, ne respecterait ni les lois relatives à l'humanité, ni les règles relatives à l'exercice de l'art médical. Dans une inspiration hippocratique que ne renierait sûrement pas Celse, qui voit dans le médecin de Cos une référence incontournable, le « *primum non nocere* » s'en trouve gravement bafoué. L'agument épistémologique n'est pas à négliger. Pourquoi s'employer à mener des expériences qui n'offrent aucun débouché médical et scientifique, qui n'apportent d'autres connaissances que des informations faussées ? Peut-être aussi influent que l'argument éthique, le discours qui dénie à une telle expérience la moindre pertinence sera repris au-delà de notre médecin et ira jusqu'à remettre en cause l'étude même de l'anatomie. Un corps détruit par la souffrance ne saurait correspondre à un corps en état de santé, et les organes d'un tel corps ne diront rien sur un fonctionnement organique normal. La critique de l'anatomie ira, quant à elle, jusqu'à refuser au mort de dire quelque chose sur le vivant : un cadavre n'a strictement aucune pertinence physiologique.

Corps mort et corps vivant se retrouvent à nouveau au centre d'une confrontation entre enjeux éthique et épistémologique, cette fois-ci, au XVIIIe siècle. L'évocation de Celse réapparaît dans l'article "Anatomie" de plusieurs dictionnaires ; parmi eux, le *Dictionnaire universel de médecine* de Robert James puis l'*Encyclopédie* de Diderot (traducteur du dictionnaire précédent) et d'Alembert. Mais la différence d'approche se fait particulièrement ressentir dans l'article de l'*Encyclopédie* ; c'est Pierre Tarin, anatomiste renommé, qui est l'auteur de l'article ANATOMIE, mais c'est la plume de Diderot qui remplace, à un moment déterminé de l'article, celle de Tarin :

> Celse sentit la force des raisonnements qu'on faisait de part et d'autre, et prit un parti moyen : il permit à l'anatomiste d'ouvrir des cadavres, mais non

---

[119] *Éthique à Nicomaque,* Livre VII, 6 (1147b-1149a), Domaine de l'intempérance, p. 154.

d'égorger des hommes : il voulut qu'on attendit du temps et de la pratique les connaissances anatomiques que l'inspection du cadavre ne pourrait don-ner ; méthode lente, mais plus humaine, dit-on, que celle d'Hérophile et d'Érasistrate. Me serait-il permis d'exposer ce que je pense sur l'emploi qu'on fait ici du terme d'*humanité ?* Qu'est ce que l'humanité ? sinon une disposition habituelle de cœur à employer nos facultés à l'avantage du genre humain. Cela supposé, qu'a d'inhumain la dissection d'un méchant ? Puisque vous donnez le nom d'*inhumain* au méchant qu'on dissèque, parce qu'il a tourné contre ses semblables des facultés qu'il devait employer à leur avantage, comment appellerez-vous l'Érasistrate, qui surmontant sa répugnance en faveur du genre humain, cherche dans les entrailles du criminel des lumières utiles ? Quelle différence mettez-vous entre délivrer de la pierre un honnête homme, et disséquer un méchant ? L'appareil est le même de part et d'autre.[120]

Revient ici avec force la thématique de l'utile, mais à partir d'un autre ensemble de considérations. Diderot n'est pas anatomiste, bien que très au fait des dernières expériences et observations liées aux domaines de la médecine, de la chirurgie et de l'anatomie. Il n'est pas là pour évaluer l'utilité scientifique d'une expérience – dissection, vivisection – mais pour évaluer la pertinence ou non qu'une telle expérience soit produite. La question de l'utile se situe donc tout en amont de l'expérience elle-même, et appréhendée d'un point de vue principiel : est-il acceptable qu'un homme condamné par la société soit livré aux mains d'anatomistes ? Le seul critère à même de répondre ne résiderait pas dans un droit moral ou un droit naturel d'attenter à la vie d'autrui, mais dans la capacité d'une telle expérience à faire avancer l'humanité. Si bien que l'utile s'inscrit pleinement dans une visée qui reste universaliste : parvenir à un progrès dont puisse bénéficier l'humanité, et, en conséquence, dont puisse également profiter le condamné. En effet, si ce dernier en ressort vivant, il a gagné la vie et, par là-même, a échappé à la peine capitale à laquelle il avait été condamné ; par son utilité, il a racheté sa faute. Pour Celse, l'utile et l'inutile étaient inhérents à l'expérience elle-même : égorger un homme vivant pour inspecter ses entrailles est cruel et totalement inutile du point de vue des performances intrinsèques à une telle expérience. Pour Diderot, tenter une expérience qui, certes, ne consiste pas à égorger un homme vivant mais à tenter des opérations éventuellement très risquées à seule fin de faire progresser les sciences médicales et améliorer la santé des hommes : voilà en quoi consiste l'utile. Pour Celse, la référence était celle des médecins Hérophile et Érasistrate, auxquels le tyran leur livraient en pâture des prisonniers ; pour Diderot, la référence est celle du prisonnier Montfaulcon, sur lequel fut tentée une opération de la taille, le soustrayant à la sanction pénale à lquelle il était voué. Ce prisonnier représente un cas qui soulève un problème

---

[120] *Enc.*, Diderot et d'Alembert, vol. I, p. 409-410.

juridique plutôt qu'un problème de nature morale ou encore théologique. Dans un cas, la potence l'attend, la justice suit donc son cours normal ; dans l'autre, devenu objet d'une expérience avec l'opération de la taille, c'est la médecine qui prend le pas sur la justice. Car derrière la gestuelle médicale – faire intrusion dans un corps qui est *a priori* en bonne santé ou qui n'invoque nullement une urgence chirurgicale – se pose le problème de qui prend le pouvoir. Qui exerce sa puissance, entravant ainsi le cours naturel des choses, mais aussi les lignes de partage instituées au sein de la société : Médecine, Faculté, État, Justice, Église ? Se retrouve ainsi posée la question des limites de l'exercice médical dans des contextes différents. De même, la contre-argumentation de Tronchin au sujet de l'inoculation de la petite vérole cherche à mettre en évidence un conflit des facultés : où réside fondamentalement la légimité de l'acte ? Qui peut s'en prévaloir ?

Tronchin s'en prend aux réfutations de nature morale et théologique pour en saper les fondements. Ainsi, donner une maladie (par l'introduction du pus variolique dans un corps sain) reviendrait à usurper les droits de la Divinité ; de même, vouloir soustraire de leur sort ceux qui y sont voués par la providence serait aussi criminel aux yeux de Dieu. Suivant La Condamine dans son argumentation, Tronchin guerroie contre toutes les conceptions empruntes de fatalisme et de prédestination, obstacles majeurs à quelque progrès de la médecine. De même, ne serait-il pas permis de donner une maladie à des personnes qui auraient pu ne jamais la contracter. Cet argument constitue l'une des objections les plus courantes. Tronchin rétorque en insistant sur la légèreté de l'incision (à fleur de peau) et, d'autre part les arguments basés sur des références d'ordre statistique, comme on l'a vu, viennent à la rescousse de la réponse à cette objection : l'expérience, faite du nombre de cas d'inoculations réussies comparé au nombre de ratés, fait droit.

Une troisième période voit rebondir le débat récurrent sur le droit d'expérimenter, avec une figure que l'histoire de la médecine a non seulement rendue incontestable, mais a érigée en héros : Pasteur.

Là encore, l'éthique ne conditionne pas les cas et les problèmes posés, elle en surgit. Les pratiques de vivisection sur des hommes ont été condamnées par Celse parce qu'elles avaient bel et bien lieu, comme en témoignent les évocations des médecins Hérophile et Érasistrate. L'interrogation sur les degrés d'utilité et d'acceptabilité des expériences sur des condamnés – les « méchants » dont parle Diderot – surgit à partir d'exemples plus ou moins anciens (comme le prisonnier Montfaulcon). Pasteur, dans les dernières décennies du siècle suivant, fait part d'une expérience sans nul doute réservée aux pionniers de leurs sciences : le tâtonnement concernant les conditions de validité du passage à l'expérimentation humaine.

Le contexte de l'époque nécessite d'être restitué pour rendre compte de la prégnance des obstacles épistémologiques face auxquels se trouvait le savant : Pasteur avait, en effet, à lutter de toutes ses forces contre les tenants du terrain qui profitaient de toutes les occasions pour nier la théorie microbienne. Or, une partie de la communauté des savants se satisfaisait d'hypothèses du type immunologique aptes, en apparence, à leur fournir de nouveaux arguments. Avant l'avènement du vaccin antirabique, la seule grande expérience de vaccination date de l'époque de Edward Jenner qui offre le dernier acte à l'épisode de l'inoculation de la petite vérole, qui révolutionnera cette pratique et inscrira la variolisation comme la première forme de vaccination moderne. Edward Jenner (1749-1823), médecin-chirurgien, partisan de l'inoculation, observe attentivement les mains des paysans de son village natal, Berkeley, couvertes de pustules semblables à celles qui sont produites par le cow-pox (vaccine) sur le pis des vaches, et il établit un lien amené à devenir fort pertinent avec le fait que ces mêmes paysans ne sont jamais malades lors qu'éclate une épidémie de variole. Vingt ans plus tard, le 14 mai 1796, il vaccine son premier sujet, James Philipps, en lui injectant le pus d'une pustule d'une femme atteinte de cow-pox. Deux ans plus tard, il publie *An Inquiry into the Causes and Effects of the Variole Vaccina*, qui marque le passage à une reconnaissance scientifique du principe de la vaccination. La différence fondamentale entre l'inoculation et le vaccin antivariolique consiste dans le fait que ce vaccin, comme tous ceux qui suivront, immunise vraiment contre le mal. Mais un vaccin ne ressemble pas à un autre vaccin, et si Pasteur a en tête cette histoire, les conditions sont bien loin d'être identiques. Les conditions de validité du passage à l'expérimentation humaine restent floues. Pasteur déduit de bons résultats sur le chien : les vaccins testés sur des animaux semblent donner de bons résultats. Mais face à un homme, au premier d'entre eux, qu'en est-il ? Ce premier est Joseph Meister, un alsacien de 14 ans gravement mordu par un chien enragé, qui arrive au laboratoire de Pasteur le 6 juillet 1885. Lorsque l'adolescent se présente devant lui, avec sa mère, le savant demande conseil à deux amis médecins, les docteurs Vulpian et Grancher ; après une grande hésitation, il est décidé de tenter la vaccination de Joseph. En effet, la rage est une maladie qui met un peu plus d'un mois après la morsure pour se déclarer. L'expérience réussit et Meister ne contracte pas la rage. Mais, à cette date, la déduction, à partir du cas Meister, que tous les résultats sur l'homme seront positifs fait preuve d'un optimisme que l'histoire récusera. En effet, des réactions liées au processus de vaccination auraient pu, si elles s'étaient déclarées, non seulement être fatales au jeune Joseph, mais à la poursuite de l'expérience de manière plus générale ; un syndrome comme celui de Landry[121] aurait pu, en effet, se

---

[121] Inflammation aiguë de la gaine de myéline qui entoure les fibres nerveuses aboutissant à la destruction de cette gaine de myéline entraînant l'apparition de paralysie d'une manière particulièrement rapide ; dans la mesure où le virus rabique atténué inoculé a été mis en culture sur de la moelle épinière de lapin, support jugé

déclarer sur d'autres personnes, même s'il ne s'est pas déclaré chez Meister. Toujours est-il que la médecine a eu, d'une certaine manière, pour reprendre la formule de Daniel Raichvarg, « une pointe de chance »[122]. Revenons au moment de solitude qu'a éprouvé Pasteur, ce dont témoigne les biographies, à l'instar de celle de son petit-fils Joseph Louis Pasteur Vallery-Radot, au moment de prendre la décision de passer du chien à l'homme. C'est dans ce moment, précisément, comme pour les cas précédents (Diderot et les condamnés dans l'article ANATOMIE), que surgit un questionnement éthique, posant la question du droit et des limites. Il faut lire la *Lettre de Pasteur à l'Empereur du Brésil*, 22 septembre 1884 :

> Votre Majesté a la bonté de me parler de mes études sur la rage. Elles sont assez avancées et je les poursuis sans interruption. Cependant j'estime qu'il me faudra encore près de deux années pour les amener à bonne fin, c'est-à-dire pour que je sois en mesure de proposer aux pouvoirs publics l'application pratique de mes résultats… Il faut donc arriver à la prophylaxie de la rage après morsure. Je n'ai rien osé tenter jusqu'ici sur l'homme, malgré ma confiance dans le résultat et malgré les occasions nombreuses qui ont été offertes depuis ma dernière lecture à l'académie des Sciences. Je crains trop qu'un échec ne vienne compromettre l'avenir. Je veux réussir d'abord une foule de succès sur les animaux. À cet égard, les choses marchent bien. J'ai déjà plusieurs exemples de chiens rendus réfractaires après morsures rabiques. Je prends deux chiens, je les fais mordre par un chien enragé. Je vaccine l'un et je laisse l'autre sans traitement. Celui-ci meurt de rage ; le vacciné résiste. Mais alors même que j'aurais multiplié les exemples de prophylaxie de la rage sur les chiens, il me semble que ma main me tremblera quand il faudra passer à l'espèce humaine. C'est ici que pourrait intervenir très utilement une haute et puissante initiative d'un Chef d'État pour le plus grand bien de l'humanité. Si j'étais Roi ou Empereur ou même Président de République, voici comment j'exercerais le droit de grâce sur les condamnés à mort. J'offrirais à l'avocat du condamné, la veille de l'exécution de ce dernier, de choisir entre la mort imminente et une expérience qui consisterait dans des inoculations préventives de la rage pour amener la constitution du sujet à être réfractaire à la rage. Moyennant ces épreuves, la vie du condamné serait sauve. Au cas où elle le serait en effet –, pour garantie vis-à-vis de la société qui a condamné le criminel, on le soumettrait à une surveillance à vie. Tous les condamnés accepteraient. Le condamné à mort n'appréhende que la mort [Pasteur passe à l'évocation du choléra] On devrait pouvoir essayer de communiquer le choléra à des condamnés à mort en leur faisant intégrer des cultures du bacille. Dès que la

le plus favorable par Pasteur, sont en fait inoculés dans un organisme, outre le virus atténué, des protéines étrangères qui peuvent contribuer à déclencher des réactions immunologiques fort complexes, comme des encéphalytes aiguës disséminées, mais comment Pasteur aurait-il pu savoir cela ?

[122] Expérimentation et histoire : Pasteur et la rage, dans *Éthique médicale et droits de l'homme*, La fabrique du corps humain, Actes Sud, 1988, p. 162.

maladie serait déclarée, on éprouverait des remèdes qui sont conseillés comme étant les plus efficaces en apparence.[123]

L'environnement culturel et sociétal contemporain de Pasteur ne fait pas de la peine de mort l'objet d'un questionnement critique focalisant les passions, même si celle-ci connaît déjà nombre de contempteurs, et d'illustres parmi eux (exemple de Victor Hugo) ; le condamné à mort est un fait social. La question n'est pas, ici, de remettre en cause le droit moral de tuer son prochain, fût-il un meurtrier sans âme, mais d'exploiter les configurations juridiques et sociales d'une société de telle manière que la science put en tirer profit, surtout lorsqu'elle rencontre l'urgence, comme pour un cas d'épidémie à invasion violente. Pasteur ne fait, dès lors, que jouer avec une possibilité que la société lui offre, au mieux, comme l'écrit Vallery-Radot : « Le sort d'un criminel utilisé pour la cause de l'humanité, au lieu de la mort sous le couperet de la guillotine devant une foule curieuse et avide de sang... »[124]. Le parallèle avec les assertions de Diderot un siècle auparavant mérite d'être soulevé : dans les deux approches, il est question d'une forme de rédemption sociale du condamné à mort ; probablement criminel, il se rachète de son crime par l'utile : en permettant de trouver des techniques thérapeutiques dont il est lui-même objet d'expérimentation.

Jusque là, l'éthique a été évoquée comme un ensemble de réflexions et de questionnements produits ou favorisés par une situation d'incertitude, à l'exemple des cas d'inoculation de la petite vérole et du premier vaccin anti-rabique. Mais l'éthique n'est-elle pas, en elle-même, une pensée de l'incertitude, non sous la forme d'une déclinaison du scepticisme, mais d'une évaluation essentiellement casuistique ? C'est sur cet aspect que l'éthique rejoint une autre notion, dont nous avons souligné l'acception voulue par Aristote : celle de *délibération*. Dans les deux cas, l'incertitude, à des degrés plus ou moins avérés, reste liée à un choix qu'il s'impose de faire. Derrière les choix que toute délibération implique en médecine, il y a une part de risque : tenter un vaccin, opérer pour la première fois, intervenir sur un organisme sans avoir la connaissance de toutes les conséquences... L'incertitude met en jeu la vie, la santé de personnes. Comment la réflexion, depuis les interrogations et les préconisations d'un Pasteur, a-t-elle évolué depuis ?

Cette évolution est aussi celle de la réflexion éthique, véritablement reconnue et insituée sous diverses formes à partir du XXe siècle : l'éthique n'est plus ce qui surgit à travers des questionnements liés à des pratiques en cours, mais ce qui doit instituer la possibilité d'entreprendre ou non. Une

---

[123] Publiée dans la *correspondance complète*, également dans *La vie de Pasteur* de René Vallery-Radot.

[124] Cité par D. Raichvarg, « Expérimentation et histoire : Pasteur et la rage », dans *Ethique médicale et droits de l'homme*, p. 168.

telle évolution suppose une autre évolution en parallèle : celle de la relation, non pas seulement du médecin au patient, mais de l'expérimentateur à son objet, reconnu alors comme sujet. Expérimenter sur un homme, c'est le faire à partir d'une relation qui se veut équilibrée, et cela est possible à partir de l'émergence d'une autre notion devenue consubstantielle à tout projet éthique : le *consentement*. Cette dernière notion établit, en quelque sorte, les critères à partir desquels un certain degré d'incertitude peut être accepté de part et d'autre.

γ. Face à l'incertitude : une éthique du consentement

Ce qu'apporte cette notion de consentement réside dans une modification qualitative du dispositif relationnel inhérent à l'exercice de la médecine. Le *Code de la santé publique* (2016) stipule que :

> La personne dont la participation est sollicitée ou, le cas échéant, les personnes, organes ou autorités chargés de l'assister, de la représenter ou d'autoriser la recherche sont informés de son droit de refuser de participer à la recherche ou de retirer son consentement ou, le cas échéant, son autorisation à tout moment, sans encourir aucune responsabilité ni aucun préjudice de ce fait » et « Aucune recherche mentionnée au 1er de l'article L. 1121-1 ne peut être pratiquée sur une personne sans son consentement libre et éclairé, recueilli par écrit, après que lui a été délivrée l'information prévue à l'article L. 1122-1. Lorsqu'il est impossible à la personne concernée d'exprimer son consentement par écrit, celui-ci peut être attesté par la personne de confiance prévue à l'article L. 1111-6 par un membre de la famille ou, à défaut, par un des proches de la personne concernée, à condition que cette personne de confiance, ce membre ou ce proche soit indépendant de l'investigateur et du promoteur. Aucune recherche mentionnée au 2ème de l'article L. 1121-1 ne peut être pratiquée sur une personne sans son consentement libre, éclairé et exprès. Aucune recherche mentionnée au 3ème du même article L. 1121-1 ne peut être pratiquée sur une personne lorsqu'elle s'y est opposée.[125]

La nécessité de faire émerger une notion forte pour établir les codes d'une relation entre sujet expérimenateur et sujet subissant l'expérimentation, remonte au *Code de Nuremberg* (1947), lequel énonce notamment que

> Le consentement volontaire du sujet humain est absolument essentiel. Cela veut dire que la personne intéressée doit jouir de capacité légale totale pour consentir : qu'elle doit être laissée libre de décider, sans intervention de quelque élément de force, de fraude, de contrainte, de supercherie, de duperie

[125] *Code de la santé publique*, version en vigueur, octobre 2016, Première partie : Protection générale de la santé, Chap. II. Information de la personne qui se prête à une recherche biomédicale et recueil de son consentement, www.legifrance.gouv.

> ou d'autres formes de contraintes ou de coercition. Il faut aussi qu'elle soit suffisamment renseignée, et connaisse toute la portée de l'expérience pratiquée sur elle, afin d'être capable de mesurer l'effet de sa décision. Avant que le sujet expérimental accepte, il faut donc le renseigner exactement sur la nature, la durée, et le but de l'expérience, ainsi que sur les méthodes et moyens employés, les dangers et les risques encourus ; et les conséquences pour sa santé ou sa personne, qui peuvent résulter de sa participation à cette expérience.[126]

Une approche générale du consentement suggère la mise en relation de deux sujets, qui doivent être en mesure de s'engager mutuellement, chacun à leur place, dans leur situation, en une action consciente, voulue, en tout cas décidée en commun. Il s'agit d'une relation médecin-malade ou médecin-patient adulte, qui exclurait, *a priori*, l'assujettissement de l'un des deux. On est donc loin, ici, des expériences de médecins inoculant n'importe quel germe sur des malades ignorants, pratique encore courante à la fin du XIXe siècle.

La question du degré d'acceptation d'un sujet par rapport aux soins qui lui sont administrés est aussi ancienne que la médecine elle-même. Se trouve ainsi testée la puissance du médecin sur ses patients. Dans le *Gorgias*, Platon compare l'habileté du rhéteur à convaincre un malade de prendre une potion, là où le médecin, compétent dans sa matière, ne sait pas argumenter en conséquence : « Qu'un orateur et un médecin aillent ensemble dans la ville que tu voudras : si une discussion doit s'engager à l'assemblée du peuple ou dans une réunion quelconque pour décider lequel des deux sera élu comme médecin, j'affirme que le médecin n'existera pas et que l'orateur sera préféré si cela lui plaît »[127]. Le terme de consentement est déjà présent, au XVIIe siècle, par exemple dans le *Dictionnaire œconomique contenant divers moyens d'augmenter son bien et de conserver sa santé* de l'abbé Chomel, en 1732 : « concours mutuel de la volonté des parties qui contractent, en approuvant les choses qu'elles font et dont elles ont connaissance; pour être un veritable consentement, il faut qu'il soit exprimé par écrit ou de parole »[128]. Ce terme accuse une pertinence le plus souvent dans un usage juridique, de manière à spécifier la nature d'un contrat. Le consentement exprime, en ce sens, la solidité autant que la légitimité de

---

[126] Extrait du jugement du TMA, Nuremberg,1947 (trad. française in F. Bayle, Croix gammée contre caducée. Les expériences humaines en Allemagne pendant la Deuxième Guerre Mondiale, Neustadt, Commission scientifique des crimes de guerre, 1950.)

[127] *Gorgias*, 456b-c., trad. A. Croiset, Les Belles Lettres, 1ère éd., 1923.

[128] *Dictionnaire œconomique contenant divers moyens d'augmenter son bien et de conserver sa santé par M. Noël Chomel*,... 3ème édition, revue, corrigée et augmentée d'un très grand nombre de nouvelles découvertes et secrets utiles à tout le monde, Paris, E. Ganeau, 1732, p. 126.

l'engagement pris : « Acte de volonté par lequel on décide ou même on déclare expressément qu'on ne s'oppose pas à une action déterminée dont l'initiative est prise par autrui « donner son consentement à un mariage ». Ce dernier terme est le seul qui soit couramment usité dans la langue contemporaine. Consentement est plus faible qu'approbation. *Consentir* marque, dans l'ordre de la pensée comme dans celui de l'action, une nuance de réserve, ou du moins une tendance primitive à refuser »[129]. Il est à noter que la judiciarisation des pratiques médicales anticipe sensiblement l'institution d'une éthique des relations entre protagonistes. Nombreux sont les cas qui peuvent être cités, à l'instar de ceux qui sont recensés par Anne Fagot-Largeault, et parmi eux, le suivant :

> La jurisprudence du tribunal correctionnel de Lyon, en 1859, que Bongrand commente longuement[130], condamne (légèrement) pour coups et blessures volontaires deux médecins lyonnais (un interne et son chef de service) qui avaient inoculé, pour étudier la contagion, du pus syphilitique à un jeune garçon qui consultait pour une teigne faveuse. L'inoculation réussit; l'enfant contracta la maladie et l'interne publia benoîtement son résultat. Cette publication déclencha les poursuites du ministère public. Le jugement souligne que les faits « sont d'autant plus répréhensibles qu'ils se sont accomplis sur un enfant incapable de tout *consentement libre* »[131]. [132]

Peut-on dire que doctrines juridiques et réflexions éthiques les plus récentes aient réussi à sortir cette notion de l'ambivalence qui la détermine originairement, et qui réside dans une certaine indétermination des critères à partir desquels peut être établie une authenticité de la décision prise en totale connaissance de cause ? Ce que montrent de tels exemples, c'est un lien croissant entre encadrement juridique et réflexion éthique. Cette dernière s'impose peu à peu comme un accompagment des pratiques médicales et expérimentales à partir de l'intervention de la loi. Et cette dernière reste nécessaire pour, en partie, réduire le degré d'ambiguïté inhérente au consentement. En effet, ce dernier ne saurait être dérivé d'une relation absolument égalitaire du point de vue de l'exercice de la volonté. Nous ne consentons jamais authentiquement parce que nous ne serions jamais capables de consentir de façon totale ; une telle assertion pose le problème de l'évaluation des degrés du consentement : je subis une contrainte

[129] Art. « Consentement », *Lalande*, p. 177.
[130] Bongrand, p. 80-83.
[131] *Recueil périodique Dalloz* 1859 ; 3 : 87-88 ; *Gazette médicale lyonnaise* 1860 ; 12 : 12- 13 ; texte et commentaire de la décision, p. 445 et s. in Vialla, *Les Grandes Décisions du droit médical*.
[132] Pierre-Charles Bongrand, *L'expérimentation sur l'homme. Sa valeur scientifique et sa légitimité*, présenté par Anne Fagot-Largeault et Philippe Amiel, Presses de l'Institut Gustave Roussy, IgrPress.fr, 2011, p. 14-15.

physique contre mon consentement, mais si je suis sous l'influence, mon consentement s'en trouve-t-il annulé ? La fascination annule-t-elle également le consentement ? Dans le *Gorgias*, le rhéteur se subtitue au médecin pour convaincre un malade de prendre une potion, le rhéteur est plus à même de persuader que le médecin, exerçant alors un degré de fascination supérieur à celui du médecin, et la potion, *pharmakon*[133], pourrait aussi bien être un poison.

À l'issue de ces différents considérants relatifs à la part du consentement dans l'institution d'une éthique susceptible de juguler l'incertitude sans pour autant l'éliminer, peut-être retenue une forme de constance se logeant dans l'essence même de ce qui se donne pour une *éthique*, comme un héritage de l'Antiquité : l'idée d'une certaine prudence, au sens d'une attention portée aux situations individuelles et à la manière de les articuler à une vision universelle. Or, l'éthique se trouve au creuset des conflits que porte en elle la morale. Ainsi, d'un côté, il faut dire la vérité en toute occasion – ce que tout lecteur de la philosophie morale de Kant a pu retenir –, de l'autre, il ne faut jamais décourager autrui, même s'il est face à une situation quasi désespérée ; il n'y a pas de solution simple à ce conflit de principe. Il suffirait peut-être de choisir selon le cas, en fonction des souhaits supposés du malade et d'une éventuelle certitude quant à son véritable état. Cet équilibre ne ressortit pas seulement d'une imposition par la loi, mais d'une appréciation casuistique la plus affinée possible. Or, la casusitique désigne, à l'origine, la partie de la théologie morale qui s'occupe des cas de conscience, comme le définit le *Littré*[134]*,* c'est un terme qui appartient au vocabulaire des Jésuites, mais il trouve des déclinaisons dans toutes les matières qui exigent le contact humain et une prise de décision, parfois dans des circonstances difficiles. Tel est le cas de la médecine et de l'un de ses dilemnes les plus importants : être face à une maladie et être face à un malade, écouter le discours de la science et écouter celui de l'individu. Ce que dit le cas individuel et ce que dit la science médicale d'une maladie ne revient pas toujours au même, et c'est dans la tension entre les deux discours qu'interviennent des notions comme celle d'incertitude, de délibération et de consentement quand l'heure de la décision est venue.

L'éthique est-elle relative ? Absolue ? Elle apparaît comme une intégration pratique des conflits, des contradictions (particulier-universel – croyance-science – politique-économie…). Même si l'éthique échappe à une formulation absolue et abstraite, on ne saurait, pour autant, la qualifier de relative ; elle est le fondement de la vie pratique et, comme telle, impossible à esquiver ; elle est pleinement recevable, malgré l'antagonisme interne des principes et même s'il est impossible de les justifier absolument.

---

[133] Originellement : remède et poison à la fois, remède ou poison en fonction du contexte, de la dose, des multiples facteurs attenant à une situation donnée.
[134] Éd. de 1872-1877.

De l'incertitude en médecine, il en est question partout. L'affirmation progressive de la médecine comme science, loin de l'asseoir sur des certitudes définitives, en réveille sans cesse de nouvelles. Un tel cycle, loin d'accuser une spécificité de la médecine, l'inscrit tout au contraire dans une grande lignée que les épistémologies, à commencer par Bachelard, sont légion à mettre en évidence : il n'y a pas d'histoire linéaire des sciences, des découvertes et des inventions ; prévaut à chaque fois une logique de l'accident, ou de la sérendipité, autre terme pour donner un nom aux intrusions récurrentes du hasard. Le développement et l'affinement des connaissances crééent autant d'incertitudes, et la physique moderne a joué une sorte de rôle paradigmatique de ce point de vue. Ainsi, dès lors qu'une opération montre quelque succès dans un domaine, rien n'assure absolument qu'elle connaisse des effets identiques ailleurs ; la vaccination de Jenner reste inopérante pour se prémunir d'autres affections, à l'exemple de la rage. Le vaccin antirabique ne donne aucune solution pour d'autres épidémies, et ainsi de suite. La croyance dans un mécanisme analogique, faisant d'un procédé pour un domaine une solution universalisable, a été démentie de manière récurrente : injecter du pus variolique peut prémunir d'une variole confluente et agressive, injecter le venin bubonique ne prémunira jamais de la peste…

Autre incertitude, celle qui regarde la dimension pratique de la médecine : l'incertitude inhérente à l'exercice. Tant que la médecine, aussi perfectionnée, aussi perfectionniste qu'elle ne cesse de le devenir, reste fondée sur une forme protocolaire et relationnelle : le face à face d'un médecin avec son patient, il restera bien quelque chose de l'ordre du *kairos*, le moment de la décision, en termes de parole et en termes d'actes, et ce ne sont pas les écrans d'internet qui dissiperont ces moments. « Alors, on est seul avec notre examen clinique et notre interrogatoire, il faut prendre une décision »[135], voilà ce qui reste, voilà ce qui ne peut être déjoué.

&

[135] Propos recueilli par G. Bloye, cité en introduction.

3. Normalité et anormalité de la maladie dans le discours médical historique et contemporain

En naviguant entre dictionnaires de médecine anciens et encylopédies médicales contemporaines, au cours d'une longue histoire qui a vu d'innombrables métamorphoses tant des pratiques thérapeutiques que des maladies, certains traits accusent cependant une relative invariance comme si, au final, la maladie se devait de rester fidèle à elle-même du point de vue de son sens général. Ainsi, la maladie peut toujours être conçue comme un déséquilibre ou un disfonctionnement de la machine corporelle. *L'Encyclopédie méthodique* ne renie pas les définitions proposées par les anciens, sans paraître pour autant anachronique quand elle présente la maladie comme une « Déviation de l'état naturel de notre système en un autre qui, lui étant étranger, se fait reconnaître par un ensemble d'apparences caractéristiques, auxquelles on donne le nom de symtômes »[136]. La dernière édition du Larousse en ligne en fait « Une altération de la santé, des fonctions des êtres vivants (animaux et végétaux), en particulier quand la cause est connue (par opposition à syndrome). Toute maladie se définit par une cause, des symptômes, des signes cliniques et paracliniques, une évolution, un pronostic et un traitement »[137].

Du point de vue de l'individu, elle est de l'ordre du vécu et du ressenti, et l'anglais rend la distinction entre l'objectalité de la maladie et l'individualité de l'état qu'elle engendre, avec les termes bien connus de *disease* et de *sick*. Entre ces deux dimensions – l'état et le vécu – se jouent les multiples variantes propres à l'univers de la maladie. Les philosophes n'ont jamais été indifférents à ces nuances qui déterminent les états moraux de l'individu, à l'instar de Kant qui remarquait qu'on peut se sentir malade sans être affecté de quelque pathologie, qu'on peut tout aussi bien mourir d'une maladie que l'on a pourtant jamais ressentie[138]. Comme les deux faces

---

[136] Félix Vicq d'Azyr (dir.), *Encyclopédie méthodique, médecine, par une société de médecins*, Paris, Vve Agasse, 1808, vol. K-MAZ, p. 350.

[137] http://www.larousse.fr/encyclopedie/divers/maladie/67643.

[138] « On peut se sentir bien portant (juger d'après son sentiment de bien-être vital), mais l'on ne peut jamais savoir que l'on est bien portant. Toute cause de mort naturelle est maladie, qu'on le sente ou non [idée qui revient, non pas à inscrire la mort comme un processus contre-nature, mais la maladie comme un phénomène naturel]. Il y en a beaucoup dont on dit, sans vouloir se moquer d'eux à vrai dire, qu'ils seront à jamais maladifs, mais ne pourront jamais être malades ; dont le régime consiste à s'écarter constamment de leur manière de vivre et à y revenir tour à tour et qui parviennent à de beaux résultats dans leur vie en ce qui concerne, sinon les manifestations d'énergie, tout au moins la longévité. À combien de mes amis ou de mes connaissances, n'ai-je pas survécu, qui se vantaient, vivant d'une vie rangée

d'une pièce de monnaie, comme l'ombre par rapport à la lumière, la maladie ne saurait se penser, s'individualiser sans l'autre, la santé. Aussi, tenter d'appréhender les contours de la maladie, c'est aussi chercher à conférer une forme conceptuelle à la santé. Cette dernière est-elle absence de toute maladie ou, comme le stipule la définition de l'OMS, état de bien être complet ?[139] La médecine peut être présentée comme une lutte contre la maladie, comme le propose Andrew Wear[140], elle en est aussi la science, comme le développe et l'interroge surtout Mirko D. Grmek[141]. L'émergence d'une maladie inconnue provoque une série de remises en cause relatives aux conceptions en vigueur de la maladie, susceptible d'en dynamiter les archétypes, et amenant par là-même à reconsidérer les représentations de la santé, comme c'est le cas à l'occasion des grandes épidémies : pestes, vérole, choléra, SIDA... Dans un contexte de maladies émergentes et de nature épidémique, ce sont souvent les conduites des hommes qui sont interrogées, et la maladie est appréhendée autant comme un phénomène relevant de la médecine que comme une entité culturelle quand il s'agit d'identifier les différentes causes qui peuvent en être à l'origine.

L'apparition d'une maladie à l'échelle de l'histoire fait d'abord surgir un sentiment général d'anormalité ; un exemple significatif en est l'émergence de la vérole. Mais la maladie est-elle pour autant un phénomène contre nature ? Relève-t-elle d'un déséquilibre ou bien exprime-t-elle une autre voie qu'emprunte la nature ? De telles interrogations ressortissent de la médecine mais également des sciences humaines. Enfin, quels types de normes sont mises en œuvre dans l'univers de la maladie ? Une telle question renvoie aux travaux de Canguilhem, et de leur possible réactualisation en lien avec l'évolution de l'épidémiologie. Un exemple récurrent dans l'histoire de la physiologie et de la médecine mérite alors d'être retenu, celui des monstruosités : de quelle (a)normalité relèvent les cas de monstruosité ?

---

adoptée une fois pour toutes, d'une santé parfaite ; alors que le germe de la mort (la maladie), prêt à se développer, était en eux, sans qu'ils en aient eu conscience et que celui qui se sentait bien portant, ne savait pas qu'il était malade ; car on ne peut nommer autrement que maladie la cause d'une mort naturelle... », *Conflit des facultés*, 1798, trad. J. Gibelin, 1997, éd. Vrin, p. 117.

[139] « La santé est un état complet de bien être, physique et social, ne consistant pas seulement en l'absence d'infirmité et de maladie », préambule à la Constitution de l'Organisation mondiale de la Santé, tel qu'adopté par la Conférence internationale sur la Santé, New York, 19-22 juin 1946.

[140] Andrew Wear, *Histoire de la lutte contre la maladie : la tradition occidentale de l'Antiquité à la fin du siècle des Lumières*, Synthelabo, Les empêcheurs de penser en rond, 1999.

[141] Mirko D. Grmek, *Savoir et pouvoir en médecine*, Pérouse, 1985.

α. La maladie : une émergence de l'anormalité

Un numéro du journal *Le Monde* datant du 15 janvier 2008 relatait les conclusions d'une étude, mettant fin à des siècles de débats et d'hypothèses, sur les premières origines de la vérole au XVe siècle : Christophe Colomb aurait bien ramené la vérole du nouveau continent ; « L'explorateur serait également à l'origine de la propagation de la syphilis car il aurait rapporté du Nouveau monde une bactérie voisine qui aurait muté en bactérie porteuse de cette maladie en Europe, selon une analyse publiée par la revue américaine [*PLoS Neglected Tropical Diseases*[142]] »[143]. Le mal se confond ici avec le nouveau. Cet exemple suscite la question suivante : le caractère normal ou anormal des maladies au sein d'un monde et d'une histoire en mouvement. Il n'est pas seulement question ici d'une distinction classique (néanmoins parfois problématique) entre *normal* et *pathologique*, mais entre *normal* et *anormal* du pathologique en lui-même. On le sait depuis au moins Hippocrate avec son *Traité des airs, des eaux et des lieux*, et Galien avec *Des lieux affectés*, toute maladie renvoie à des lieux : lieux du corps (tissus, organes, humeurs), lieux d'émergence étiologique (facteurs déclencheurs des maladies, origines virale, bactérienne, relais transmetteurs…), lieux géographiques (climat, régions, etc.). S'interroger sur les raisons pour lesquelles apparaissent ou au contraire disparaissent les maladies à certaines époques et dans certaines sociétés permet de mettre en relief les obstacles historiques et épistémologiques qui se dressent sur la route de ceux qui découvrent de nouvelles maladies. Tel est bien le cas de la vérole qui fait débat jusqu'au milieu du XVIIIe siècle au moins. Un illustre médecin de ce siècle, Jean Astruc, reprend, dans son *Traité des maladies vénériennes*, le fil de cette histoire, en offrant un voyage à travers les hypothèses des médecins sur l'origine de cette maladie.

Astruc procède, pour mener son enquête de médecin sur la nature et les origines de ce mal, à une véritable histoire de la maladie et de la médecine :

> J'en ai mieux compris l'obligation d'où j'étais, d'expliquer d'une manière claire, exacte et précise, tout ce qui regarde l'origine, la naissance et la propagation de la Vérole ; tout ce qu'on sait de plus certain sur la contagion, sur les diverses voies par où elle se répand, et sur les différentes manières dont le virus agit, plus lentement ou plus vite, plus fortement ou plus

[142] Une équipe américano-anglo-canadienne a publié, lundi 14 janvier, sur le site de la revue en ligne « PLoS Neglected Tropical Diseases », un article qui tend à trancher dans ce sens une controverse vieille de cinq cents ans. En savoir plus sur : http://www.lemonde.fr/planete/article/2008/01/15/christophe-collomb-a-bien-importe-la-syphilis-d-amerique

[143] Paul Benkimoum, Christophe Colomb a bien importé la syphilis d'Amérique, *Le Monde*, 15-01-2008.

faiblement, dans les différents sujets, enfin tout ce qu'il y a d'important sur la cause, les symptômes, les signes et la curation des maladies vénériennes, soit locales, soit universelles. Mais j'ai compris en même temps, que pour m'assurer du succès, il fallait, suivant le conseil de Pline[144], dans un sujet pareil, « donner à ce qui était vieux, les graces de la nouveauté ; appuyer ce qui était nouveau, éclaircir ce qui était obscur, démontrer ce qui était douteux, remettre en honneur ce qui était méprisé, faire goûter ce qui était rejeté, et représenter chaque chose avec les traits les plus naturels, et avec toutes les couleurs qui lui convenaient ».[145]

Ce travail de restauration et de formulation d'une histoire raisonnée de la maladie est d'autant plus malaisé que la vérole a excité toutes les imaginations et occasionné toutes les polémiques. Plus que la peste encore – ou ce qui était dénommé sous ce terme générique – la vérole apparaît être un mal diffamant, moralement répugnant puisqu'il témoigne de mœurs dissolues. À la différence du pestiféré du début du XVIIIe siècle dans le pays de Provence, le vérolé est puni par là où il a péché. L'identification morale de ce mal est inversement proportionnelle à sa détermination étiologique. Cette nouveauté se reflète par la diversité des noms proposés pour le désigner. Il s'agit de noms qui étaient déduits des symptômes de la maladie elle-même, des noms saints dont les malades imploraient l'assistance : *grosse vérole* (Champier), *lichen, mentagre, pudendagre, maladie de Vénus* (Bétencourt), *lues veneria* ou *maladie vénérienne* (Fernel), *syphilis* (Fracastor), ou encore la « Cacomonade » ; tel est le nom dont le célèbre docteur Pangloss, de retour de Constantinople, affuble cette funeste vérole, et lui dédie un petit ouvrage du même nom, *La Cacomonade, histoire politique et morale*, autrement dit, la méchante monade ou encore la monade maligne. Et le docteur, dont le ton ne cache pas une ironie très voltairienne, formule un résumé saisissant des multiples facettes nominales de cette maladie au cours de son parcours à travers les différentes contrées et pays : « Il ne faut pas oublier qu'elle prenait [la Cacomonade], dans chacun de ses passages, la livrée et le nom de la Nation dont elle sortait. Elle était Napolitaine en France, Française à Naples et à Madrid, Portugaise à Nangazaqui, Turque à Ispahan, et Française encore à Constantinople »[146]. Notons donc que le mal vénérien a trouvé avec Girolamo Fracastor (*De contagione et contagionis morbis et curatione*) une dénomination qui résis-

[144] Dans la préface de son *Histoire Naturelle*.

[145] Jean Astruc, *Traité des maladies vénériennes,* traduit du latin… (par A.-F. Jault et Boudon.), 4ème édition, 1777, préface.

[146] Simon-Nicolas-Henri Linguet, *La Cacomonade, histoire politique et morale*, traduite de l'allemand du Docteur Pangloss, par le Docteur lui-même, depuis son retour de Constantinople, 2° édition, Paris Cellot, 1767, Chap. IX. Différents voyages de la Cacomonade, p. 69-70.

tera à toutes les évolutions de la médecine ; enfin, c'est Jean Fernel qui donna le nom de mal vénérien[147].

Mais la question de la « nouveauté » de cette maladie se trouve âprement discutée à partir de la fin du XVe siècle. Comme le montrera la suite de ce développement, c'est une question d'épistémologie, appelant la comparaison non seulement des pathologies connues les unes avec les autres, mais aussi des méthodes d'investigation visant à les isoler ; c'est une question d'histoire, puisqu'on est incité à trouver quelques traces du mal dans les siècles passés, jusque dans l'Antiquité ; c'est une question de théologie, puisque plane la menace d'un jugement divin avec la perspective d'une nouvelle peste des philistins. L'émergence d'un phénomène nouveau, son surgissement ne manque pas d'éveiller ou de réveiller des disputes (*disputatio*). La dispute sur les origine et nature de la vérole laisse comme l'une de ses traces principales une très impresionnante littérature, s'étalant depuis le XVe jusqu'au XVIIIe siècle : Astruc recence plus de quatre-cent-cinquante ouvrages d'auteurs répertoriés mais aussi anonymes sur ce sujet durant toute cette période[148]. La vérole qui ne dit pas encore son nom, à cette

[147] *Le meilleur traitement du mal vénérien*, 1579.

[148] La liste qu'il propose commence avec l'année 1475 et l'auteur Jean Muller de Königsberg, et se termine avec l'année 1740 et « Augustin-François Jault, de Franche-Comté, Diocèse de Besançon, médecin, à qui l'auteur du présent traité, Astruc, fait des remerciements pour la « traduction élégante des quatre premiers livres de ce Traité, tels qu'ils ont paru dans la première édition ».

Nous relevons, au sein de cette volumineuse liste, quelques noms et contributions d'importance parmi toute cette production : Nicolas Léoniceno de Vicence, professeur en médecine de Padoue, 1497, Didier Érasme, de Rotterdam, 1524, Jacques Fracastor, de Vérone, philosophe, poète et médecin célèbre, 1530, Auréole-Philippe-Théophraste Paracelse Bombast de Hohenheim, natif de Suisse, médecin chirurgien, chimiste et empirique fameux, 1537, André Vésale de Bruxelles, célèbre anatomiste, professeur d'anatomie à Padoue et médecin de Charles-Quint et ensuite de Philippe II, 1546, Gabriel Falloppe, de Modène, médecin et anatomiste célèbre, professeur d'anatomie à Pise et à Padoue, 1555, Jean Fernel, d'Amiens, premier médecin d'Henri II, roi de France, 1556, Ambroise Paré, de Laval, premier chirurgien de quatre rois de France : Henri II, François II, Charles IX et Henri III, 1575, André Césalpin, professeur en médecine à Pise, premier médecin du pape Clément VIII, 1602, Eustache Rudius, d'Udine, professeur en médecine à Padoue, 1604, Felix Plater, de Bâle, professeur en médecine de l'université de cette même ville, 1608, Jérôme Fabrice d'Aquapendente, docteur en médecine de la faculté de Padoue, professeur de chirurgie et d'anatomie dans cette même ville, 1617, Guy Patin, docteur régent de la faculté de médecine de Paris, et professeur en médecine au Collège royal, 1628, Pierre Haguenot, célèbre médecin de Montpellier, 1639, Jean-Baptiste Van Helmont, de Bruxelles, fameux médecin chimiste, 1644, Joseph Galeano, de Palerme, professeur en médecine dans l'université de cette même ville, 1653, François de Le Boe, dit Sylvius, de Hanovre, professeur en médecine à Leyde, 1672, Thomas Sydenham, docteur en médecine de la faculté de Cambridge, et

époque, qui fait donc figure d'un surgissement terrifiant, n'échappe pas à la règle de la dispute, laquelle oppose et dégage plusieurs courants avec leurs hypothèses comme lors de la dispute de Ferrare en 1496 (Leoniceno, Aquila, Gilino, Montesauro, Scanaroli), et de celle de Leipzig en 1519 (Pistor, Pollich...). L'apparition de cette maladie réveille les querelles de la tradition et de la modernité. Les tenants de la tradition hippocratique assurent que cette maladie n'est, en fait, qu'une forme déjà recensée par le célèbre médecin de Cos ; à rebours de cette thèse, se trouve affirmée la reconnaissance d'une maladie inconnue qui conduit à se tourner vers les Indes nouvelles pour en repérer la cause première, l'origine en tout cas. À cela s'ajoute la confusion résultant souvent de l'association de cette maladie avec d'autres qui présenteraient un tableau symptomatique analogue au moins à ses débuts ; une tendance existe, par exemple, à associer, voire à assimiler cette maladie avec la gonorrhée chaude déjà répertoriée. Comme ce fut le cas pour des épisodes épidémiques antécédents, on retrouve une interaction médico-religieuse qui tend à dramatiser le débat : la maladie, s'attaquant aux parties de la génération, est une punition divine. Plusieurs idées relatives à ces différentes hypothèses ne sont pas toutes absolument incompatibles. De plus, même dans l'hypothèse formulée d'une maladie nouvelle, les explications données ne sont pas toujours hissées à un degré de rationalité très convaincant, comme l'atteste la reprise par plusieurs médecins et souvent des gens sérieux de la *courtisane espagnole* : une courtisane de Valence aurait eu quelque commerce avec un lépreux et aurait transmis le mal que cet échange n'a pas manqué de générer à d'autres

---

célèbre praticien de Londres, 1680, Charles Thuillier, de Rouen, docteur en médecine de la faculté de Paris, 1684, Guillaume Willis, traducteur français du *Traité* d'Estienne Blanchard sur la vérole, 1688, Joseph Vallisnieri, de Lombardie, premier médecin des Princes de la Maison d'Est, oncle paternel d'Antoine Vallisnieri, professeur en médecine à Padoue et célèbre naturaliste, 1693, Frédéric Hoffmann, de Hall, Misnie, professeur en médecine de l'université de cette ville, premier médecin de Frederic Ier et de Frédéric II, rois de Prusse et Électeurs de Brandebourg, associé aux Académies des Sciences d'Allemagne, de Londres et de Prusse, praticien consommé et renommé dans toute l'Europe, 1700, George-Ernest Stahl, de Hall, professeur en médecine dans l'université de cette ville, conseiller Aulique, et premier médecin de Frédéric, roi de Prusse, 1705, Adrien Helvétius, hollandais, célèbre praticien à Paris, médecin ordinaire de Philippe, duc d'Orléans, frère de Louis Le Grand, 1710, Archibald Pittcarne, d'Edimbourg, médecin écossais, 1714, François Chicoyneau, de Montpellier, professeur en médecine, juge et chancelier de l'université de cette ville, premier médecin de sa majesté, 1718, Herman Boerhaave, natif de Voorhout près de Leyde, docteur et professeur célèbre en médecine, associé de l'Académie des sciences de Paris, et de la Société royale de Londres, 1728, Julien Offrai, dit La Mettrie, de Saint-Malo, docteur en médecine, 1735.

individus, dont nombre d'espagnols s'embarquant ensuite pour l'Amérique. Cette courtisane aura d'ailleurs connu moult voyages et métamorphoses : selon les versions, la malheureuse est devenue italienne avant de redevenir espagnole… Certains aspects de la maladie sont, cependant comunément attestés à travers l'Europe, comme celui d'une transmission sexuelle, toujours, notons-le, d'une femme vers un homme et non le contraire. Mais d'autres causes se surajoutent à celle-ci : l'origine atmosphérique (exemple d'une inondation en Europe, or l'inondation pourrait, aux yeux de certains comme le médecin italien Leoniceno expliquer la diffusion apparemment massive du mal), les mécanismes humoraux (c'est encore largement une médecine des humeurs qui prédomine) avec un processus de corruption, de putréfaction des humeurs, notamment les humeurs froides et humides (justement celles attribuées à la femme), la conjonction astrale, mais les dates ne concordent pas forcément. Il y a aussi l'idée, qui se veut appuyée par des observations dûment recensées, que la maladie affecterait des enfants de parents pourtant sains et élevés par une nourrice également parfaitement saine (exemple du chirurgien Thierry de Héry relevant ce constat[149]) : faut-il rechercher la cause dans le lit, dans la sueur, ou quelque chose de plus étendu et indirect comme l'air (on retrouve les miasmes) ?

Quel schéma d'explication global et cohérent conférer à un drame humain, à l'exemple de la vérole, qui se répète inlassablement d'individus à individus ? Doit-elle intégrer la sphère de la normalité ou bien doit-elle résider dans celle de l'anormalité ? En d'autres termes, quelle économie des normes contribue à situer ce mal ? Or, tout phénomène pathologique émergent et présentant des caractères inconnus renvoie à une histoire des représentations de la maladie et de la santé. L'histoire de la médecine renferme quantité d'exemples intéressants – celui de la vérole en fait partie – exprimant la difficulté qu'il y a à définir la santé et la maladie en lien avec une échelle de normes. Au XIXe siècle, on a l'apparition du choléra qui sème la mort à travers toute l'Europe. Et le tableau clinique des dysenteries, bien connues par les médecins depuis longtemps, celui des gastro-entérites également connu (cf. Broussais[150]) ne résistent ni l'un ni l'autre à ce surgissement, avouent leur insuffisance pour déterminer les contours de ce nouveau fléau qui n'a aucun rapport avec la maladie qui avait alors un nom identique : *cholera morbus* (vomissement continuel accompagné de fièvres). Il faut attendre le *Littré* (1877) pour voir différenciés deux *choléras* : le *sporadique*, qui apparaît de manière incidente, intermittente, et ne

---

149 T. de Héry, *La méthode curatoire de la maladie vénérienne, vulgairement appelée grosse vairolle et de la diversité de ses symptomes*, 1552.

150 François Broussais (1772-1838), médecin français, né à Saint-Malo. Il défend une « médecine physiologique », et l'idée que chaque maladie est locale et se transmet ensuite d'un organe à l'autre ; la plupart des maladies ont, selon lui, une origine gastro-intestinale.

s'inscritpas dans les préoccupations épidémiologiques relatives aux médecins d'avant le XIXe siècle, et le *cholera épidémique ou asiatique* qui sévit depuis 1830, assimilé à des mouvements populationnels massifs. Le XXe siècle n'est pas en reste : la *grippe espagnole* au moment de la première guerre mondiale, le *SIDA* au début des années 80, *Ebola* en 2014-2015...

En lien avec la question de la nature de la maladie – normale ? anormale ? – se pose la question de savoir, également, en quoi consiste un corps normal : une machine, une matière sensible ? Et un corps malade est-il une machine déréglée, une matière corrompue ? Une maladie est-elle un déséquilibre des humeurs (époque qui s'étend depuis Galien jusqu'à l'âge classique au moins), ou bien un dérèglement de la machine-corps (idée qui nous amène du côté du XVIIe siècle) ? Un effort du corps convoquant toute sa force vitale pour retrouver la santé (idée qui se rencontre au XVIIIe siècle) ? Ou bien une lésion des tissus des organes (début du XIXe siècle) ? N'est-on pas plus enclin, aujourd'hui, à la considérer essentiellement comme le produit d'une anomalie dans une séquence génétique (XXe siècle) ? Et si les maladies elles-mêmes étaient, *in fine*, des constructions sociales plus que des entités objectives médicalement déterminées, discours porté par une approche constructiviste à l'exemple de Ludwig Fleck[151] ? Ce chercheur qui était aussi médecin développe l'idée que les faits scientifiques sont en quelque sorte collectivement construits, à partir de la lecture du sociologue Lucien Lévy-Bruhl et des conclusions qu'il en a retenues. Dans cette grille d'analyse, les maladies ne sont pas considérées comme des entités naturelles, n'ont pas de réalité en soi mais voient leur existence liée à ce qu'on pourrait appeler une valeur ajoutée. Le fait dont Fleck décrit la naissance et le développement est l'identification de la syphilis par le test de Wassermann[152]. Avant l'existence de ce test, on identifiait la syphilis (vérole) par les symptômes et l'histoire du cas. On sait depuis à peu près le XVIe siècle, que la maladie évolue en trois étapes, la dernière est souvent la paralysie générale, suivie de la mort. Bref, la syphilis était une maladie vénérienne connue comme syndrome. Après l'acceptation du test de Wassermann, la maladie a cessé d'être une *entité clinique* et elle est devenue une *entité de laboratoire*. On pense la maladie dans une perspective différente. Oui, les symptômes sont là, mais les critères sont donnés par les résultats du laboratoire. Le passage au laboratoire (la *laboratification*) de cette maladie a fait d'elle quelque chose de nouveau. Il y a des cas qu'on aurait diagnostiqués comme des syphilis, et qu'on aurait traité comme des syphilis, et qui

[151] L. Fleck, , *Genèse et développement d'un fait scientifique*, 1935.

[152] La réaction de *Bordet-Wasserman* est une réaction ancienne, qui permet de rechercher les anticorps contre la syphilis. C'est une réaction qui mettait en évidence la présence d'un anticorps non spécifique de la syphilis, l'anticorps anti-cardiolipine. Lorsqu'il était présent dans le sang, il provoquait dans certaines conditions la destruction de globules rouges mis en présence avec le plasma à tester.

n'en sont plus. La genèse et le développement d'un fait scientifique tend à faire de la maladie, en l'occurrence la syphilis, une construction, une production issue du laboratoire. Alors, quels sens historique, médical et culturel y aurait-il à énoncer, par exemple, que Ramsès II serait mort de la syphilis, maladie identifiée et conceptualisée quelque 2600 ans plus tard ? Ces questions ne trouvent nulle réponse satisfaisante, si elles réduisent le spectre de leur réponse à ce qu'on peut appeler la matière strictement et proprement médicale. Au-delà des différentes approches cherchant à identifier les causes principales de l'émergence, de la réémergence ou de la disparition d'une pathologie, se pose une question récurrente : quelle part revient à la nature, aux facteurs purement physiologiques, et quelle part revient à la culture, à l'histoire, aux sociétés ? Dans quelle mesure la maladie est-elle un fait social ? Une telle question, toute épidémie l'impose souvent dans l'urgence.

C'est dans les années 1970 que l'historien de la médecine Mirko D. Grmek invente un nouveau concept pour approcher l'histoire des maladies : la *pathocénose*, et l'applique notamment dans son étude des maladies dans l'Antiquité. Ce terme, forgé sur celui de « biocénose », désigne l'état d'équilibre des maladies à un moment donné de l'histoire, dans une société donnée. Les maladies – leur incidence, leur virulence – sont interdépendantes, mais cette interdépendance a souvent été quelque peu édulcorée ou minorée, les études proposées de l'histoire de telle ou telle maladie en particulier ont laissé dans l'ombre les raisons pour lesquelles elle apparaît ou au contraire disparaît à certaines époques, et dans certaines sociétés, d'où la nécessité de prendre en compte avec toute la vigilance qui s'impose comment des facteurs originellement exogènes se combinent les uns avec les autres, comment vital et social se composent et se recomposent. Le concept de pathocénose, adopté par de nombreux historiens qui témoignent de sa valeur heuristique, connaît aujourd'hui une certaine fortune. En témoignent les nombreux diplômes universitaires qui le mentionnent, sans toujours d'ailleurs se référer à son inventeur. Toutefois, si l'enthousiasme que suscite ce concept indique une voie de recherche possiblement féconde, il est encore largement inexploité et loin d'avoir produit les résultats que l'on peut en attendre. Les recherches ne font à cet égard que commencer. Mais il n'intéresse pas que les historiens : les épidémiologistes et les spécialistes de santé publique, les géographes actuels, notamment, y voient un nouvel outil possible d'investigation et d'analyse, pour appréhender les pathologies du monde contemporain, percevoir l'évolution de la morbidité et concevoir de nouveaux outils de prévention.

β. Maladie, nature et équilibre

Ce qui ressort des études sur l'origine des pathologies, et qui constitue un inépuisable objet de réflexion, c'est précisément que l'état de maladie oscille en permanence entre normalité et anormalité, à condition, bien sûr, de s'entendre sur les normes qui sont véhiculées lorsque l'on dit « normal » ou « anormal ». Toute maladie nouvelle, mutation d'une ancienne forme ou émergence d'un phénomène pathologique nouveau est, en ce sens, toujours anormale puisqu'elle bouscule des représentations, déconstruit des schémas, transgresse des ordres, en témoigne l'exemple du SIDA dans les années quatre-vingts. Dans *Le normal et le pathologique*, Canguilhem recourt, pour évoquer le surgissement de la pathologie, à la notion d'étonnement, non au sens de l'étonnement philosophique développé par Jeanine Hersch[153], mais d'un étonnement vital : « l'étonnement proprement vital c'est l'angoisse suscitée par la maladie »[154]. Avant de regarder quelles normes interviennent dans ces différents questionnements, il convient de remarquer que l'histoire de la maladie et de la santé se conjugue originellement avec une histoire qui est celle de l'équilibre, histoire comportant une série de normes.

La littérature médicale héritée de l'Antiquité hippocratique fait de la nature (*phusis*) l'instance et l'entité normative par excellence. Rien – santé, maladie – ne peut être en dehors, radicalement étranger à la nature ; la formule même de « contre-nature » ne remet nullement en cause l'imprégnation universelle de la nature dans toutes les actions. Galien, au IIe siècle, contribue fortement à fixer cette orientation générale qui lui survivra très longtemps. La maladie est considérée comme étant « *contre-nature* » là où les attributs du corps et des corps qui composent la nature sont dits « *choses naturelles* », et tous les mouvements, efforts que déploie le corps pour satisfaire ses besoins sont considérés comme « *choses non-naturelles* ». Tout en étant qualifiée de « *contre-nature* », la maladie reste donc fondamentalement inscrite dans le cours de la nature. Comme en sont contumiers bien des auteurs de *l'Encyclopédie* de Diderot et d'Alembert, cette histoire de la distinction entre ces trois entités se retrouve efficacement synthétisée dans l'article NON-NATURELLES, CHOSES :

> « NON-NATURELLES, CHOSES, c'est un *terme de Médecine* assez impropre, mais reçu surtout dans les écoles, qui demande toujours un commentaire pour être entendu : on appelle donc *choses non-naturelles* (d'après Galien qui paraît avoir le premier employé cette épithète singulière) celles qui ne composent pas notre nature ou notre être, mais dont l'économie animale éprouve de grands effets, de grands changements, de grandes altérations.

---

[153] Où la philosophe propose, dans son livre *L'étonnement philosophique*, 1981, de dérouler une histoire de la philosophie à partir de cette notion qui, pour Aristote, se trouve à l'origine de la sagesse.

[154] *Le normal et le pathologique*, Paris, 1966, Première partie. L'état pathologique n'est-il qu'une modification quantitative de l'état normal ? Introduction au problème.

C'est, dans le livre *de oculis,* attribué à cet auteur, que l'on trouve qu'il y a sept choses naturelles, six non-naturelles et trois contre-nature. Les premières sont les éléments, les tempéraments, les parties, les humeurs, les esprits, les facultés et les actions ; ce sont celles qui concourent à former le physique de notre être : les secondes sont l'air que nous respirons, la matière des aliments et de la boisson, le mouvement et le repos, le sommeil et la veille, ce que nous retenons dans notre corps et ce qui en sort, et enfin les affections de l'âme : ces choses qui sont celles dont il s'agit dans cet article, sont toutes celles dont on ne peut pas éviter l'usage ou les influences, et qui servent essentiellement à la conservation de la santé, lorsqu'elles sont bien disposées et que l'on en fait un bon usage ; mais qui font un effet contraire lorsqu'elles sont mal disposées par elles-mêmes, ou qu'on n'en use pas bien, elles donnent alors naissance aux troisièmes des choses mentionnées qui sont dites contre-nature, et constituent les maladies, leurs causes et leurs symptômes.[155]

Plus généralement, l'idée de *naturel* renvoie, au sein du mode de constitution du discours médical, à une histoire qui fait de l'équilibre l'essence même de la nature : celle de l'homme et celle du cosmos. Hans Georg Gadamer[156] mais aussi Jacky Pigeaud interrogent cette notion d'équilibre en référence à l'Antiquité. Nombreux sont les textes philosophiques, médicaux qui présentent la santé associée au cosmos qui, lui-même représente un état général d'équilibre : une belle symbiose entre microcosme et macrocosme. La *crase* y désigne l'idée d'un équilibre entre liquides et solides dans le corps ; elle est comme l'étoile polaire du médecin qui, sans cesse, comme on le voit pour les différentes phases de la maladie, dont la crise, cherche à maintenir et, quand il le faut, à revenir à cet état qui conjuge naturalité et normalité. Il ne s'ensuit pas nécessairement que la maladie soit anormale, mais qu'elle exprime néanmoins un changement de l'équilibre, une modification qui a pour conséquence d'affaiblir l'individu. Aussi se présente-t-elle sous la forme d'un retranchement ou d'un ajout, de ce qui est de trop ou au contraire de ce qui manque au corps. Une telle conception générale de la maladie se retrouve dans nombres d'écrits et de dictionnaires de médecine, à l'exemple du *Dictionnaire universel de médecine* de Robert James au XVIIIe siècle. Ce « naturel » renvoie au caractère vital de l'existence. Il renvoie, au sein du mode de constitution du discours médical, à une histoire qui fait de l'équilibre l'essence même de la nature, de l'homme, du cosmos. L'homme devient malade parce qu'il change de lieu et, en se déplaçant, expose son organisme à des modifications auxquelles il

---

155 Vol. XI, p. 217.

156 H. G. Gadamer, *Über die Verborgenheit der Gesundheit Aufsàtz und Vortrâge*, Frankfurt am Main, Suhrkamp Verlag, 1993, *Philosophie de la santé*, 1998 ; cf. également une première référence à cet auteur dans notre présent ouvrage, Incertitude et décision en médecine : quelques éléments sur l'histoire d'un dilemme médical, β. "Primum non nocere" ; J. Pigeaud, *Maladie et santé dans la pensée hippocratique*, dans *L'homme et la santé*, ouvrage collectif, Paris, Seuil,1992

n'était pas préparé. Mac Neil développe cette idée, en intégrant les références au darwinisme et à la génétique, au début de son ouvrage sur les épidémies, et propose de recadrer les premiers phénomènes pathologiques dans un contexte physiologique et géographique. « Tant que l'évolution biologique des ancêtres de l'humanité alla de pair avec celle de leurs parasites, de leurs prédateurs et de leurs proies », constate-t-il, « rien ne pouvait venir modifier ce dense réseau vital ». Il insiste ensuite sur le rôle décisif de l'évolution, c'est-à-dire « des variations et de la sélection génétique », laquelle « était si lente qu'à chaque modification chez l'un des partenaires venaient répondre à temps des changements génétiques et de comportement chez l'autre ». L'humanité a joué un rôle de catayseur de cette évolution, au travers d'une dynamique de transmission « des comportements acquis sous la forme de traditions culturelles et de systèmes symboliques », compromettant alors les équilibres biologiques anciens Ainsi : « Des techniques nouvelles permirent à l'humanité de modifier toujours plus l'équilibre naturel, sans en prévoir les effets à long terme. Dès lors, la vulnérabilité aux maladies de cette humanité en plein devenir commença, elle aussi, à se modifier radicalement.[157]

Devenir malade, *changer* de lieu, *évolution* du climat, *mutation* pathologique, autant de formules qui expriment toutes à leur différentes échelles une idée de modification. De quelle modification relèvent les maladies ? Dans quelle mesure la nature (*Phusis*) intègre-t-elle l'idée de modification ? Un autre texte de la même encyclopédie – l'article CLIMAT (rubrique « Médecine ») – propose une réflexion pertinente sur les rapport entre causes naturelles et artificielles dans l'émergence des maladies :

> Les maladies générales ou communes à toutes les nations, varient-elles sous les différents climats dans leurs progrès et dans leur terminaison, ou dans l'ordre et la succession de leurs accidents et de leurs crises ? En un mot ont-elles un type différent ? Le traitement de ces maladies doit-il varier aussi dans les divers climats ; ou, au contraire, une maladie générale, une pleurésie, une fièvre putride, est-elle la même à Londres et à Rome ? Les descriptions d'Hippocrate peignent-elles exactement une maladie de Paris ? Et, ce qui est bien plus essentiel, faut-il traiter une même maladie par la même méthode dans tous les climats ?[158]

Cet extrait, qui épouse assez fidèlement les pas de la pensée hippocratique, préconise d'examiner le physique et le moral des hommes, dans l'état de santé comme dans celui de maladie, en raison de leur conditionnement géographique. Venons-en à une source antique de cet article : « De fait, vous trouverez, en règle générale, qu'à la nature du pays

---

[157] Toutes ces citation sont tirées du livre de William H. Mac Neil, *Le temps de la peste, essai sur les épidémies dans l'histoire*, Hachette 1978, p. 21-22.
[158] Vol.III, p. 536.

se conforment et le physique et le moral des habitants »[159]. L'article cité de l'*Encyclopédie* de Diderot et d'Alembert, dont une partie importante revient à un géographe de renom, Samuel Formey, pose une série d'interrogations qui se situent en amont comme en aval de la recherche médicale de toute cette période : qu'entend-on par le caractère universel d'une maladie ? Comment une même maladie se comporte-t-elle dans tel pays et dans tel autre ? Comment la médecine doit-elle intervenir face à des phénomènes qui peuvent réagir différemment ?

Ces variations permanentes peuvent délivrer, avec le recul de l'histoire, l'enseignement suivant : d'une époque à une autre, d'une région à son antipode, il ne s'agit pas nécessairement des mêmes maladies, en témoigne l'histoire de la vérole. Le problème pour les médecins consistait à repérer des invariants pour transpercer le caractère troublant de ces modifications. Si certains symptômes jugés déterminants dans l'appréciation d'une maladie, comme c'était le cas pour la peste, se retrouvaient en des endroits et des époques différents, n'était-ce pas suffisant pour identifier la même maladie ? C'est parce que les pestes n'ont pas frappé indifféremment de la même manière partout qu'elles sont d'autant plus problématiques pour les médecins qui ont essayé de fourbir des armes théoriques et pratiques. C'est parce que la vérole n'a pas pris les mêmes traits partout qu'elle a occasionné tant de querelles sur son origine et désarmé nombre de médecins.

Les modifications s'opèrent dans l'espace – manière dont se propage une maladie de nature épidémique d'une région à une autre – et dans le temps. C'est lorsqu'une fièvre qui jusque-là survenait durant l'hiver perdure ou sévit en été qu'une rupture de cycle indique une modification pouvant être appréciée comme anormale. Comment, alors, est-il encore possible de repérer l'unicité de la maladie à travers la multiplicité des malades et des contextes ? Il s'impose, alors, d'établir des critères permettant de prévenir au maximum les confusions, pour éviter, par exemple, que soient assimilées gonorrhéee et vérole. Édouard-François-Marie Bosquillon, homme de lettres et médecin, traducteur des œuvres de médecine pratique de William Cullen, détermine deux causes des maladies et des épidémies : « 1. sont semblables les maladies dépendant nécessairement d'une seule et même cause, agissant toujours à peu près de la même manière sur les malades (épidémies et maladies contagieuses) ; 2. sont semblables également les maladies affectant différents individus mais se guérissant par les mêmes remèdes »[160]. S'érigent en un obstacle récurrent à une telle volonté de clarification et de simplification, l'extension des champs de possibilité humaines et, pour

---

[159] Hippocrate, *Airs, eaux, lieux*, œuvres complètes, trad. Jacques Jouanna, vol. II, 2° partie, p. 248.

[160] *Éléments de Médecine pratique* de M. Cullen, traduit de l'anglais sur la dernière édition, et accompagnés de notes dans lesquelles se trouve refondue la Nosologie du même auteur, par M. Bosquillon, p. 28.

corollaire, la complexification des causes des maladies ; ainsi se nouent des fils qui relient sans pour autant livrer leurs secrets voyages dans les Indes, découvertes et premiers commerces et développement de la vérole en Europe et sur le nouveau continent. Telle une assise paradoxale fondant la médecine, force serait de constater qu'il ne peut y avoir d'étiologie achevée, simple et unifiée car plus la connaissance médicale s'instruit des expériences de voyages, d'échanges et d'informations résultant d'autres événements, plus les formes des maladies jouent avec les connaissances des médecins. Non seulement le nombre de maladies s'accroît, mais le nombre de variantes d'une même maladie ne cesse de narguer l'érudition des docteurs de l'époque ; peut-être est-ce aussi l'une des raisons susceptibles de rendre compte du dénombrement, au beau milieu du XVIIIe siècle et jusqu'au siècle suivant, de plus de quarante sorte de fièvres. Pour cerner l'influence du facteur "climat", ce dernier ne désigne pas une entité fixe, ne relève pas de l'invariance, mais renvoie à l'univers de la circulation et de l'altération. Alors, comment déterminer l'origine d'un phénomène qui change, qui réapparaît sous des facettes différentes, point focal chez les médecins et les historiens de la médecine ? L'épidémie se caractérise par sa récurrence, son caractère endémique, c'est-à-dire son aptitude à persister, plus que par une invariance supposée. Au contraire, comme le montre l'article portant sur ce phénomène, toujours dans l'*Encyclopédie* de Diderot et d'Alembert, l'épidémie fait l'objet de multiples changements :

> Les maladies épidémiques ne s'établissent que dans certains temps et dans certains lieux. Elles ne sont pas d'un seul et même genre ; elles diffèrent au contraire beaucoup, selon la différence des saisons qui ont précédé et qui subsistent, selon la différente nature des habitants d'un pays. Quelquefois elles affectent tout le corps, comme les fièvres ; d'autrefois elles ne portent que sur certaines parties, comme sont les douleurs, les fluxions catarrheuses : tantôt elles sont bénignes, et font leur cours sans causer beaucoup de désordres dans l'économie animale ; tantôt elles sont contagieuses et accompagnées de symptômes très violents, et elles font périr beaucoup de monde. Il meurt plus de gens, et dans la vigueur de l'âge même, par l'effet des maladies épidémiques, que par toute autre sorte de maladie. Elles changent presque chaque année de caractère et de nature, dans les cas même où elles paraissent avoir les mêmes symptômes : il n'appartient qu'à un médecin très attentif et grand observateur, de distinguer ce qu'il y a d'essentiellement différent dans ces apparences ; souvent même les plus habiles s'y trompent.[161]

Comment ne pas se laisser déconcerter par les changements fréquents, les divers visages du fléau qui en font un être facétieux ? Telle pourrait être, en une reformulation sommaire, l'une des questions lancinantes que se seraient posés les médecins depuis l'Antiquité jusqu'au XVIIIe siècle.

---

[161] Vol. V, p. 788.

Épicure et Lucrèce de même qu'Hippocrate recommandaient de laisser de côté les invocations aux divinités qui n'y sont pour rien dans les affaires humaines, le médecin doit donc se fier à son esprit d'observation pour contribuer à dessiner un visage rationnel de la maladie.

χ. La monstruosité comme maladie et comme miroir de la normalité

Le "monstre" est, selon une littérature scientifique et médicale qui connaît un certain bonheur jusqu'au XIXe siècle, une créature dont la conformation transgresse ou, pour reprendre Ambroise Paré, passe « outre le cours » de la nature[162], généralement non viable mais pas toujours, privé de descendance pour la plupart des cas ; cela en fait-il un malade ? Ou bien une autre forme de vie ? Des cas de monstruosité, on en recense depuis l'Antiquité. Les monstres font partie de l'univers d'Empédocle, de Démocrite et trouvent dans la nomenclature aristotélicienne une place naturelle. Mais c'est au XVIIe et au XVIIIe siècles que le monstre devient au travers des débats au sein de l'Académie royale des sciences notamment, des recueils d'observation et des gazettes médicales, un objet de spéculation et de conjecture à partir de ce qu'en pensent les hommes de science, les médecins, les philosophes sans oublier les théologiens. En d'autres termes, c'est à travers le filtre de ce qu'on sait ou qu'on croit connaître qu'on va procéder à ce déchiffrage des mystères et des phénomènes de la nature qui sont sujets à interrogations comme c'est le cas pour les monstres. Les hypothèses des anatomistes et des physiologistes qui vont être brièvement passées en revue dans les lignes qui suivent illustrent un procès de normalisation, sinon de banalisation (ce qui reste difficile) des cas de monstruosité ; tel un impératif : il faut que le « monstre » s'inscrive dans une normalité, rejoignant la sphère de la pathologie, si tant est qu'elle recouvre le champ de ce qu'on appelle la normalité.

Il existe d'abord une phénoménalité du monstre, qui en explique la fascination autant que la répulsion, qui explique aussi l'existence d'une littérature volumineuse à son sujet[163]. Connaître revient à transpercer cette

---

[162] « Monstres sont choses qui apparaissent outre le cours de la nature (et sont le plus souvent signes de quelque malheur à advenir) comme un enfant qui naît avec un seul bras, un autre qui aura deux têtes, et autres membres outre l'ordinaire », *Monstres et prodiges*, 1650, éd. critique et commentée par Jean Céard, Genève, Droz, Travaux d'humanisme et Renaissance, 1971, préface.

[163] Voici un choix sélectif de quelques titres parmi beaucoup d'autres : Ambroise Paré, *Des monstres et prodiges*, 1650, Fortunio Liceti, *De Monstris*, 1665, Nicolas Lémry, *Premier mémoire sur les monstres dans lequel on examine quelle est la cause immédiate des monstres, pour l'Académie des sciences*, 1738, Jean-Jacques Dortous de Mairan, *Histoire de l'Académie*, 1743, Albrecht von Haller, *Opuscula sua anatomica : De respiratione de monstris aliaque minora*, 1751, Nicolas-

apparence pour aller voir si l'interne – l'anatomie intérieure, la conformation des organes, la circulation du sang, le système nerveux – confirme l'externe – le corps distendu, déformé, disproportionné – ou, plus encore, si l'interne dit quelque chose qui pourrait raconter et démystifier cet externe. Guichard Joseph Du Vernay insiste sur cette articulation entre l'interne et l'externe, quand il note, dans les *Mémoire pour l'Académie royale des sciences* en 1706, qu'« il doit passer pour constant que dans toutes les espèces de monstres qui ont paru, soit qu'ils aient été examinés ou non, il y a toujours une structure interne aussi extraordinaire que leur figure extérieure a paru différente de celle des autres animaux de la même espèce »[164]. Le monstre est intéressant en tant qu'objet de connaissance, susceptible d'apporter une clé à ce qui reste plus ou moins sensiblement une énigme : l'origine du vivant.

Jacques-Bénigne Winslow (1669-1770), anatomiste réputé pour sa précision, son exactitude, esquisse un ensemble de réflexions qui enrichit l'horizon philosophique et épistémologique du vivant, tout en réactualisant la thèse très ancienne du préformisme, une théorie de l'emboîtement des germes, posant que l'embryon ne fait que suivre le développement d'un corps déjà entièrement formé, comme si les animalcules observés au microscope par les savants de l'époque représentaient des êtres vivants en miniature qui n'attendent que de grandir. Winslow se livre à une première ébauche de classification des monstres (ce que fera le savant suisse Charles Bonnet et que préciseront plus tard Étienne et Isidore Geoffroy-Saint Hilaire), susceptible alors de prendre la place de la tératologie traditionnelle (dont Ambroise Paré était un représentant). Partant des deux classes suivantes : les monstres par excès (adjonction ou hypertrophie des parties par rapport au corps de l'individu normal) et les monstres par défaut (retranchement ou atrophie d'éléments naturels des corps), Winslow opère une extension en parlant de *monstres simples* et de *monstres composés*, ces derniers étant divisés en trois classes : la première composée de « ceux qui le sont simplement par conformation extraordinaire ou par défaut » – une deuxième classe avec ceux qui sont doubles, triples par quelque organe considérable – et la troisième avec ceux qui sont composés de petites parties

---

François Régnault, *Les écarts de la nature, ou Recueil des principales monstruosités que la nature produit dans le genre animal, peintes d'après nature, gravées et mises au jour par les Sr et Dme Régnault*, Paris, l'auteur, 1775, Isidore Geoffroy-Saint-Hilaire, *Propositions sur la monstruosité chez l'homme et chez les animaux*, 1829.

[164] Pour les citations de Du Vernay, comme pour celles de Winslow, la référence est celle des *Mémoires pour l'Académie des Sciences*, Paris, Compagnie des libraires : Godin, Demours et Cotte, 1666 à 1780, tome 1 à tome 9 ; les titres de l'ensemble des contributions à ce débat sont listés au mot « Monstre » de la table des mémoires, p. 240 à 244.

surnuméraires[165]. Le préformisme, qui déroule une nature intacte dans son projet et dans son mouvement général, peut aisément se concilier avec une conception théologienne de la création : ce développement linéaire des créatures abrite certes ses mystères lorsque certaines d'entre elles présentent des difformités troublantes, mais en aucun cas de tels phénomènes ne sauraient entamer les projets du créateur, lequel révèle par là-même notre propre ignorance. Tout cas de monstruosité ne ferait que révéler l'ignorance humaine. Haller[166], connu pour ses travaux sur l'irritabilité des parties sensibles, anatomiste distingué, physiologiste érudit, développe de même des arguments en faveur de l'existence d'une préformation singulière. Divers témoignages, portant sur des cas d'excès ou de transposition des parties, sur le défaut rencontré sans qu'il y ait la moindre présomption de violence, sur la transposition de partie sans pression ou intervention externe, ou encore sur des cas de parties apparues en supplément dans un fœtus sans être causée par une altération d'une autre partie, indiqueraient donc comme l'existence d'une loi préétablie, une fin et des causes orientées vers cette fin. Les mots de la sagesse, dans une telle perspective, en reviendraient à Montaigne : « Ce que nous appelons monstres ne le sont point à Dieu, qui voit en l'immensité de son ouvrage l'infinité des formes qu'il y a comprises [...] De toute sa sagesse il ne part rien que de bon et commun et réglé ; mais nous n'en voyons pas l'assortiment et la relation [...] Nous appelons contre Nature ce qui advient contre la coutume ; rien n'est que selon elle, quel qu'il soit »[167]

En réponse aux conceptions préformistes, Nicolas Lémery défend un autre processus de développement des êtres monstrueux[168]. Tout en s'opposant sur des orientations et des conceptions différentes au sujet des éléments et des modalités de la procréation et de la gestation, Winslow et

---

[165] Georges Louis Leclerc, comte de Buffon, puis Étienne Geoffroy saint Hilaire répartiront les monstres en composés, doubles ou triples, monstres par excès, et monstres simples, par défaut ou par renversement des parties.

[166] Albrecht Von Haller (1708-1777) auteur prolifique, qui a apporté une contribution significative aux débats de son temps en physiologie et en anatomie, avec de nombreuses recherches sur l'embryologie (dans lesquelles il défend la théorie préformiste), sur l'action des sucs digestifs, la formation des os, la respiration, les glandes salivaires, les vaisseaux du cœur et également sur les malformations congénitales. On peut se référer, dans la présente évocation, aux écrits suivant : *Réflexions sur le système de la génération de M. de Buffon, traduites d'une préface allemande de M. de Haller qui doit être mise à la tête du second volume de la traduction allemande de l'ouvrage de M. de Buffon*, Genève, Barrillot et fils, 1751, *Éléments de physiologie, ou Traité de la structure et des usages des différentes parties du corps humain*, trad. de Pierre Tarin, Paris Prault fils, 1752.

[167] *Essais*, livre II, chp. XXX, D'un enfant monstrueux.

[168] *La formation mécanique des monstres par excès* (1724) et le *Premier mémoire sur les monstres dans lequel on examine quelle est la cause immédiate des monstres, pour l'Académie des sciences* (1738).

Lémery usent des mêmes matériaux conceptuels pour définir ce qu'est un monstre dans l'ordre de la nature :

> On entend communément par monstre, un animal qui naît avec une conformation contraire à l'ordre de la nature, c'est-à-dire avec une structure des parties très différente de celle qui caractérise l'espèce des animaux dont il sort : je dis très différente, car s'il n'y avait qu'une différence légère et superficielle, si l'objet ne frappait pas avec étonnement, on ne donnerait pas le nom de monstre à l'animal où elle se trouverait.[169]

Les deux « écoles » reconnaissent la singularité du monstre qui empêche radicalement une assimilation avec d'autres êtres, l'exception à un ordre naturel, et, surtout, le fait que ce dernier, quelle que soit sa caractéristique précise, qui en fait sa singularité de monstre, reste somme toute inconnaissable. Ce que reproche notamment Lémery à une théorie préformiste, c'est qu'elle repose sur des fondements douteux. Qui peut dire quoi que ce soit sur la conformation du monstre avant que celui-ci ne soit arrivé à terme ? Le monstre se révèle quand le fœtus se montre achevé, sur le point de vivre tout en montrant généralement sa non viabilité dès les premiers moments[170].

Les points de vue respectifs de ces deux anatomistes réputés s'accordent pour reconnaître l'existence d'un ordre naturel présidant aux différents événements liés au développement des êtres : par des biais qui restent encore partiellement inexpliqués, des créatures caractérisées par une difformité souvent exceptionnelle s'inscrivent pourtant dans le cours de la nature ; de ce point de vue, le triptique galénique « naturel, non-naturel et contre-nature » ne se trouve aucunement désavoué ou qualitativement remise en cause. Il est, parallèlement à cela, intéressant de regarder quels arguments théologiques accompagnent cette querelle : le préformisme n'apparaît pas attenter à la toute puissance du *deus creator*. Un monde de mystères se présente aux yeux des observateurs intrigués, parfois terrifiés, à la recherche d'une explication pour combler un insupportable vide intellectuel : derrière les monstres, beaucoup plus inquiétant et inadmissible se révèlent être les ténèbres qu'ils renferment. L'insuffisance d'une théorie causale laisse la place aux interprétations, aux exégèses faisant de ces monstres d'improbables messagers : à l'exemple de ce qu'écrit Ambroise Paré, faisant de chaque cas de monstruosité le présage d'un malheur à venir ou en tout cas une figure d'avertissement. L'accidentalisme – théorie qui explique la

---

[169] *Mémoires pour l'Académie des Sciences*, Paris, Compagnie des libraires : Godin, Demours et Cotte, 1666 à 1780, vol. I à vol. IX ; les titres de l'ensemble des contributions à ce débat sont listés au mot « Monstre » de la table des mémoires, p. 240 à 244.

[170] C'est encore le même Geoffroy St Hilaire qui proposera une grille de la viabilité des monstres en fonction de leurs vices de conformation.

formation de fœtus monstrueux par un accident de parcours, par un choc modifiant leur développement – interprété de manière polémique, invite, en laissant penser que des accidents sont possibles, à une conception du monde imprégnée par l'imprévisibilité, l'aléatoire, une construction privilégiant le scénario des jeux de la nature, difficilement compatible avec l'idée d'un projet arrêté de longue date. Penser un monde pré-ordonné, une harmonie pré-établie est antinomique avec la supposition que Dieu puisse commettre des accidents en générant des êtres imparfaits. Dans un tel cas, on ne peut parler d'accident, car il apparaît difficilement recevable de laisser planer l'idée que Dieu puisse se tromper, qu'un dessein divin apparaisse contrarié car, pas plus que la nature, laquelle exclut l'erreur autant qu' « elle fuit l'infini »[171], Dieu ne saurait tolérer l'intrusion du hasard.

Mais, dans un siècle – le XVIIIe siècle – qui laisse la porte ouverte aux conjectures, s'écartant peu ou prou des dogmes érigés par l'ancienne métaphysique et la théologie chrétienne, il ne serait plus aussi définitivement scandaleux de dire que la nature essaye. Les monstres, du moins certains d'entre eux, seraient comme des essais qui exprimeraient un procès de transformation de la nature. Il convient alors, dans ce contexte, de prendre en considération une évolution des idées, des hypothèses, allant des observations d'un Nicolas Lémery aux hypothèses d'un Jean-Baptiste Lamarck, en particulier dans sa *Philosophie zoologique*. Inscrits dans un processus où chaque phase, chaque état se trouve comme relativisé l'un par rapport à l'autre, les monstres n'offrent peut-être plus la teneur dramatique que leur confère l'idée d'un surgissement, d'une apparition relevant d'un dessein aussi incompréhensible que ténébreux. Admettre une transformation, c'est admettre des états transitoires. Si la nature évolue progressivement, alors elle prend le temps de mettre au point des "produits" finis et il peut exister des transitions : « L'emploi fréquent d'un organe devenu constant par les habitudes, augmente les facultés de cet organe, le développe lui-même, et lui fait acquérir des dimensions et une force d'action qu'il n'a point dans les animaux qui l'exercent moins »[172]. Ce que devient un animal, c'est une somme de paramètres qui le font devenir ce qu'il est. Et dans cette somme s'y logent les habitudes. Plus encore, ne pourrait-on imaginer qu'en modifiant volontairement la physionomie d'un être, et en perpétuant artificiellement cette modification au fil des générations, la nature emprunterait progressivement cette nouvelle voie ? Sans que soit abordé ici le thème de la conformation monstrueuse, il est bien question d'une conformation en devenir, étendant ainsi le faisceau des possibilités relatives au

---

[171] « la nature fuit l'infini : car l'infini est imparfait et la nature cherche toujours une fin. », Aristote, *De la génération des animaux*, texte établi et traduit par Pierre Louis, Les Belles Lettres, Paris, 1961, Livre I, La distinction des sexes, p. 2-3.

[172] *Philosophie zoologique*, présentation et notes par André Pichot, Paris, Garnier Flammarion, 1994, p. 225.

développement du vivant. Un tel processus concerne la notion d'espèce en elle-même. Lamarck énonce le principe zoologique suivant : « La progression dans la composition de l'organisation subit, ça et là, dans la série générale des animaux, des anomalies opérées par l'influence des circonstances d'habitation, et par celle des habitudes contractées »[173]. Outre ce concept d'habitude – lequel accuse une dimension causale croissante tout au long du XVIIIe siècle, enrichie par les notions de milieu, de climat[174] – se trouve ainsi élaborée l'idée d'une progressivité s'exprimant par un cheminement allant du plus simple (exemple des infusoires) au plus complexe (l'homme). Sans insister plus avant sur la prise en compte du socle philosophique qui a permis à Lamarck d'avancer l'idée d'une progressivité de la nature, d'une transformation graduelle, il convient de noter qu'avant l'inventeur d'une zoologie transformiste, et dans une perspective qui n'anticipe sûrement pas de tels travaux, Diderot explique qu'on pourrait, à considérer le règne animal, croire « volontiers qu'il n'y a jamais eu qu'un premier animal prototype de tous les animaux, dont la nature n'a fait qu'allonger, raccourcir, transformer, multiplier, oblitérer certains organes. »[175]. Avec Diderot, ce fil invisible qui joue avec les créatures au gré des époques ne ressortit nullement d'un concept comme celui d'habitude tel qu'il a été forgé par Lamarck, mais d'une logique des formes renvoyant bien plus aux dynamiques du vivant forgeant la *phusis* des philosophes de la matière et, parmi eux, Démocrite, Épicure et Lucrèce[176].

La physiologie apporte sa pierre de touche à un procès de "dédramatisation" du monstre, le soustrayant à un univers assimilant cause et faute, effet et menace, pour l'inscrire ou lui redonner une place au sein de l'histoire naturelle. C'est sous la modalité d'une collection de cas dévoilant un volumineux cabinet de curiosités sous forme de comptes-rendus de gazettes, de recueils des Académies, de traités, que s'écrit cette histoire. On a affaire ici à une littérature de la collection et de la comparaison. L'accumulation des observations génère un discours probabiliste encourageant la conjecture. L'examen du débat sur les cas de monstruosités ne lésine pas sur le recours à l'argumentation statistique. L'histoire des débats médicaux et scientifiques fait apparaître à plusieurs reprises, au XVIIe puis au XVIIIe siècle, une utilisation assez polémique des données statistiques. Cette notion apparaît d'autant plus évidente ici, qu'il s'agit de

[173] *Ibid.* p. 153.

[174] Nous savons qu'un des éléments qui surdétermine ces circonstances d'habitation est le climat, ce que rend parfaitement explicite un texte comme l'article CLIMAT de l'*Encyclopédie*, cité dans la partie précédente (β. Maladie, nature et équilibre), en lien avec le discours sur les pathologies.

[175] *De l'interprétation de la nature*, XII.

[176] Cf. Annie Ibrahim, *Diderot et la question de la forme*, PUF, Paris, 1999, et *Diderot, un matérialisme éclectique*, Vrin, Paris, 2010.

comparer sur une échelle importante les productions de la nature : combien de cas monstrueux sur un nombre donné de cas normaux ? Combien d'effets rares sur une lignée imposante d'effets communs ? Il semble que cette dimension mathématico-probabiliste[177] ait été introduite de manière explicite et stratégique par Dortous de Mairan (qui a succédé à Fontenelle comme secrétaire de l'Académie des sciences en 1739), qui se livre dans son *Histoire de l'Académie*, en 1743, à une rétrospective de la polémique : « sur cent mille millions de millions, multipliés par mille d'assemblages de hasards possibles, il y en aura qu'un seul pour produire (un) enfant avec une main ou un pied à six doigts, par le système des accidents. C'est donc sur ce degré de possibilité qu'il faudrait établir le pari »[178]. On assiste à un déplacement des dispositifs argumentatifs du plan métaphysique auquel ils avaient tendance à être rivés, au plan du calcul, de la spéculation probabiliste. Toujours en s'appuyant sur Mairan, nous lisons, un peu plus loin dans le même texte, comme en guise de conclusion de toute la démonstration, les considérations suivantes :

> On ne conçoit que l'auteur de la nature, si sage, si régulier et si constant dans ses productions, ait voulu directement produire des monstres, en créant des germes monstrueux ; comme si nous étions dans le conseil de l'Auteur de la Nature, et si le monde entier ne nous offrait pas mille autres irrégularités plus importantes, à en juger d'après des vues aussi bornées que les nôtres. Nous cherchons la volonté du Créateur dans nos lumières, tandis qu'elle se manifeste dans l'exécution, et au lieu d'attribuer la formation de ces êtres merveilleux, malgré le nom odieux de monstres que nous leur avons imposés, à une sagesse infinie qui cache ses motifs, nous aimons mieux les regarder comme l'ouvrage du hasard ou d'une vertu formatrice aveugle.[179]

Ce que fait apparaître l'éventail de tous les cas de monstres qui ont fait l'objet de comptes-rendus écrits et publiés, que seul un ouvrage à part entière sur ce sujet pourrait commencer à restituer de manière significative, c'est la présence du phénomène « monstruosité » dans toute la chaîne du vivant, puisqu'elle qualifie autant le végétal que l'animal, bien que ce soit dans ce deuxième ordre qu'elle pose le plus de questions, ne serait-ce qu'au sujet des conditions d'une viabilité acceptable. Chaque cas est personnifié par celui qui en a fait la découverte ; phénomène et événement font ainsi cause commune, la vie de chaque observateur, savant, chercheur s'identifie à un moment donné avec telle ou telle créature : le soldat des Invalides de

---

177 Si l'on entend par la théorie des probabilités l'étude mathématique des phénomènes caractérisés par le hasard et l'incertitude, là où la statistique désignerait l'activité qui consiste à recueillir, traiter et interpréter un ensemble de données, les monstres font plutôt l'objet d'un travail descriptif sur la base des cas recensés.

178 Mairan, *Histoire de l'Académie*, 1743, repris dans P. Tort, op. cité, p. 198.

179 *Ibid.*

Méry en 1688 (fameux cas de *situs inversus* d'un homme qui a vécu jusque vers soixante-douze ans, et qui avait tous ses organes inversés)[180], le fœtus au cœur monstrueux de Chemineau en 1699, l'enfant à l'épine tortuée de Méry encore en 1700, le fœtus monstrueux de Littré en 1709, le fœtus difforme de Petit en 1716, etc. Chaque cas se fait invitation à relancer un étonnement sur les plans physiologique et anatomique sans oublier les enjeux philosophiques, puisque une telle recherche porte sur la finalité et les projets de la nature. Chaque cas est effectivement unique, d'où son caractère événementiel. L'absence d'une théorie cohérente, aboutie, susceptible de faire du monstre une catégorie en tant que telle, avec sa cohésion, rend chaque spécimen d'autant plus fascinant. S'il est possible de parler d'une typologie permettant de saisir les différentes facettes propres à chaque cas, passant par la figure, la grandeur, le nombre, la situation et la liaison[181], rien n'autorise à aller jusqu'à parler d'une classification des monstruosités, au sens où on parle de classification des maladies[182] en raison de l'individualité et de l'originalité intrinsèques à chacun de ces cas, d'où le caractère ambigu du terme même de « tératologie » : science des monstres, des monstruosités, ou classification, typologie ? À ce sujet, peut être donnée en exemple la typologie de Fortunio Liceti qui proposait, avec son *De Monstris* (1653) une répartition en deux classes, Monstres uniformes et multiformes, et dix types ; ce qui, évidemment, n'empêchait aucunement un contenu sensiblement fantaisiste, à nos yeux, des catégories (enfants-chiens, enfants-oie, grenouille...)[183]. Un seul exemple suffira à rendre compte d'une telle approche :

> En 1700, M. Méry raconta l'histoire d'un enfant monstrueux, qui avait l'épine du dos contournée [cas de l'enfant à l'épine tortuée] de telle sorte, que la face, la poitrine et le ventre étant vus par-devant, les parties extérieures de la génération, les genoux et les pieds se trouvaient placés au derrière du

---

[180] Ce cas paraît similaire à celui de Jean-Baptiste Macé que Diderot fait évoquer par le médecin Bordeu dans *Le Rêve de D'Alembert* (1769) : « tout nouvellement il vient de mourir à la Charité de Paris, à l'âge de vingt-cinq ans, des suites d'une fluxion de poitrine, un charpentier né à Troyes, appelé Jean-Baptiste Macé, qui avait les viscères intérieurs de la poitrine et de l'abdomen dans une situation renversée, le cœur à droite précisément comme vous l'avez à gauche ; le foie à gauche ; l'estomac, la rate, le pancréas à l'hypocondre droit ; la veine porte au foie du côté gauche ce qu'elle est au foie du côté droit ; même transposition au long canal des intestins ; les reins, adossés l'un à l'autre sur les vertèbres des lombes, imitaient la figure d'un fer à cheval. Et qu'on vienne après cela nous parler de causes finales ! », Versini, p. 645.

[181] Patrick Tort, *L'ordre et les monstres*, p. 108-122.

[182] Cf. dans le présent ouvrage, 1. La médecine comme science des maladies : classer pour soigner.

[183] Voir, sur ce point, Jacques Roger, *Les sciences de la vie dans la pensée française du XVIIIe siècle*, p. 89.

> corps, les trois capacités de la tête, de la poitrine et du ventre étaient toutes ouvertes, la voûte du crâne manquait à la tête, le sternum et le cartilage des côtes à la poitrine, et au ventre tous ses muscles et le péritoine : les parties intérieures étaient aussi extraordinaires et monstrueuses que les extérieures.[184]

Chaque cas s'impose d'abord, jusqu'au XVIIIe siècle, sous le mode du fait expérimental, faisant exister dans la chair des combinaisons à peine envisagées par les hypothèses les plus audacieuses, et réveille une dynamique de recherches et d'investigations[185]. Cette accumulation plus ou moins empirique de cas individuels non insérés au sein d'une théorie finie convient en quelque sorte aux méthodes de travail des physiologistes comme des philosophes qui développent une méfiance envers tout esprit de système. Chacun de ces cas, par la singularité qu'il affiche, par une originalité qui le distingue radicalement des autres cas, ne cesse, en en soulevant les ambiguïtés, d'interroger la pertinence même du concept de monstre : suffit-il, comme c'est le cas pour le soldat des Invalides, d'avoir tous ses organes inversés pour être qualifié de monstre ? Les cas de *situs inversus*, à l'exemple du fameux Jean-Baptiste Macé qui fait couler l'encre de Diderot, sont les cas de monstruosités qui apparaissent les plus réductibles à une lecture mécaniste ; témoin, cette incontournable analogie de la montre qui revient régulièrement aux XVIIe et XVIIIe siècles, avec les *Mémoires* de Lémery : « Supposons qu'un horloger se soit avisé de faire une montre, où il ait placé à droite et à gauche toutes les parties qui sont à gauche et à droite dans une montre ordinaire ; supposons encore que les deux montres comparées ensemble aillent également bien, et soient également bonnes, je demande si l'une des deux sera un monstre à l'égard de l'autre »[186]. Un cas de *situs inversus* s'avère donc d'autant plus remarquable lorsqu'il s'agit d'un homme ayant vécu jusqu'à l'âge de 72 ans comme ce soldat des Invalides mort paisiblement en 1688. Ce cas de *situs inversus* accuse le caractère problématique parce qu'indéterminé de ce catalogue des monstres : il suffisait d'avoir six doigts pour être un monstre (de même que les hommes

---

[184] Winslow, Remarques sur les Monstres, à l'occasion d'une fille de douze ans au corps de laquelle était attachée la moitié inférieure d'un faon à deux têtes, disséqué par ordre du Roi, avec des observations sur les marques de naissance, *Mémoire pour l'Académie des sciences*, 1733, p. 366.

[185] Idée développée notamment par Claire Salomon-Bayet dans *L'institution de la science et l'expérience du vivant*, Flammarion, 1978.

[186] *Mémoires pour l'Académie des sciences*, p. 521 ; on peut trouver également nombre d'observations sur le *situs inversus* du soldat des Invalides dans ces mêmes mémoires…, sous la plume de Winslow, avec le titre suivant, *Observation au sujet d'un Soldat des Invalides, mort à 72 ans, et dans le cadavre duquel on trouva toutes les parties, tant de la poitrine, que du bas-ventre, disposées à contre-sens*, p. 374-375.

appelés alors « nègres blancs » étaient considérés comme monstrueux). La différence physiologique devient ici assez vite monstruosité, et cela rend d'autant plus problématique la structuration de catégories monstrueuses à proprement parler. Ce dernier constat pose la question des représentations des monstres, également du point de vue d'un possible statut social, en tout cas au sein d'un environnement culturel puisque, comme le dit Montaigne, ils sont plus « de coutume » que « de nature »[187].

Dans quel sens est-il possible d'évoquer l'existence et les modalités d'un statut social du monstre ? S'interroger sur ce statut social, c'est s'interroger sur les composantes politiques et juridiques qui déterminent le milieu d'émergence de ce dernier. Or, il s'avère que le juridique occupe une part décisive dans les différentes phases déterminant la manière dont le monstre a été vécu par ses contemporains, ce que Michel Foucault nous rappelle dans ses cours sur *Les anormaux* au Collège de France. Un des aspects centraux de cette réflexion qu'il a développée sur l'anormalité, se trouve résumé dans ces quelques lignes:

> La notion de monstre est essentiellement une notion juridique, bien sûr, au sens large du terme, puisque ce qui définit le monstre est le fait qu'il est, dans son existence même et dans sa forme, non seulement violation des lois de la société, mais violation des lois de la nature. Il est, sur un double registre, infraction aux lois de son existence même. Le champ d'apparition du monstre est donc un domaine qu'on peut dire "juridico-biologique".[188]

Une grille de lecture apparaît possible pour saisir le statut du monstre ou, plutôt, des discours qui le prennent en objet : celle de la transgression. Ce serait d'un double point de vue qu'il apparaîtrait comme transgression. La nature ne se ressemble ni à travers la morphologie, ni à travers la structure interne du monstre, comme si ce dernier était l'expression de cette nature qui voudrait surprendre l'homme. La société, dans sa propre organisation institutionnelle, n'est pas prête à recevoir cet "imprévu", elle ne peut le penser, donc elle ne peut l'intégrer, ne serait-ce qu'à cause du problème de la responsabilité de l'être en question, concernant sa conduite, à partir du moment où il s'avère durablement viable[189].

---

[187] Op. cité, livre II, chp. XXX.

[188] M. Foucault, *Les anormaux*, cours du 22 janvier 1975, p. 51.

[189] On aurait envie de regarder de près cet improbable exemple de vide juridique datant du XVIIe siècle (1649), que rapporte Ernest Martin dans son *Histoire des monstres*, avec l'exemple d'un monstre double dont une des moitiés a commis un meurtre. La peine capitale fut prononcée contre la moitié fautive, mais, au terme d'un débat difficile, la Justice laissa le crime impuni, laissant la vie sauve au monstre, *Histoire des monstres depuis l'Antiquité jusqu'à nos jours*, Paris, 1880, Grenoble, Jérôme Millon, 2002,

Penser la transgression amène à évoluer dans le vocabulaire de la norme : normal, normalité, anormalité, anomalie... Si les deux sources sémantiques principales de la norme correspondent respectivement à l'idéal et à la moyenne statistique, comme l'énonce Paul Ricœur, relisant lui-même Canguilhem[190], elle évoque autant la limite, la frontière que le modèle. Canguilhem ne pose pas le problème du normal et de ses écarts dans une perspective similaire à ce qu'en dit Foucault, il n'interroge pas ici la transgression en tant que telle. Mais il procède à l'examen des différents critères, des paramètres qui contribuent à instituer une norme. La santé ne relève pas seulement de critères internes à la physiologie mais s'érige également en norme sociale. De même concernant la monstruosité, la transgression signifie ici l'émergence d'autres normes de vie possible : « Il n'y a pas de fait normal ou pathologique en soi. L'anomalie ou la mutation ne sont pas en elles-mêmes pathologiques. Elles expriment d'autres normes de vie possible »[191]. La réflexion de Canguilhem sur cette thématique contribue à détacher le monstre du pur pathologique pour être pensé en tant qu'autre champ possible, réorganisation de normes ou émergence de nouvelles normes.

En tant qu'il apparaît transgresser l'ordre à deux niveaux, le monstre se lit et s'interroge dans le registre de l'exclusion. C'est notamment dans ce registre que Foucault va orienter son discours, à travers toute une série d'exemples s'étalant du XVIIIe au XIXe siècle. Le cas de l'hermaphrodite constitue un exemple intéressant puisqu'il se situe à la frontière de l'ambiguïté physiologique et de l'ambivalence sexuelle. Là où les cas de monstres évoqués précédemment étaient condamnés en général par la nature elle-même – viabilité quasi impossible – les hermaphrodites l'étaient souvent par la justice de leur pays, parfois sous la forme des exécutions les plus barbares que l'Histoire ait connue, à l'exemple du feu. Les a-t-on brûlés simplement parce que c'était des monstres ? Une impossibilité à comprendre le dessein de la nature ? Les a-t-on brûlés parce que, plus qu'une simple expression passive du mal, ils en auraient été une expression agissante ? Se trouve alors décrit un processus de criminalisation du monstre. Pour être monstre, pour le rester, il n'aurait pas fallu continuer à être seulement difforme et incompréhensible, il aurait fallu être en plus méchant, dangereux, sanguinaire. Foucault attire l'attention sur l'évolution vers une pensée de la monstruosité mentale qui amènera plus tard, bien plus tard, le psychopathe, le « serial killer »...

---

190 P. Ricœur, *Le Juste 2*, Esprit, 2001, La différence entre le normal et le pathologique, p. 218.

191 Georges Canguilhem, *Le normal et le pathologique*, Paris, Presses universitaires de France, 1966, Quadriges, 1991, p. 91.

δ. Ce qui est anormal en-deça des Pyrénées...

Peut-être n'y a-t-il plus de "monstres" susceptibles de faire craquer les normes aujourd'hui, du moins en une acception qui remonte au XIXe siècle, mais l'interrogation sur la norme se trouve constamment renouvelée dans le champ des expériences et des avancées médicales : la norme physiologique ne saurait être évaluée de la même manière suivant que l'on pense le corps comme une machine, comme un faisceau de tissus ou comme un immense mécano cellulaire..... De plus, les évolutions de la médecine en lien avec celles de la société conduisent à déplacer cette notion de norme. Un certain nombre de gestes et d'actes normaux aujourd'hui, étaient tout bonnement impensés hier, qu'il s'agisse des mécanismes de greffe, de procréation, de clonage. Énoncer qu'il y a déplacement de normes c'est encore reconnaître l'existence du normatif. Celui-ci est déterminé par une série de représentations issues de facteurs culturels, éducatifs, idéologiques et autres. Il implique également, outre la sphère des représentations et des idées, celle des expériences, du vécu ; d'où le fait qu'elle génère du sensible, de l'affectif. Dire le normal ou l'anormal, c'est toujours réagir face à une situation ou, plutôt, un changement de situation. L'ambiguïté qui caractérise tout discours sur la norme réside dans cette difficile articulation entre ce qui relève du constat objectif et ce qui provient du ressenti subjectif. Il faut donc distinguer également le constat objectif d'une norme et son acceptation ou bien son refus : l'anormal exprime alors le refus de la norme, non pas son inexistence. Par exemple, il y a toujours une différence entre le fait de savoir que le vieillissement de la population française se conjugue avec l'accroissement de maladies dégénératives et l'expérience individuelle d'une telle maladie lorsqu'elle concerne l'entourage proche de l'individu. Ce qui est connu, explicable n'est pas pour autant acceptable. Où, ici, se situe le normal ? L'anormal ?

Aussi, s'interroger sur la normalité ou l'anormalité de la maladie se décline également dans le registre de l'acceptable moralement ou encore socialement. Le regain de tuberculose est-il normal au XXIe siècle dans certains continents ? La séropositivité, lorsqu'elle concerne plus de la moitié de certaines populations dans tel pays du continent africain est-elle normale ? Ici, « normal » et « anomal » ne signifient pas « inexplicable » puisque de multiples facteurs médicaux, mais aussi économiques, historiques peuvent l'expliquer. Encore une fois, cette dimension de la normalité, loin d'émerger comme une question purement contemporaine, se trouve posée, souvent sous la forme de grandes emphases rhétoriques non dépourvues d'efficacité, par les philosophes, les moralistes et les médecins au crépuscule du XVIIIe siècle. Cabanis, dans ses *Observations sur les hôpitaux*, écrivait en conclusion de ses constats que : « La grande maladie des états civilisés est la mauvaise distribution des forces et la disproportion choquante des fortunes.

Voilà la source de presque tous les désordres publics et des calamités qui les accompagnent »[192].

Le questionnerment portant sur la normalité et l'anormalité des maladies met en jeu des points de vue et ouvre sur une articulation indispensable entre approches épistémologiques, questionnements éthiques, sans jamais oublier la dimension anthropologique inhérente à de telles interrogations. En effet, derrière chaque maladie, épidémique, endémique, il y a toujours des hommes malades, des hommes qui nécessitent d'être reconnus partout, jusque dans les plus sombres méandres de tout hôpital, comme des êtres à part entière : objets et sujets de la médecine.

&

Bibliographie de la section 1. L'évaluation des maladies : classer, distinguer, repérer

ARISTOTE, *Éthique à Nicomaque, trad. J. Tricot, 1959*

ASTRUC, JEAN, *Traité des maladies vénériennes*, traduit du latin… (par A.-F. Jault et Boudon.), 4ème édition, 1777

AUBENQUE, PIERRE, *La prudence chez Aristote*, Paris, PUF, 1993

BARROUX, GILLES, *Philosophie, maladie et médecine au XVIIIe siècle. Esquisse d'une anthropologie médicale*, Honoré Champion, Paris, 2008, rééd. 2013

BERNARD, CLAUDE, *Introduction à la médecine expérimentale*, avec une préface et des notes par Maurice Dorolle, Paris, Delagrave, 1978, Reprod. en fac-sim. de l'éd. de Paris, J.-B. Baillière et fils, 1865

BOISSIER DE SAUVAGES, FRANÇOIS, *Nosologie méthodique*, trad. de la dernière édition latine par M. Gouvion, a joint à cet ouvrage : Carl von Linné : Genera morborum, avec la traduction française à côté, Lyon, J.-M. Bruyset, 1772

BONGRAND, PIERRE-CHARLES, *L'expérimentation sur l'homme. Sa valeur scientifique et sa légitimité*, présenté par Anne Fagot-Largeault et Philippe Amiel, Presses de l'Institut Gustave Roussy, IgrPress.fr, 2011

CABANIS, PIERRE JEAN GEORGES, *Observations sur les hôpitaux*, Paris, impr. nationale, 1790

CABANIS, PIERRE JEAN GEORGES, *Du degré de certitude de la Médecine*, Paris, F. Didot, an VI-1798

CANGUILHEM, GEORGES, *Études d'histoire et de philosophie des sciences concernant les vivants et la vie*, Vrin, Paris, 1994

[192] *Observations sur les hôpitaux*, Imp. Nationale, Paris, 1790, p. 37.

CANGUILHEM, GEORGES, *La santé : concept vulgaire et question philosophique*, éd. Sables, 1990

CANGUILHEM, GEORGES, *Le normal et le pathologique*, Paris, Presses universitaires de France, 1966, Quadriges, 1991

CULLEN, WILLIAM, *Éléments de Médecine pratique de M. Cullen, …* traduit de l'anglais sur la quatrième et dernière édition, avec des notes dans lesquelles on a refondu la Nosologie du même auteur... par M. Bosquillon, trad. de Édouard-François-Marie Bosquillon, Paris, T. Barrois jeune, 1785-1787

D'ALEMBERT, JEAN LE ROND, DIDEROT, DENIS, *Encyclopédie, ou Dictionnaire raisonné des sciences, des arts et des métiers, par une societé de gens de lettres* ; Concernant toutes nos citations et références extraites des différents articles de l'Encyclopédie, nous nous sommes appuyés sur la nouvelle impression en fac-similé de la première édition de 1751 – 1780

DAGOGNET, FRANÇOIS, *Le catalogue de la vie*, éd. PUF Quadrige, 1970

DE RAYMOND, JEAN-FRANÇOIS, *Querelle de l'inoculation ou Préhistoire de la vaccination*, Paris, Vrin, 1982

DECHAMBRE, AMEDEE (dir. de pub.), *Dictionnaire encyclopédique des sciences médicales*, Masson, Paris, 1864-1889

DEPARCIEUX, ANTOINE, *Essai sur les probabilités de la durée de la vie humaine...* Paris, Guérin frères, 1746

Dictionnaire des sciences médicales, par une société de médecins et de chirurgiens, édition de Panckoucke, Paris 1819

DIDEROT, DENIS, *Œuvres*, édition établie par Laurent Versini, Robert Laffont, Paris, Bouquins, collection dirigée par Guy Schoeller, tome I, Philosophie, 1994

FAGOT-LARGEAULT, ANNE, « Histoire des classifications en santé », dans *Enjeux des classifications internationales en santé*, éd. G. Pavillon, INSERM, 1998

FLECK, LUDWIK, *Genèse et développement d'un fait scientifique*, 1935, Les belles lettres, médecine & sciences humaines, 2005.

FOUCAULT, MICHEL, *Les anormaux, cours au Collège de France 1974-1975*, Paris, Gallimard

GADAMER, HANS GEORG, *Über die Verborgenheit der Gesundheit Aufsàtz und Vortrâge,* Frankfurt am Main, Suhrkamp Verlag, 1993, *Philosophie de la santé*, trad. Marianne Dautrey, Paris, Grasset, La Grande Raison, 1998

GAILLE, MARIE, *Cabanis, anthropologie médicale et pensée politique*, CNRS Philosophie, 2014

GRMEK, MIRKO D., *Histoire de la pensée médicale en Occident*, tome 1, de l'Antiquité au Moyen Age, Paris, Seuil, 1997

GRMEK, MIRKO D., *Le chaudron de Médée. L'expérimentation sur le vivant dans l'Antiquité*, Les empêcheurs de penser en rond, 1997

GRMEK, MIRKO D., *Savoir et pouvoir en médecine*, Conférence de Pérouse, 1985

DE HERY, THIERRY, *La méthode curatoire de la maladie vénérienne, vulagiarement appelée grosse vairolle et de la dicersité de ses symptomes*, 1552

HIPPOCRATE, *Aphorismes et Prognostics d'Hippocrate*, trad. M. Bosquillon, Paris, Crochard, 1814

HIPPOCRATE, *Œuvres complètes*, texte établi et trad. par Jacques Jouanna, deuxième tirage, Paris, Les Belles Lettres, 2003, plus particulièrement, Airs, eaux, lieux, vol. II, 2ème partie, 374ème vol. de la série grecque

HISPALENSIS, ISIDORUS, *Liber numerorum, Le livre des nombres*, trad.. Jean-Yves Guillaumin, Paris, Les Belles-Lettres, 2005

JAMES, ROBERT, *Dictionnaire universel de médecine, de chirurgie, de chymie, de botanique, d'anatomie, de pharmacie, d'histoire naturelle*, etc, trad. de l'anglais par Diderot, Eidous et Toussaint, revu, corrigé et augmenté par Julien Busson, Paris, Briasson, 1746-1748

KAMP, PETER, *Éthique et médecine*, Tierce.Médecine, 1985

LAMARCK, JEAN BAPTISTE, *Philosophie zoologique*, présentation et notes par André Pichot, Paris, Garnier Flammarion, 1994

LE BLANC, GUILLAUME, *Les maladies de l'homme normal*, Vrin, Matière étrangère, 2007

LINGUET, SIMON-NICOLAS-HENRI, *La Cacomonade, histoire politique et morale*, traduite de l'allemand du Docteur Pangloss, par le Docteur lui-même, depuis son retour de Constantinople, 2ème édition, Paris Cellot, 1767

LOCKE, JOHN, *Essai philosophique concernant l'entendement humain*, trad. Pierre Coste, 1729

LOMBARD, JEAN, *Éthique médicale et philosophie. L'apport de l'Antiquité*, L'Harmattan, Hippocrate et Platon, études de philosophie de la médecine, 2009

MAC NEIL, WILLIAM H., *Le temps de la peste, essai sur les épidémies dans l'histoire*, Hachette, 1978

PICAVET, FRANÇOIS, *Les idéologues : essai sur l'histoire des idées et des théories scientifiques, philosophiques, religieuses, etc., en France depuis 1789*, Fac-sim. de l'éd. de Paris, F. Alcan,1891

PIGEAUD, JACKIE, *La crise*, éd. Cécile Duffaud, Nantes, 2006

PIGEAUD, JACKIE, *Maladie et santé dans la pensée hippocratique*, in L'homme et la santé, ouvrage collectif, Paris, Seuil, 1992

PINEL, PHILIPPE, *Nosographie philosophique ou la méthode de l'analyse appliquée à la Médecine*, 2ème édition, 1802 – *Nosographie philosophique ou la méthode de l'analyse appliquée à la médecine*, Paris, J. A. Brosson, 1810, reproduit sous forme de document électronique par la B.N.F., 1995

Préambule à la *Constitution de l'Organisation mondiale de la Santé*, tel qu'adopté par la Conférence internationale sur la Santé, New York, 19-22 juin 1946

RICŒUR, PAUL, *Le Juste 2*, Esprit, 2001

ROGER, JACQUES, *Pour une histoire des sciences à part entière*, Paris, Albin Michel, 1995

SPRENGEL, CURT, *Histoire de la médecine depuis son origine jusqu'au dix-neuvième siècle*, trad. de l'allemand par A. J. L. Jourdan, Paris, Édouard-François-Marie Bosquillon, 2ème éd., 1815-1820

SYDENHAM, THOMAS, *Médecine pratique*, avec des notes, trad. de la dernière édition anglaise par M. A. F. Jault, Docteur en Médecine, et Professeur au Collège Royal, Montpellier, Picot, 1816

TISSOT, DAVID, *Dictionnaire des pronostics ou l'art de prévoir les bons ou mauvais événements dans les maladies*, Paris, 1770

TORT, PATRICK, *L'ordre et les monstres. Le débat sur l'origine des déviations anatomiques au XVIIIe siècle*, Paris, Syllepse1998

VICQ D'AZYR, FELIX (dir.), *Encyclopédie méthodique, médecine, par une société de médecins*, Paris, Vve Agasse, 1808

WEAR, ANDREW, *Histoire de la lutte contre la maladie : la tradition occidentale de l'Antiquité à la fin du siècle des Lumières*, Synthelabo, Les empêcheurs de penser en rond, 1999.

WINSLOW, JACQUES BENIGNE, Remarques sur les Monstres, à l'occasion d'une fille de douze ans au corps de laquelle était attachée la moitié inférieure d'un faon à deux têtes, disséqué par ordre du Roi, avec des observations sur les marques de naissance, *Mémoire pour l'Académie des sciences,* 1733

2. L'ECONOMIE DES RELATIONS HUMAINES A TRAVERS QUELQUES POINTS D'HISTOIRE DE LA MEDECINE

1. La relation médecin-malade aux temps d'Hippocrate et de Galien

α. Les contours d'une pratique médicale aux temps d'Hippocrate et de Galien

Les connaissances qui nous ont été transmises des médecins anciens, à l'exemple de ces pères de la médecine que furent Hippocrate, Celse ou encore Galien, sont de nature essentiellement théorique. Nous avons reçu en héritage un aperçu parfois très conséquent de leurs doctrines, lesquelles ont joué un rôle majeur dans l'impulsion et le développement des philosophies médicales qui leur sont postérieures. Mais que savons-nous du médecin Hippocrate ou encore du médecin Galien ? Nous parlons, ici, non pas d'un savoir biographique du type « quelles personnes étaient-ils ? », mais de la relation des *gestes* mêmes qui étaient inhérents à l'exercice de la médecine pratique. En bref : comment se déroulaient les consultations ?

C'est pourquoi il s'avère intéressant de rechercher ce qu'il pouvait en être de l'exercice d'une médecine pratique, en commençant par Hippocrate. En même temps, nous rencontrons, dès ce moment, un problème qui traverse toutes les périodes de l'histoire de la médecine et qui est présent dans l'idée même du titre choisi pour cette entrée en matière : celle des passages conflictuels de la théorie à la pratique ou bien de la pratique à la théorie. « Les « écrits se comportent autrement que les faits » constate ainsi Galien (*De la méthode thérapeutique, à Glaucon*). En même temps, les écrits – ceux qui nous intéressent ici – trouvent leur origine bien souvent dans une pratique et au sein d'une tradition d'observation.

Comme il est bien difficile de proposer une sorte de somme résolument ambitieuse d'exemples le plus souvent introuvables des relations directes entre médecin et malade, nous arrêtons notre choix sur deux aspects, à travers deux textes correspondants, de ce que pouvait être cette relation dans l'Antiquité. Le premier aspect concerne, en une résonance positive avec le célèbre *Serment* d'Hippocrate, mais avec plus de précisions en la matière, les impératifs auxquels le médecin doit se soumettre pour exercer dans les règles de l'art, cela, avec un texte attribué au même Hippocrate : le *Traité du Médecin*. On évoquera ici des lignes de conduite opérant dans la relation qui se déroule entre le médecin et le malade. Le deuxième aspect concerne la matière médicale elle-même : comment un cas particulier instruit-il sur la nature d'une affection ? Il s'agit, ici, de la relation d'un cas clinique que Galien a traité par la voie épistolaire, concernant une maladie des yeux, dans les textes regroupés sous le titre *Des lieux affectés*. On parlera, avec ce deuxième aspect, de l'importance de cette tradition d'observation à partir de laquelle le médecin tente d'articuler théorie et pratique.

β. Quelques précisions et interrogations sur le statut du Traité du Médecin *attribué à Hippocrate*

Voici les quatre premiers alinéas du *Traité du Médecin* :

> I. Cet écrit est le code du médecin, et enseigne comment il doit disposer de son officine.
>
> Ce doit être une règle de sa conduite de rechercher les moyens d'avoir un teint frais et de l'embonpoint, autant du moins que sa complexion le comporte[1]. Car beaucoup de gens s'imaginent que ceux dont le corps n'est pas ainsi en bon état, ne sauraient soigner convenablement la santé des autres. Il faut aussi qu'il soit d'une grande propreté sur sa personne, qu'il porte une mise décente, et des parfums agréables, dont l'odeur irréprochable ne soit suspecte pour personne[2] ; car, en général, tout cela plaît aux malades.
> Il doit rechercher cet esprit de sagesse qui se ne se borne pas à savoir se taire, mais qui consiste dans une vie parfaitement réglée ; rien, en effet, ne contribue davantage à la réputation du médecin. Il devra joindre les bonnes manières aux bonnes mœurs, et savoir toujours allier la gravité avec la philanthropie ; car, avec trop d'empressement à parler comme à agir, lors même que cela pourrait parfois être utile, on s'expose à la déconsidération. Il

---

[1] Note du traducteur : Dans Platon, *Politique III*, Socrate est d'un sentiment bien opposé à celui-ci : car il veut que le médecin ait eu toutes sortes de maux, et qu'il soit fort valétudinaire, et cela par deux raisons : la première, afin qu'il connaisse toutes les maladies par sa propre expérience ; et la seconde, afin qu'il paraisse qu'il entretient et conserve sa vie par la force de son art. « Les maladies, ajoute Dacier, seront assez du goût de Socrate ; mais celui d'Hippocrate plaira davantage aux médecins » (Dacier, trad. d'Hippocrate, 1697, I, p. 172)

[2] Note du traducteur : excellent commentaire de cette pensée dans le passage suivant de Montaigne : « Et les bonnes senteurs estrangières, on a raison de les tenir pour suspectes à ceulx qui s'en servent, et d'estimer qu'elles eoient employées pour couvrir quelque défault naturel de ce costé-là » (*Essais*, I, 1, c 55) [...] ce ne sont pas seulement les parfums agréables, c'est aussi la bonne apparence, la propreté et la décence de la mise qui plaisent aux malades, en un mot, *tout cela*, comme je l'ai traduit.

faut saisir l'à-propos. Ces mêmes qualités ont en effet plus de prix, quand on en use rarement.

II. Relativement aux préceptes sur l'art de guérir, à l'aide desquels on peut devenir artiste habile, il faut d'abord considérer les principes par lesquels l'adepte devra commencer à s'instruire. Aussi bien, tout ce qui se fait dans l'officine pour le traitement des malades est proprement du domaine des étudiants.
La première chose est de bien choisir l'emplacement de cette officine, et il sera convenable s'il n'y souffle aucun vent incommode, si le soleil ou le grand jour ne s'y fait pas sentir d'une manière fatigante. Une grande clarté peut n'être pas nuisible pour le médecin, mais il n'en est pas de même pour les malades ; il faut surtout se mettre à l'abri de cette vive lumière qui serait de nature à causer des maladies des yeux. Telles sont les règles à observer sur l'influence de la lumière. Ajoutons qu'on ne doit jamais recevoir le jour en face ; car cela incommode beaucoup ceux qui ont la vue faible : la moindre cause, en effet, suffit pour troubler une vue déjà affaiblie. Telle est la manière de ménager l'usage de la lumière.
Que les sièges soient bien de niveau et, autant que possible, d'une hauteur proportionnée à la taille des malades, afin qu'ils puissent s'y asseoir convenablement.

III. Que le chirurgien ne se serve d'airain que pour les instruments de l'art : c'est, à mon avis, un luxe déplacé que d'employer des ustensiles de ce métal. Qu'il propose à ceux qu'il traite de l'eau bonne à boire et pure ; que les pièces à absterger[3] soient propres et douces ; qu'il ait des compresses pour les yeux, des éponges pour les plaies, car toutes ces choses nous semblent être par elles-mêmes d'un grand secours.
Tous les instruments doivent être faciles à manœuvrer et bien appropriés à leur usage, et pour la grandeur, et pour le poids, et pour la finesse. Il doit veiller à ce que tout ce qu'il emploie soit parfaitement convenable, surtout ce qui doit rester longtemps en contact avec la partie malade : tels sont les bandages, les médicaments, les compresses pour les plaies et les cataplasmes ; car la durée de leur application sur les régions malades est toujours plus ou moins longue. Quant au reste, comme lever les appareils ou pansements, rafraîchir et nettoyer les plaies, et y pratiquer des lotions, tout cela doit être l'affaire d'un instant ; et s'il y a quelque chose à modifier, il importe de déterminer quand il faut faire plus ou moins. Suivant, en effet, qu'on fait un bon emploi de ces deux choses ou qu'on les néglige, il en résulte une grande différence.

IV. L'application du bandage, faite suivant les règles de l'art, soulage beaucoup de malades. Il est deux choses importantes qu'il faut savoir mettre à profit, c'est de faire porter la pression sur le point convenable et de serrer modérément. On se règle sur les époques de l'année pour couvrir plus ou moins la région malade ; il importe donc de connaître les parties faibles, pour

[3] Nettoyer une plaie dont la suppuration est mauvaise, dangereuse (*Larousse*, XIXe siècle).

n'être pas alors embarrassé sur celui des deux partis à prendre. Quant aux bandages recherchés, bons seulement pour l'ostentation, et sans utilité réelle, il faut les rejeter ; tout cela est ridicule, sent tout à fait le charlatanisme, et souvent même ne fait que nuire aux malades : or ils ne demandent pas d'ornement, mais du soulagement.

À l'égard des opérations de chirurgie qui se font par le fer et par le feu, la célérité et la lenteur sont également recommandables ; car (suivant les cas) on emploie l'une ou l'autre. Si l'opération ne consiste que dans une seule incision, il importe de la faire promptement ; car, comme on ne peut opérer sans faire souffrir, il faut que la douleur dure le moins longtemps possible : c'est ce qu'on obtiendra si l'incision est rapide. Mais quand il est nécessaire de pratiquer plusieurs incisions, on doit opérer avec plus de lenteur ; car alors l'opération, poursuivie d'un seul trait, occasionne des souffrances vives et continues, au lieu que, si l'on met des repos, on procure quelque relâche au patient.[4]

---

[4] Hippocrate, *Traité du Médecin*, dans *Recherches historiques sur l'origine du Traité du Médecin*, suivies d'une traduction nouvelle de ce livre, avec notes et commentaires, par J. E. Pétrequin, D. M. P., professeur à l'École de Médecine de Lyon, 1847, (date de ce traité ?), ouvrage découvert sur le tard, et attribué au corpus hippocratique, sans avoir de certitude qu'il soit d'Hippocrate lui-même, mais passages qui présentent une grand proximité avec un autre ouvrage, attribué sans ambiguïtés à Hippocrate, de l'ancienne Médecine. Nous disposons également des traductions proposées par C. Daremberg et É. Littré. Nous proposons, pour comparaison, la traduction de ce même passage par Littré, Paris, Baillère, 1841, vol. III :

1. Cet écrit est la règle de conduite du médecin et lui enseigne la manière de disposer son officine. Il est de règle pour un médecin de conserver, autant que sa nature le lui permet, le teint frais et de l'embonpoint ; car le vulgaire s'imagine qu'un médecin qui n'a pas ainsi une bonne apparence ne doit pas bien soigner les autres. Il faut qu'il soit propre sur sa personne, qu'il ait un vêtement décent et des parfums suaves dont l'odeur ne soit désagréable pour personne ; car cela plaît beaucoup aux malades ; il doit rechercher cet esprit de modération qui ne consiste pas seulement dans le silence, mais encore dans une vie parfaitement réglée ; en effet, rien ne contribue autant à la bonne réputation. Il doit joindre de belles manières à des mœurs douces ; et s'il se montre tel, il passera aux yeux de tous pour un homme respectable, pour un philanthrope et pour un observateur des convenances. Les malades ne font aucun cas de trop d'empressement et de trop de promptitude à agir (bien que ce soit tout à fait dans leur intérêt) ; le médecin doit donc veiller à son autorité, car les mêmes offices rendus aux mêmes personnes, gagnent du prix en raison de leur rareté. Quant à son extérieur, le médecin doit avoir le visage grave sans dureté ; autrement il paraîtrait arrogant et misanthrope. D'un autre côté , celui qui s'abandonne à un rire immodéré et à une gaîté excessive devient insupportable ; aussi doit-il grandement éviter ce défaut. Que la justice accompagne le médecin dans toutes ses relations ; la justice doit, en beaucoup de circonstances, lui offrir un ferme appui, car il a de nombreuses et étroites relations avec ses malades : en effet ils s'abandonnent sans réserve entre ses mains ; à toute heure il est en rapport avec les femmes., les jeunes filles, en contact avec les objets les plus précieux. Au milieu

de tout cela, il doit rester maître de lui-même. Tel doit être le médecin et pour l'âme et pour le corps. Quant aux préceptes qui concernent l'exercice de l'art médical, préceptes à l'aide desquels il est possible de devenir artiste, il convient de présenter d'abord dans leur ensemble ceux par lesquels le médecin devrait commencer son instruction ; or, tout ce qui se fait dans l'officine est à peu près du ressort des étudiants.

2. Il faut d'abord que le médecin choisisse pour son habitation un lieu [convenable], et il le sera s'il n'y souffle aucun vent incommode, si le soleil ou une lumière vive ne s'y fait pas sentir d'une manière fâcheuse ; une lumière éclatante n'est pas nuisible pour les médecins, mais il n'en est pas de même pour les malades ; on doit absolument éviter la lumière éclatante, laquelle cause les maladies des yeux. Il est donc de précepte qu'il en soit ainsi, afin qu'elle ne vienne jamais frapper directement sur les yeux ; car cela nuit beaucoup à ceux qui ont la vue faible, et la moindre cause suffit pour troubler les yeux faibles ; telle est la manière de ménager la lumière. – Que les sièges soient autant que possible d'une hauteur égale, afin qu'ils soient commodes pour les malades. – Que le médecin ne se serve d'airain que pour ses instruments, car il me semble que c'est d'une coquetterie insupportable que de se servir d'ustensiles de ce métal. – Qu'il donne à ceux qu'il traite de l'eau bonne à boire et pure. – Que les linges à absterger soient propres et mollets ; qu'il ait pour les yeux, des compresses ; pour les blessures, des éponges ; car toutes ces choses sont par elles-mêmes d'un grand secours. – Tous ses instruments doivent être appropriés à leur usage, et pour la grandeur, et pour le poids, et pour leur délicatesse. Il veillera à ce que tout ce dont il se sert soit parfaitement convenable, et particulièrement ce qui doit être en contact avec les parties malades : tels sont les bandages, les drogues, les compresses qu'on met autour des plaies et les cataplasmes ; car toutes ces choses séjournent longtemps sur les parties malades. D'un autre côté, lever l'appareil, rafraîchir, nettoyer les plaies, faire des fomentations, tout cela doit être exécuté en peu de temps. Quand il s'agit de faire quelque chose, il faut considérer le plus ou le moins, car le bon emploi de ces deux choses est propice ; mais, si on les néglige, il en résulte de grands dommages.

3. Il y a en médecine une espèce particulière de bandage dont le médecin peut se servir avec utilité ; car ce bandage présente deux grands avantages dont il faut savoir user, c'est de pouvoir comprimer ou serrer plus légèrement suivant qu'il est nécessaire. – C'est d'après les différentes époques de l'année qu'il faut se régler pour couvrir ou découvrir la partie malade ; cependant on doit faire en sorte de ne pas se laisser tromper par la faiblesse de la partie et de ne pas rester embarrassé sur ce que l'on doit faire. Il faut faire peu de cas des bandages recherchés, qui, sans avoir en eux-mêmes aucune utilité, ne sont bons que pour l'ostentation. Tout cela est insipide, sent le charlatanisme, et souvent même nuit à celui qui est en traitement ; en effet, le malade ne demande pas d'ornement, mais du soulagement.

4. Pour les opérations chirurgicales qui se font par le fer et par le feu, la vitesse et la lenteur sont également recommandables [suivant les cas], car on a besoin de l'une et de l'autre. Toutes les fois que l'opération ne consiste que dans une seule incision, on doit faire cette incision promptement, car ceux que l'on opère ressentent de la douleur, et il faut que cette douleur dure le moins de temps possible ; c'est ce qui arrivera si l'incision est rapide ; mais quand il est nécessaire de faire plusieurs incisions, l'opération doit se pratiquer avec des temps d'arrêt, parce qu'une opération

L'intérêt réside donc dans un témoignage du portrait du « bon » médecin, et de ses connaissances en chirurgie, dans la période qui suit très probablement l'existence d'Hippocrate lui-même.

Plusieurs ambiguïtés caractérisent ce texte. D'abord – phénomène courant – nous n'avons pas affaire à une restitution directe d'un texte original, mais à la médiation, sans doute d'ailleurs la médiation d'une médiation antécédente du texte original. Pétrequin, professeur à la Faculté de médecine de Lyon, propose une traduction d'un ouvrage découvert sur le tard. Se pose un problème de datation : est-il contemporain du vivant d'Hippocrate ? Posthume ? Écrit par l'un de ses successeurs ? Lequel ? « Est-il d'Hippocrate ? » constitue donc la première question à se poser. Or, avant d'entrer dans la pensée exprimée par ce texte, il est important d'apporter quelques précisions concernant ce qu'on entend par *Hippocrate* et *Corpus hippocratique*.

Pour étayer de manière plus significative ce problème que rencontre inévitablement toute personne qui veut lire Hippocrate en connaissance de cause, rien de mieux que de se référer aux remarques écrites par Littré lui-même, grand traducteur des écrits hippocratiques au XIXe siècle.

L'arbre « Hippocrate » cache bien souvent la forêt hippocratique ; derrière la figure du célèbre médecin de Cos se loge une multitude d'auteurs qui contribuent à ce qu'on appelle le corpus hippocratique. Si l'on désire atténuer la trahison que l'on fait à la vérité historique en présentant Hippocrate comme un médecin unique, auteur d'une œuvre immense, il est plus approprié d'évoquer l'École de Cos. Il résulte de ce constat général que l'origine de la médecine dite moderne – étiologie fondée sur une division des maladies, elle-même fondée sur un travail d'observation permettant la formulation de diagnostics – renvoie à un ouvrage collectif s'étendant sur plusieurs siècles : hippocratisme, néo-hippocratisme... C'est en raison de ce constat que la signature qui sied le mieux à cette œuvre immense est celle de collection hippocratique. La forme même de la collection va imprégner durablement la manière dont la médecine va se développer par la suite. François Delaporte, dans l'article « Hippocratisme » du *Dictionnaire de la pensée médicale* résume cette histoire en notant qu' « un premier ensemble de traités forment la base de la *Collection hippocratique* et provient de l'École d'Hippocrate. À cet ensemble appartiennent le groupe des traités chirurgicaux, *Plaies de tête, Fractures et Articulations* et les sept livres des *Épidémies*. Un deuxième ensemble inclut d'autres traités qui proviennent du groupe des Asclépiades de Cnide : les *Affections internes*, comme les maladies des reins et les phtisies. À quoi il faut ajouter les traités de gynécologie : *Maladies des femmes* et *Femmes stériles*. Un troisième

faite d'un seul coup cause une douleur vive et continue : au contraire , si on laisse des intervalles , on donne quelque relâche aux malades.

ensemble est constitué par d'autres traités de provenance inconnue et transmis par les manuscrits médiévaux, comme les *Chairs* et le *Régime* »[5]. À ce résumé, il convient d'apporter quelques précisions au sujet du tableau que l'on peut dresser des écoles de médecine de ces périodes de l'Antiquité.

Si l'École de Cos, historiquement assimilée à Hippocrate, constitue une évocation centrale, d'autres écoles ont également leur importance, écoles dont les auteurs n'ont pas toujours été identifiés et discernés de ceux de l'École de Cos avec bonheur. La principale école dite concurrente, est celle de Cnide, avec le nom de Chrysippe (ou Chrisippe) de Cnide (IVe siècle avant J.C.). Chrysippe aurait laissé, comme apport majeur, les *Sentences cnidiennes*, dont un extrait aurait été conservé par Galien, classant les maladies selon les organes affectés. Les historiens de la médecine font généralement apparaître l'École de Cnide comme étant orientée vers une appréhension plus pragmatique de la médecine en comparaison avec l'École de Cos, jugée, à tort ou à raison, plus théorique et doctrinaire.

Parmi les grandes écoles de l'Antiquité, trois principales peuvent être retenues : école assyrienne et chaldéenne, Rhodes et Cnide[6]. Ce relevé provient d'abord du travail des Asclépiades (fils d'Asclépios, descendants d'Esculape, dieu de la médecine), c'est-à-dire de familles qui ont conservé de générations en générations la culture de l'art médical, sous des formes théoriques ou pratiques…

Deux préoccupations d'importance imprègnent la philosophie du *Traité du Médecin* : le portrait du « bon médecin », et l'état de « ses connaissances en chirurgie ». La première justifie, en quelque sorte, le choix

---

[5] *Hippocratisme*, dans *Dictionnaire de la pensée médicale*, sous la direction de D. Lecourt, Paris, Presses Universitaires de France, 2004.

[6] Quelques éléments sur les principales écoles de l'Antiquité :

Assyriens, les Chaldéens, et les mages : les premiers qui aient cultivé cet art, et qui aient tâché de guérir ou de prévenir les maladies

Cnide : ville ancienne de la Carie, dans la Doride, Asie mineure. Les heures les plus glorieuses de ce qui, au XVIIIe siècle, n'est plus que ruines, datent du IVe siècle avant J.C. ; école versée dans la géométrie, la philosophie, la logique et la médecine…

Rhodes : île de l'Asie mineure en Méditerranée. Commentaire dans l'article MEDECINE de l'*Encyclopédie* de Diderot, D'Alembert : « On comptait trois fameuses écoles établies par les Asclépiades : la première était celle de Rhodes ; et c'est aussi celle qui manqua la première, par le défaut de cette branche des successeurs d'Esculape ; ce qui arriva, selon les apparences, longtemps avant Hippocrate, puisqu'il n'en parle point comme il fait de celle de Cnide, qui était la troisième, et de celle de Cos, la seconde. »

Cette division provient des sources suivantes : articles de *l'Encyclopédie* : MEDECINE, vol.X, p. 260 et sq., et MEDECINS ANCIENS (Jaucourt), vol.X, p. 276 et sq. Nous effectuons, dans ce tableau, une sélection des écoles qui ont le plus souvent été retenues ; il ne s'agit donc, en aucun cas, d'un tableau exhaustif.

de ce texte : une représentation presque contemporaine d'Hippocrate de ce que doit être le bon médecin. Mais aussi, une représentation dix-neuvièmiste de ce même portrait ; deux représentations se font ici écho. Il n'est évidemment pas anodin de voir Hippocrate, ou un pseudo-Hippocrate, traduit au milieu du XIXe siècle par des professeurs de médecine ou des médecins. Ce serait une erreur de discernement que de sous-estimer une vigoureuse persistance de l'influence hippocratique jusqu'à cette période tardive de la médecine. Pourquoi continue-t-on à traduire, à lire et à relire Hippocrate ? Non pour un goût de l'ancien, ou bien pour exprimer un refus borné de tout ce qui serait nouveau. Une seule raison, du reste, ne saurait expliquer par elle-même cet entêtement néo-hippocratique qui caractérise la littérature médicale jusqu'au milieu du XIXe siècle. Il ne faut pas oublier à quel point le texte même de celui qui est considéré un peu comme l'« étoile polaire »[7] de la médecine – au sens de modèle, de moule, de référence – est et reste captivant ; une régénérescence de la doctrine hippocratique accompagne ainsi les développements de la pensée médicale jusqu'à cette période avancée de son histoire. Un tel renouvellement s'explique, en partie, par ce qui apparaît être une remarquable concision (formules aphoristiques) et une impressionante acuité des observations proposées. Tel est le cas, plus particulièrement, de certains de ses textes, ceux, surtout, qui sont authentifiés comme étant du vrai Hippocrate, tels que *Airs, Eaux, Lieux*. En effet, avec un tel écrit, assez bref dans son développement, il apparaît possible d'ouvrir et d'orienter la pensée médicale et les hypothèses étiologiques qu'elle expose vers une certaine détermination que l'on serait tenté de considérer aujourd'hui comme sociologique des causes des maladies. C'est à une telle lecture que peuvent nous inviter tant *Airs, Eaux, Lieux* que les *Épidémiques*. S'il est question d'une modernité hippocratique, celle-ci ne fait sûrement pas du célèbre médecin de Cos un précurseur des pionniers de la sociologie moderne, mais elle réside dans un souci aussi explicite que conséquent de détermination, d'emprise, d'imprégnation de l'homme dans un milieu : l'homme ne peut échapper à l'ensemble des ingrédients de la matière qui le fait exister. On retourne vers cet Hippocrate version déterministe pour appréhender l'homme dans son être matériel, historique, géographique. Le siècle précédent honorait déjà cette lecture, cette orientation avec Montesquieu (qui n'avait d'ailleurs pas oublié la médecine dans son œuvre…). Le XIXe siècle se tourne encore vers cette approche d'Hippocrate, mais pas seulement celle-là. L'histoire de cette continuité est donc rendue possible par la manière dont Hippocrate lui-même et ses contemporains ont posé les bases d'une étiologie : une lecture rationnelle du corps malade, au

[7] « Hippocrate est l'étoile polaire de la Médecine. On ne le perd jamais de vue sans s'exposer à s'égarer », *Encyclopédie* de Diderot et d'Alembert, art. MEDECINE, *Enc.*, Vol. X, p. 266, formule déjà présente dans le *Dictionnaire unversel de médecine* de R. James, Discours historique sur les progrès de la médecine, 1746-1748.

sens où elle ne fait intervenir que deux acteurs, l'homme et le milieu. Cette rationalité est retenue par nombre d'histoires de la médecine, comme celle de Jean Starobinski dans son *Histoire de la médecine*[8]. Starobinski compare Hippocrate avec Thucydide dans la mesure où tous deux partagent une certaine mise à distance des références divines par rapport à l'élaboration de la connaissance à partir de la restitution des faits. Thucydide développe, dans sa chronique[9], une histoire qui est le fait des hommes, dans laquelle, à la différence de ce qu'écrivait Homère, les dieux n'interviennent pas. De même, Hippocrate n'a jamais recours à l'incantation ou à l'invocation aux dieux ou à des forces supérieures, même pour des menaces aussi graves que celle de la peste. Thucydide explique l'histoire des hommes par les hommes, Hippocrate explique les mouvements et les états du corps par le corps et par la nature dans laquelle il vit : mouvement de retour vers Hippocrate pour des raisons historiques mais aussi pour appréhender l'émergence d'une anthropologie médicale donc, également pour des raisons de nature éthique.

Il faut qu'Hippocrate fut un « bon médecin » ! Le Traité pris ici en exemple porte sur le bon médecin et le bon chirurgien. Aussi, ce petit texte pourrait tout autant être intitulé « Traité du chirurgien ». La chirurgie est, au moins aussi ancienne si ce n'est antérieure à la médecine, comme le constate l'article CHRIRURGIE de l'*Encyclopédie* de Diderot et d'Alembert : « La *Chirurgie* est fort ancienne, et même beaucoup plus que la Médecine, dont elle ne fait maintenant qu'une branche. C'était en effet la seule Médecine qu'on connut dans les premiers âges du monde, où l'on s'appliqua à guérir les maux extérieurs avant qu'on en vint à examiner et à découvrir ce qui a rapport à la cure des maladies internes »[10]. Ceci explique, non seulement qu'il n'existe pas, dans l'Antiquité, de séparation et de hiérachisation de nature institutionnelle entre ces deux activités, mais que, de ce fait, il apparaît naturel que chirurgien et médecin répondent aux mêmes exigences morales, techniques et scientifiques. Il y a donc une posture à mettre en évidence, à détailler quelque peu : le bon médecin comme le bon chirurgien, ceux qui pratiquent l'art de soigner leurs semblables, doivent satisfaire à une panoplie d'exigences. Ne pas les détailler conduirait à laisser une bonne partie des édits de cette période dans une dommageable opacité. Dire qu'Hippocrate fut bon médecin, cela revient à dire que tant dans le discours, le *logos* au sens d'étude, de connaissance comme de raisonnement, que dans la *praxis*, il se doit d'être aussi raisonnable que rationnel, aussi droit dans la conduite de son travail que fidèle aux principes tirés de la connaissance médicale.

Dans le préambule à ce traité, il est stipulé par l'auteur, le Pr. Pétrequin, que ce texte rappelle singulièrement, dans certains de ses

---

[8]Jean Starobinski, *Histoire de la médecine*, Paris, Rencontres, 1962, introduction.
[9] *Histoire de la guerre du Péloponnèse* (-431-411).
[10] Vol. III, p. 350.

passages, un autre texte d'Hippocrate, cette fois certifié de l'auteur lui-même : « ouvrage découvert sur le tard, et attribué au corpus hippocratique, sans avoir de certitude qu'il soit d'Hippocrate lui-même, mais passages qui présentent une grande proximité avec un autre ouvrage, lui attribué sans ambiguïtés à Hippocrate, *De l'ancienne Médecine* ». Cette comparaison n'est pas immédiatement et naturellement convaincante. En effet, d'un côté, nous avons un texte qui dessine les contours d'une bonne posture du médecin et du chirurgien et qui, dans la suite de son développement, présente les différentes opérations du chirurgien, lieu, choix des instruments, précautions à prendre... D'un autre côté, dans *De l'ancienne Médecine*, nous lisons un texte dans lequel Hippocrate dénonce les prétentions d'une médecine qui, pour affirmer sa portée novatrice, n'hésite pas à nier les bases de la médecine traditionnelle ; le *Traité du médecin* est donc un texte d'instruction auprès des jeunes, celui qui porte sur *L'ancienne médecine* est un texte polémique et instruit qui répond à un corps de doctrines que l'auteur juge sensiblement infondées. A-t-on alors affaire à une volonté frôlant la mauvaise foi de faire absolument attribuer ce petit traité découvert sur le tard à Hippocrate ? Est-ce le style ? Mais il s'agit de traductions toujours différentes et rendant complexe l'identification du style. Est-ce dans la posture et la référence à des principes formulés ? Mais n'est-ce pas, à l'échelle d'une période étendue dans le temps, une posture qui est commune à nombre de médecins ? Plus prosaïquement, les similitudes se trouvent dans certains passages – par exemple celui qui porte sur l'art d'appliquer les ventouses – où l'on retrouve formulées de manière très proche les mêmes recommandations techniques. Ceci ne peut suffire à faire d'Hippocrate l'auteur de ce traité, cela peut également renvoyer à une technique d'écriture fréquente, consistant à reprendre des passages entiers d'œuvres antérieures sans pour autant en citer les sources.

La présente étude ne visant pas à engager une étude circonstanciée sur les éléments qui permettent de certifier ou non ce texte comme étant un élément du corpus hippocratique, tient plus simplement à faire ressortir les codes d'une gestuelle médicale dans la médecine antique contemporaine d'Hippocrate.

χ. *Les codes d'une gestuelle médicale dans le Traité du Médecin d'Hippocrate*

Sans procéder à une lecture suivie de l'extrait reproduit du *Traité*, ce qui nous amènerait à nous attarder plus que de raison sur les nombreuses indications techniques relatives au choix des instruments de chirurgie, on s'attachera à mettre en évidence des traits généraux sans mépriser pour autant tous les détails.

Voici comment est composé notre texte :

- Comment le médecin doit présenter du point de vue de sa personne physique

- Comment ce même médecin doit présenter du point de vue de sa personne morale
- Quel doit être son maintien
- Quels principes il doit adopter :
  1. Le choix du lieu d'exercice
  2. Le choix du métal pour les instruments
  3. Le soin apporté à tous les instruments propres à l'exercice de la chirurgie
  4. L'art de bander le patient
  5. La conduite dans les opérations de chirurgie
  6. Précisions sur le maniement des instruments et des opérations :
     - Les lancettes
     - Les ventouses
     - Les scarifications
     - Les ligatures
     - Le traitement des abcès et des ulcères
     - Les cataplasmes
  7. Petite évocation de la chirurgie qui traite des blessures par armes de guerre
- Conclusion synthétique

Cette structure générale ne délivre toute son intelligibilité que si l'on évoque un portrait du bon médecin en lien avec une culture chirurgicale qui est celle de l'époque hippocratique.

Trois dimensions du médecin sont d'abord mises en avant : physique, morale et comportementale. Une ambiguïté caractérise le point de vue de la première phrase : « Cet écrit est le code du médecin, et enseigne comment il doit disposer de son officine ». Certes, il est normal pour un texte qui se présente comme un « traité » de codifier. Mais de quel code s'agit-il ? Quelle est la légitimité réelle du présent écrit ? A-t-il, par exemple, le même statut et le même signifiant que le *Serment* d'Hippocrate ? Pétrequin lui-même n'en dit rien, s'attachant surtout à relever les parentés avec le texte hippocratique, en accord, semble-t-il, avec une autorité en la matière : Émile Littré. Le ton solennel est propre à un texte qui codifie, cela, en s'appuyant non pas sur des éléments qu'il invente, mais qu'il reprend. On n'a pas affaire à un texte novateur mais à un texte conservateur, qui affirme un ensemble de valeurs. Cette idée de code ouvre sur deux lectures non contradictoires du texte : l'idée du traité d'une part, celle de la méthode d'autre part. Plus que des articles de lois, plus que des préceptes, on y trouve une série de conseils, ce qui conduit à accentuer le caractère ambigu du texte. Celui-ci hésite, en un certain sens, entre plusieurs tonalités : celle du texte qui légifère, celle du texte qui conseille, mais aussi, parfois, celle du texte qui sermonne ou met en garde. Nombre des ces caractères ne manqueront pas d'imprégner durablement la littérature médicale par la suite, et c'est l'une des raisons pour lesquelles ce texte possède une indéniable valeur référentielle.

Dans la suite, c'est l'aspect physique du médecin qui se trouve évoqué avec ces formules : le « teint frais », de « l'embonpoint autant du moins que sa complexion le comporte ». Le traducteur évoque Platon[11] qui voulait un médecin imprégné de l'expérience de la maladie, pour êtrre en mesure de traiter en connaissance de cause celle des autres. L'embonpoint ne serait-il pas, à rebours, le signe d'un corps et d'une âme un tantinet corrompus ? Par ailleurs, si la propreté est exigée, la coquetterie ou ce qui pourrait passer pour tel doit être imépérativement proscrite : retenue et neutralité !

Il importe donc que le médecin soit un homme sain. Il doit présenter bien, sans égaler un athlète, il doit être en bonne santé et il doit être propre. Son allure générale doit inspirer la confiance. Un aspect maladif contribuerait à voir se refléter dans la figure du médecin, celle du malade lui-même. De plus, être médecin durant cette époque c'est circuler, se déplacer, faire du chemin, ce qui suppose endurance et vigueur. Être chirurgien appelle au moins les même qualités, sachant que la dimension physique de cet art est dès ce moment caractéristique. La « complexion » que l'auteur mentionne désigne l'entité générale de l'individu, sachant que chaque individu est une complexion au sens où il est le produit de la combinaison des éléments liquides – sang, phlegme, bile, atrabile – qui engendre un tempérament, une manière d'être qui dispose à certaines activités, qui en interdisent d'autres ; les dictionnaires de médecine ont généralement recours aux termes de constitution et de tempérament pour cerner cette notion de complexion. Les activités choisies par les hommes résultant de cet équilibre, il s'ensuit que, naturellement, tout le monde ne peut s'improviser chirurgien. L'embonpoint fait partie des expressions du bien-être, de la santé, dans une certaine limite tout de même. Retenons les idées d'équilibre et de juste proportion qui doivent caractériser l'aspect général du médecin. C'est aussi une idée qui reste parfaitement en cohérence avec la conception d'une médecine des contraires chère à Hippocrate : la partie malade du corps doit être soignée par un caractère opposé, le chaud par le froid, le sec par l'humide, bien qu'Hippocrate nuance cette idée dans son ouvrage *De l'ancienne médecine*, en en refusant une simplification systématique. Cependant, l'attrait vers la bonne santé, vers le corps et l'esprit sains doivent être autant de vecteurs qui tirent le malade hors de sa condition.

L'hygiène est présente ici ; elle investit toute la médecine antique, elle est sans doute la première médecine[12]. Le fait que le médecin soit propre est,

---

[11] Cf. la note du traducteur dans la restitution initiale de l'extrait au début du présent texte.

[12] Cf. dans le présent ouvrage, Incertitude et décision en médecine : quelques éléments sur l'histoire d'un dilemme médical, α. *Primum non nocere*.

dans ce contexte, déjà l'amorce de la gestuelle médicale, cela se présente comme le premier et incontournable seuil de la relation médicale. L'auteur mentionne l'odeur, évocation qui appelle une note critique concernant les traductions possibles de ce passage. La référence à Montaigne peut paraître un peu déplacée, même si elle est d'ordre plus littéraire qu'historique, concernant un texte qui lui est supposé nettement antérieur. Mais il est vrai que l'odeur peut signifier aussi bien l'absence de propreté, de soin de soi, que son excès : un médecin qui se parfumerait serait aussi gênant et répréhensible qu'un médecin qui ne se laverait pas. Ce passage exprime le souci de l'équilibre, de la moyenne ou encore de la tempérance, voilà qui nous ramène du côté de l'alchimie aristotélicienne et de son équilibre des passions, de la recherche de la tempérance en toutes choses comme cela se trouve développé dans son *Éthique à Nicomaque*. De même, il est question de la nécessaire discrétion, qui commence par l'apparence physique, dont le médecin ne doit en aucun cas se séparer. Cette qualité – la discrétion – a souvent été célèbrée dans les ouvrages fixant les règles générales que doit observer tout médecin[13].

À présent, l'allusion suivante à des conceptions alternatives au sujet de l'apparence du médecin, proposée en note de bas de page par le traducteur du *Traité du Médecin*, mérite d'être prise en compte du point de vue de ses implications :

> Dans Platon, *Politique III*, Socrate est d'un sentiment bien opposé à celui-ci : car il veut que le médecin ait eu toutes sortes de maux, et qu'il soit fort valétudinaire, et cela par deux raisons : la première, afin qu'il connaisse toutes les maladies par sa propre expérience ; et la seconde, afin qu'il paraisse qu'il entretient et conserve sa vie par la force de son art. « Les maladies, ajoute Dacier, seront assez du goût de Socrate ; mais celui d'Hippocrate plaira davantage aux médecins » (Dacier, trad. d'Hippocrate, 1697, I, p. 172)

Sur quelles présuppositions, en vertu de quelles exigences, porte plus exactement le discours de Platon ici ? D'une part, il ne s'agit pas du dialogue *Le Politique*, dialogue qui fait s'entretenir la figure de l'Étranger avec Socrate le Jeune. Certes, dans *Le Politique*, comme dans une très grande partie des dialogues de Platon, références et analogies avec la médecine sont omniprésentes : le thérapeute comparé au législateur, le

---

[13] Par exemple : Friedrich Hoffmann (le jeune), *La politique du médecin ou les règles de prudence que doit suivre un jeune médecin dans ses études et sa conduite, s'il veut acquérir promptement de la réputation, la conserver, et devenir un praticien heureux*, 1751, où il est mentionné et développé, parmi les vertus nécessaires au médecin pour qu'il conserve sa réputation (Chap. III), comme première règle, que « Le médecin doit être modeste, et éviter tout ce qui sent l'orgueil », comme seconde règle, que « Le médecin doit être discret ».

peuple ou l'État comparé au malade, etc. La référence donnée par le traducteur ne porte pas sur *Le Politique*, mais sur le troisième livre de *La République*. Voilà exactement ce qui y est dit :

> Les plus habiles médecins seraient ceux qui, commençant dès l'enfance à apprendre leur art, auraient traité le plus grand nombre de corps et les plus malsains, et qui, n'étant pas eux-mêmes d'une complexion saine, auraient souffert de toutes les maladies. En effet, ils ne guérissent pas, je pense, le corps par le corps – autrement il ne conviendrait pas qu'ils fussent ou deviennent jamais malades – mais le corps par l'âme, et l'âme qui est ou devient malade ne peut bien soigner quelque mal que ce soit.[14]

Après quoi, Socrate revient au juge – objet central de son propos – qui commande « à l'âme par l'âme ». Plusieurs idées ressortent de cette évocation. D'une part, Platon met en avant la suprématie de l'âme : c'est par l'âme que le médecin soigne et non par le corps. La lecture de l'œuvre de ce philosophe – *Le Sophiste*, *Le Gorgias*, etc. – nous habitue à la récurrence de l'idée générale suivante : seule véritablement la santé de l'âme est importante, essentielle, là où celle du corps est d'ordre plus accidentel. De même, l'expérience du corps, de ses affections et des douleurs qu'elles engendrent affermissent l'âme et, peut-être même, le tempérament. Ce n'est pas pour rien que les Stoïciens verront en Platon et dans la figure de Socrate une sorte de paradigme pour construire une conduite de vie. Après tout, d'autres textes, et bien postérieurs à celui de Platon, énoncent des idées qui vont dans le même sens. Éprouver les maladies conduirait à s'adapter à celles-ci, contractant l'habitude d'être malade, on contracterait en même temps celle de les supporter, tel le roseau qui plie sans se rompre. Cette idée peut trouver nombre de développements significatifs, pas seulement historiques mais également contemporains, liés à ce qu'est l'ordinaire d'une vie quand on est malade, imposant de faire, par nécessité, par la force des choses, de sa maladie un mode de vie et un mode d'être. Plus proche d'une continuité de l'idée énoncée par Platon, figure une idée assez proche dans un traité paru au début du XIXe siècle, du médecin Julien-Joseph Virey, qui écrit que :

> Quiconque n'est pas assez robuste pour rompre les maladies, doit donc plier mollement dessous elles, et amortir ainsi la violence de leur choc. Il sera plus esclave sans doute, mais il subsistera plus longuement aussi que l'individu vigoureux qui, aggravant son mal par la résistance, s'expose à être frappé de mort. Il y a même telle infirmité, telle maladie, qui conservent et la santé et la longévité, en délivrant de toute autre affection ; ce sont des garnisaires qui,

[14] Platon, *République*, III, 408 d, trad. R. Baccou, GF, p. 160.

vivant chez nous à discrétion, prétendent s'en assurer l'unique possession, et défendent l'entrée à d'autres assaillants.[15]

Telle une déclinaison médicale du *Chêne et du roseau,* cette pensée de Virey ne réduit pas la maladie à une simple force de destruction du corps, mais en fait le rempart contre d'autres affections peut-être plus redoutables. Outre ce petit clin d'œil à la célèbre fable de La Fontaine, une certaine résonance avec les hypothèses édpidémiologiques contemporaines de nos fléaux – toute précursorite mise de côté – est assez tentante. N'explique-t-on pas l'émergence du SIDA en partie par l'extinction d'autres maladies ? Une telle idée, avec force nuances, consiste dans le constat que la médecine, en supprimant des maladies qui pouvaient justement jouer le rôle de « garnisaires », auraient favorisé la transmission du germe[16]. Mais sans doute est-il prudent de ne pas pousser plus loin l'évocation de Platon dans le sens prêté par le traducteur du *Traité du médecin,* peut-être que Platon lui-même n'aurait pas souhaité la radicalisation de cette interprétation. Il ressort, de manière générale, que la compétence constitue dans le texte de Platon un point de cristallisation, son acquisition exige des efforts, et la connaissance de la maladie n'échappe donc nullement à la règle.

Venons-en, à présent, au point suivant du texte du *traité* :

> Il doit rechercher cet esprit de sagesse qui se ne se borne pas à savoir se taire, mais qui consiste dans une vie parfaitement réglée ; rien, en effet, ne contribue davantage à la réputation du médecin. Il devra joindre les bonnes manières aux bonnes mœurs, et savoir toujours allier la gravité avec la philanthropie ; car, avec trop d'empressement à parler comme à agir, lors même que cela pourrait parfois être utile, on s'expose à la déconsidération. Il faut saisir l'à-propos. Ces mêmes qualités ont en effet plus de prix, quand on en use rarement.

Galien sur les traces d'Hippocrate, énonce que le bon médecin doit être philosophe[17]. Les deux sont censés inscrire leur démarche dans une visée permanente de la sagesse. Si cette dernière est plus l'apanage des dieux, il n'est pas interdit d'en prendre le chemin, en commençant par régler

---

[15] Julien-Joseph Virey, *De la puissance vitale, considérée dans ses fonctions physiologiques chez l'homme et tous les êtres organisés ; avec des recherches sur les forces médicatrices, et les moyens de prolonger la vie*, Paris, 1823, Section IV. Des Conditions de tempérament et de conformation favorables à une longue vie, p. 435.

[16] Cf. Mirko D. Grmek, *Histoire du SIDA. Début et origine d'une pandémie actuelle*, Paris, Payot, 1989.

[17] Galien, *Œuvres anatomiques, physiologiques et médicales de Galien*, trad. sur les textes imprimés et manuscrits, accompagnées de sommaires, de notes ... précédées d'une introduction ou étude biographique, littéraire et scientifique sur Galien, vol. 1 Daremberg, Charles (trad.), Paris : J.-B. Baillière, 1854-1856, p. 1 et sq.

sa vie – ce que recommandent les philosophes de l'Antiquité –, en faisant, par exemple, le tri dans ses propres sentiments, en étant capable d'éloigner toute mauvaise passion, qui ne pourrait être que toxique pour les malades. Si la compassion, l'empathie sont nécessaires ne serait-ce que pour justifier la vocation de médecin, une certaine forme d'indifférence n'est pourtant pas à exclure, au sens où toute sensibilité risquerait de corrompre attitude et gestuelle médicales. Un voile d'indifférence doit cerner l'horizon du médecin dans l'exercice de ses fonctions, étant invité à faire abstraction totale des éventuelles caractéristiques du ou de la patiente (amante, brigand, pauvre, puissant...) : seul, un homme ou une femme malade se trouve en présence du thérapeute. La médecine est un dosage destiné à produire équilibre et tempérance, et l'attitude du médecin doit refléter cette même façon d'entreprendre. La quête de sagesse qui ouvre le paragraphe cité renvoie à l'idée de désintéressement qui doit imprégner l'esprit du médecin ; et un tel esprit se retrouve dans un autre texte qui continue à être reproduit dans les manuels contemporains, qui est affiché dans bon nombre de cabinets médicaux, le *Serment* :

> Je passerai ma vie et j'exercerai mon art dans la pureté et le respect des lois Je ne taillerai pas les calculeux, mais laisserai cette opération aux praticiens qui s'en occupent. Dans toute maison où je serai appelé, je n'entrerai que pour le bien des malades [Philanthropie]. Je m'interdirai d'être volontairement une cause de tort ou de corruption, ainsi que tout entreprise voluptueuse à l'égard des femmes ou des hommes, libres ou esclaves [joindre les bonnes manières aux bonnes mœurs]. Tout ce que je verrai ou entendrai autour de moi, dans l'exercice de mon art ou hors de mon ministère, et qui ne devra pas être divulgué, je le tairai et le considérerai comme un secret [éviter la déconsidération].[18]

Après avoir préconisé une attitude faite de tempérance et de sobriété, la suite du *Traité du médecin* se concentre sur les devoirs du chirurgien : « Relativement aux préceptes sur l'art de guérir, à l'aide desquels on peut devenir artiste habile, il faut d'abord considérer les principes par lesquels l'adepte devra commencer à s'instruire. Aussi bien, tout ce qui se fait dans l'officine pour le traitement des malades est proprement du domaine des étudiants ».

Relevons d'abord, d'après la traduction, l'idée d' « artiste habile », faisant du médecin un homme de science, un homme de l'art, la réunion des deux produisant l'habileté, soit une certaine forme de sagesse[19]. Sans

---

[18] Trad. Littré.

[19] Cf. dans le présent ouvrage, ce que nous avons noté dans une section précédente (2. Incertitude et décision en médecine : quelques éléments sur l'histoire d'un dilemme médical au sujet d'une émergence de la médecine comme art et comme technique, ϕ. L'incertitude dans les questionnements éthiques : exemple des

relancer un débat récurrent qui consiste à se demander si la médecine est un art ou bien une science, il est plus intéressant de regarder comment ces deux dimensions se conjuguent, et comment cette conjugaison se trouve condensée dans ce court paragraphe. L' officine désigne, à l'époque de la traduction, et si l'on s'en réfère aux dictionnaires alors contemporains du traducteur[20], le lieu où les pharmaciens font leurs préparations. L'officine, au temps de l'Antiquité, désigne l'*iatrium* des médecins, le lieu où les médecins se préparent et font les préparations nécessaires à leurs opérations. La dimension pratique l'emporte sur toutes les autres ici. Le geste du médecin commence avec la présence du malade dans un lieu approprié, et non à partir d'un corpus doctrinaire. Les écrits du corpus hippocratique reposent sur une imposante somme d'observations et autant de cas. Et le présent texte inscrit les règles élémentaires de la conduite du médecin sur l'évidence de la pratique. S'impose déjà, à l'époque d'Hippocrate, une idée qui sera peut-être négligée, quelque peu oubliée par la suite pendant un temps : la médecine s'apprend au chevet du malade. Une dimension clinique peut donc être repérée dans notre texte, à condition de s'entendre sur son acception. En effet, on peut évoquer une forme de médecine clinique dans l'Antiquité avec Hippocrate, comme à l'âge classique, avec l'exemple de Jean Fernel (XVIe siècle), ou bien au XVIIIe siècle avec Tissot. On parle aussi d'une clinique moderne issue de la révolution hospitalière au début du siècle suivant, nourrie par la médecine expérimentale de Claude Bernard. On parle évidemment de médecine clinique au XXe siècle, puisqu'il s'agit d'une discipline incontournable pour tout étudiant en médecine[21].

Pour ce qui concerne la clinique dans l'Antiquité, quelques précisions peuvent être données. On fait remonter l'origine d'une médecine clinique à la mythologie avec Esculape. Par exemple, le Chevalier de Jaucourt en donne la définition suivante dans l'*Encyclopédie* de Diderot et D'Alembert : « On appelle médecine clinique, la méthode suivie de voir et de traiter les malades alités ; et l'on nomme médecins cliniques, ceux qui assistent auprès du lit des malades pour traiter leurs maux. C'était principalement aux

---

pratiques expérimentales) et qui peut étayer également les présentes considérations : l'historien de la médecine Mirko Grmek, en se référant lui-même à ce qu'en écrit Festugière dans son édition du traité de l'*Ancienne Médecine*, (1948), mentionne que l'« on voit se constituer ainsi, à partir de la seconde moitié du Ve siècle et au début du IVe siècle, toute une série de *technai*, c'est-à-dire d'ouvrages définissant les règles de l'art, et cela dans les domaines les plus divers : art oratoire, médecine, diététique, cuisine, gymnastique, lutte, équitation, architecture, sculpture, peinture et musique », M. Grmek, *Histoire de la pensée médicale en Occident*, tome 1, de l'Antiquité au Moyen Age, Paris, Seuil, 1997, p. 27.

[20] À l'exemple du *Dictionnaire des sciences médicales*, par une société de médecins et de chirurgiens, édition de Panckoucke, Paris 1819.

[21] Cf. Céline Lefève, Gilles Barroux, *La clinique : usages et valeurs*, Seli Arslan, Paris, 2013.

médecins des empereurs auxquels on donnait anciennement ce nom »[22]. Christiane Sinding (*Dictionnaire de la pensée médicale*) précise que ce terme « vient du grec *klinikos*, de *klinein* « être couché ». La clinique est donc d'abord une activité qui s'exerce au chevet du malade alité »[23]. La clinique renvoie originellement à une activité constitutive de l'art médical : l'observation. Elle s'accommode du cas particulier, elle exprime de manière concrète la notion d'histoire individuelle propre à la maladie. La dimension clinique de la médecine s'exprime dans la manière dont le médecin organise le rapport entre malade et maladie. Quand on observe attentivement le malade, que ressort-il spécifiquement de la maladie ?

En résonance avec notre texte, disons que c'est l'officine qui se présente comme le premier bréviaire, livre d'instruction de l'étudiant, de l'adepte. Vient ensuite la question du lieu. Il y est dit que :

> La première chose est de bien choisir l'emplacement de cette officine, et il sera convenable s'il n'y souffle aucun vent incommode, si le soleil ou le grand jour ne s'y fait pas sentir d'une manière fatigante. Une grande clarté peut n'être pas nuisible pour le médecin, mais il n'en est pas de même pour les malades ; il faut surtout se mettre à l'abri de cette vive lumière qui serait de nature à causer des maladies des yeux. Telles sont les règles à observer sur l'influence de la lumière. Ajoutons qu'on ne doit jamais recevoir le jour en face ; car cela incommode beaucoup ceux qui ont la vue faible : la moindre cause, en effet, suffit pour troubler une vue déjà affaiblie. Telle est la manière de ménager l'usage de la lumière.
>
> Que les sièges soient bien de niveau et, autant que possible, d'une hauteur proportionnée à la taille des malades, afin qu'ils puissent s'y asseoir convenablement.

Difficile ici de restituer synthétiquement et à propos une histoire des lieux de soin dans l'Antiquité hippocratique et néo-hippocratique. Il y a les lieux immortalisés par leur inscription dans la mythologie : le Prytanée, le temple d'Asclépios, mais peuvent aussi être évoqués des lieux communs du soin, qui ressemblent fort à l'officine dépeinte par notre *Traité*. L'Antiquité médicale ne connaît ni les déambulateurs, ni les ambulances, mais le sort commun des médecins passe bien par une déambulation quotidienne. Ce n'est donc ni l'hôpital ni l'hospice – concepts qui viendront une petite dizaine de siècles plus tard – mais l'hospitalité qui constitue le lieu par excellence du médecin à cette époque. L'emplacement peut donc se situer n'importe où, chez un malade, pourvu qu'il corresponde aux normes fixées : tempérance, modération de la lumière, silence, calme. Une précision peut

---

[22] Vol.III, p. 536.

[23] Christiane Sinding, article « Clinique » dans *Dictionnaire de la pensée médicale*, sous la direction de Dominique Lecourt, Paris, Presses Universitaires de France, 2004, p. 250.

tout de même être apportée : Charles Daremberg, grand commentateur des œuvres d'Hippocrate au XIXe siècle, note qu' « il existait dans l'Antiquité des maisons, soit publiques, soit privées, comme paraissent être celles des hippocratistes, où le médecin, assisté de ses aides, libres ou esclaves, pratiquait les opérations chirurgicales, et où il paraît que les malades séjournaient. On venait aussi y chercher les médicaments ; mais on ne voit pas que les maladies internes y aient été traitées, du moins au temps d'Hippocrate »[24].

La suite du texte énumère les points précédemment listés (plan général du texte) : le choix du métal pour les instruments, le soin apporté à tous les instruments propres à l'exercice de la chirurgie, l'art de bander le patient, la conduite dans les opérations de chirurgie, des précisions sur le maniement des instruments et des opérations (lancettes, ventouses, scarifications, ligatures, traitement des abcès et des ulcères, cataplasmes), enfin, une petite évocation de la chirurgie qui traite des blessures par armes de guerre.

Ce qu'on appelle chirurgie dans l'Antiquité ne se distingue, en effet, pas aussi catégoriquement de la médecine, puisque celle-ci se développe comme une *technè* (terme grec qui recouvre aussi bien l'art que la science), un ensemble d'opérations ayant pour but le retour à la santé, à l'équilibre des individus affectés. Mais il ne saurait y avoir d'art sans méthode, d'opérations sans règles, et c'est bien là que s'affirme l'autorité d'Hippocrate et des autres médecins, des écoles qui vont suivre. Charles Daremberg, exactement à la suite du commentaire sur les lieux d'exercice de la chirurgie et de la médecine, note que « le même médecin pratiquait les opérations (chez lui, sans doute quand le local où habitaient les malades ne s'y prêtait pas) et traitait les maladies internes »[25]. D'abord, la chirurgie – ce qu'attestent les écrits d'histoire de la médecine de manière générale – apparaît être la première médecine, comme le précise, par exemple, l'article CHIRURGIE de l'*Encyclopédie* de Diderot t d'Alembert : « la seule Médecine qu'on connut dans les premiers âges du monde, où l'on s'appliqua à guérir les maux extérieurs avant qu'on en vînt à examiner et à découvrir ce qui a rapport à la cure des maladies internes »[26]. On connaît quelques rudiments d'une histoire très ancienne de la chirurgie. Ainsi, la plupart des peuplades antiques savaient extraire une flèche, ou réduire une fracture à l'aide d'attelles, grâce à des procédés rudimentaires, qui pouvaient être complétés par des incantations et autres pratiques magiques pour s'assurer la faveur des dieux.

Mais c'est avec la collection hippocratique que la chirurgie devient l'objet d'un ensemble de considérations conséquentes, sous forme de textes érudits. Trois textes hippocratiques portent sur cette dimension de la

[24] Ch. Daremberg, *Œuvres choisies d'Hippocrate*, Paris, Labe, 1855, p. 55.
[25] *Ibid.*
[26] Vol. III, p. 350.

médecine : *Fractures*, *Articulations* et *Plaies de la tête*. Il est plus que vraisemblable que ce sont à ces textes notamment que renvoie la phrase conclusive du *Traité du Médecin* : « Mais toutes ces choses ont été évoquées ailleurs ». Peut être convoqué un autre texte qui présente beaucoup plus de ressemblances avec le *Traité du médecin* que l'*Ancienne Médecine* évoquée tout à l'heure, il s'agit du texte *De l'Officine*, dans lequel sont mentionnées avec force insistance les opérations techniques propres à la chirurgie.

Dernier point qui mérite encore quelques précisions : l'évocation de la chirurgie qui traite des blessures par armes de guerre, qui figure à la fin du *Traité*. Les premiers médecins attachés aux armées se trouvent dans l'Antiquité, où la voix d'Hippocrate était bien loin d'être étrangère aux soldats de la Grèce antique. Précisément, dans le dernier point de ce même *Traité*, l'auteur écrit, au sujet des règles pour mener à bien les opérations, que

> se rattache la chirurgie concernant les blessures par armes de guerre quant à ce qui regarde l'extraction des traits. Dans les résidences en ville, il n'y a guère d'occasion de s'y exercer ; car il est rare, dans toute la vie d'un homme, d'y voir des combats entre les citoyens et contre les ennemis ; au lieu que ces accidents sont très fréquents et presque journaliers auprès des troupes étrangères qui se louent. Donc celui qui veut devenir chirurgien doit s'enrôler et suivre ces troupes ; de la sorte il deviendra exercé dans cet office.[27]

Dès l'Antiquité grecque, des médecins accompagnent donc les troupes, participent à leurs combats et, surtout, en tirent le profit de l'acquisition d'un savoir. Cette mission est codifiée, comme l'attestent les auteurs d'un ouvrage extrêmement documenté en informations et en observations relatives à la médecine de terrain, *Histoire de la Médecine aux armées* : « Une autre fonction était apparue assez tôt avec la charge de médecin public (*iatros démosios*) rétribuée sur les ressources de la cité, et confiée à un médecin choisi parmi les meilleurs candidats par les citoyens eux-mêmes. Ces médecins s'engageaient à soigner gratuitement les citoyens les plus défavorisés, et en particulier les anciens combattants »[28]. En un mot, on peut qualifier de centrale la notion d'équilibre au sein de la philosophie médicale telle qu'elle est développée avec Hippocrate ; elle devient stratégique dans la conduite de la guerre et, tout naturellement, le médecin y a donc sa place.

Voici donc quelques éléments susceptibles d'étayer les constituants d'une gestuelle médicale au temps d'Hippocrate.

---

[27] Hippocrate, *Du médecin*, 14, traduction É. Littré.

[28] *Histoire de la Médecine aux armées*, sous la direction de Charles Lavauzelle, Paris 1982, vol. I, Première partie, *L'Antiquité*, p. 80.

Venons-en à présent au deuxième texte de référence, avec un extrait du célèbre ouvrage de Galien : *Des lieux affectés*, IV, Des affections des yeux.

δ. La relation d'un cas clinique avec l'exemple d'une consultation écrite de Galien

Si Hippocrate et Galien se retrouvent traditionnellement associés dans l'évocation des grandes figures médicales de l'Antiquité, beaucoup de facteurs, temporels, spatiaux, médicaux et philosophiques les distinguent et, même, les éloignent. Peu de rapport entre les deux périodes : Hippocrate meurt au milieu du IVe siècle avant J.C., Galien naît au milieu du IIe siècle après J.C. ; peu de rapports également, entre l'île de Cos, qui vit naître Hippocrate, et la ville de Pergame, celle de Galien. Entre ces temps, entre ces lieux, la médecine n'est pas restée figée, et Galien construit sa propre histoire sur une histoire déjà chargée, et en mouvement. Entre les deux s'étire une histoire de sectes – empiriques, dogmatiques, logiques… – et des noms importants, comme ceux d'Érasistrate (-330-250), d'Érotien (Ier siècle ap. J.C.), de Aréthée de Cappadoce (Ier siècle ap. J.C.), de Celse (Ier siècle ap. J.C.)… Entre les deux, s'écrit également une histoire du développement des connaissances en physiologie et en anatomie. La médecine humorale, traditionnellement rapportée à Galien, ne saurait se réduire à une médecine de l'ignorance. En effet tout ne passe pas par la seule question de l'équilibre ou du déséquilibre des humeurs. Témoin en est le texte de Galien qui va être examiné ici. Il y est question du traitement des maladies des yeux à travers l'interrogation suivante : comment distinguer l'origine de certaines affections, quand on n'est pas absolument certain qu'il s'agisse des yeux ? Comment un médecin du IIe siècle peut-il, à distance, établir un pronostic d'une maladie des yeux ?

> Quant à moi, vous le savez, j'ai guéri par lettres des individus vivant en pays étrangers et ayant cette affection même, sans les avoir vus. J'ai reçu de l'Ibérie, de la Celtique, de l'Asie et de la Thrace des lettres où l'on me priait d'envoyer quelque médicament, si j'en connaissais d'estimé, contre des commencements de suffusion, sans aucune lésion apparente de la pupille. Je demandais qu'on m'informât d'abord si l'affection datait d'un temps éloigné, et je réclamai les autres indications que j'énonçais un peu plus haut. Quant on m'eut répondu que six mois ou un an s'étaient écoulés depuis le début de l'affection, que les deux yeux également se trouvaient mieux à la suite de bonnes coctions, et qu'ils étaient irrités à la suite de mauvaises coctions et des picotements de l'orifice de l'estomac ; que les vomissements de bile les soulageaient, je ne fis plus désormais aucune question sur la pupille, parfaitement convaincu qu'il existait une affection, non pas propre aux yeux, mais dépendant sympathiquement de l'estomac. J'envoyai le *médicament amer* ; je guéris d'abord et avant tout ces gens, puis par eux beaucoup d'autres de leurs compatriotes. En effet, tous ceux à qui j'en envoyai, étant

instruits, et sachant, par les détails que je leur avais donnés, diagnostiquer les lieux affectés, les reconnaissaient désormais avec facilité eux-mêmes, et prescrivirent avec succès le *médicament amer*.[29]

Deux éléments sont à prendre en compte pour évaluer le statut de ce texte de manière plus spécifique. D'une part, il s'agit de se demander quels sont les caractères particuliers propres à cette forme indirecte de consultation. Ensuite – point qui, en fait, prolonge le premier – il convient d'évaluer la part de la connaissance physiologique et de l'expérience médicale dans cette aptitude du médecin de Pergame à statuer sur des personnes avec lesquelles il ne s'est jamais trouvé en contact direct ; ce qui éclaire, dès cette époque, de manière particulière, les contours que peut prendre la relation entre médecin et malade.

Pour le premier de ces deux éléments, Galien s'inscrit dans une tradition épistolaire qui imprègne nombre d'écrits, souvent des textes philosophiques ou juridiques. Peut être pris en exemple Sénèque qui, dans sa jeunesse, débute une lettre de réponse qu'il adresse à Novatus, lettre qui deviendra son texte intitulé *De Ira*, *De la colère* : « Vous exigez de moi, Novatus, que je traite par écrit des moyens de guérir la colère... »[30], et s'ensuit une description clinique de la colère – passion, maladie – contre laquelle il faut trouver un remède à la hauteur du mal. L'idée de conseiller par écrit n'est donc pas particulièrement originale. Peut être repérée une première origine de cette tradition sous la forme de *consilia*, c'est-à-dire une série de conseils écrits administrés par une personne d'autorité, en l'occurrence, le médecin. On retrouve assez explicitement cette idée de conseil dans le texte de Galien. Si l'on s'en tient au sens de *consulere-consilium* : on a d'abord, *deliberatio* « le terme renvoie alors aux préceptes qu'une personne experte et qualifiée, faisant par là figure d'autorité, fournit, après une réflexion approfondie, sur ce qu'il convient de faire dans une situation donnée »[31]. Celui à qui l'on demande conseil – une autorité – répond avec une certaine forme d'assurance, tranche le cas qui lui est rapporté, use d'un discours qui emprunte au registre de la décision. Il importe, en effet, de mettre un terme à une situation d'indécision, faite de malaise, de doute, de gêne ou encore de peur. Dans le contexte d'une consultation médicale, il s'agit, non seulement de soulager le malade, mais, dans le même mouvement, de dégager de manière la plus assurée qui soit l'origine de l'affection : la détermination du lieu de l'affection est, en même temps, celle du moment de la décision. Or, rien n'est plus ambigu, dans

[29] Galien, *Des lieux affectés*, IV, Des affections des yeux, trad. Ch. Daremberg, Paris, J.-B. Baillière, 1854-1856, vol. II, p. 587.

[30] Trad. française de M. Charpentier, F. Lemaistre, Coll. Panckoucke, *Les Œuvres de Sénèque le Philosophe*, t. II, Paris, Garnier, 1860.

[31] Jole Agrimi, Chiara Crisciani, *Les* consilia *médicaux*, trad. de l'italien par Viola Caroline, Brepols, Turnhout, Belgium, 1994, p. 13.

l'Antiquité *a fortiori*, que les affections des yeux, dont le tableau des symptômes peut renvoyer à d'autres types de maladies. C'est bien là le propos de Galien. Cette idée, il la travaille lui-même, ne négligeant nullement de se mettre ainsi en avant, de faire, en quelque sorte, sa propre promotion (ce qui est une manière de parler de soi que l'on retrouvera dans nombre d'autres textes, largement postérieurs à celui de Galien...). Ce rôle de conseiller tenu sous la forme d'une médiation épistolaire s'étend vers des contrées plus ou mois éloignées – Ibérie, Celtique, Asie, Thrace –, un tel rayonnement ne fait que renforcer l'aura du médecin. Il faut noter également que ce type de consultation ne peut s'adresser qu'à des gens instruits. Ils savent diagnostiquer par eux-mêmes les « lieux affectés », et peuvent ainsi, constituer des relais qui serviront autant la médecine que l'intérêt de Galien. La méthode utilisée est donc celle d'un tableau clinique détaillé des affections, exprimé par un certain ordre, un déroulement logique des symptômes, qu'il est possible, par la suite, de reprendre pour traiter les malades de l'étranger. Outre ce qu'en dit Galien, il est difficile de savoir ce que sont réellement devenus tous ces gens qui ont eu en guise de thérapeutique une lettre de Galien.

Le deuxième élément est donc celui de la part de la connaissance physiologique et de l'expérience médicale. Le texte de Galien repose sur un capital de connaissances, d'expériences qu'il est important de préciser. Qu'en est-il des connaissances des maladies des yeux à l'époque de Galien ?

La question est, bien sûr, loin d'être aisée. Ce que l'on connaît, ce sont des bribes d'informations, de descriptions, surtout quand on remonte à une médecine pré-hippocratique. Qu'est-ce que la cécité, bien souvent, à part la pire des choses qui puissent arriver aux yeux ? Elle est une punition divine, tout comme elle fait l'objet d'une guérison miraculeuse. Plutus (ou Ploutos), dieu de la richesse, a été frappé de cécité par Zeus. Asclépios aurait essuyé les paupières du malheuerux avec un linge, après quoi Panacée aurait recouvert sa tête et son visage d'un d'un voile de pourpre. Deux énormes serpents se seraient élancés, au retentissement du sifflet émis par le dieu, hors du sanctuaire pour se glisser doucement sous le voile de pourpre, lécher les paupières du malade, et, rendre une vue parfaite à Plutus. S'il semble qu'Hippocrate évoque assez peu d'éléments d'une physiologie oculaire et d'une médecine des yeux, il n'en est pas de même pour Galien[32]. D'abord,

[32] Quelques *aphorismes* d'Hippocrate cependant sur ce sujet :
(*Épidémies*, ler livre, Section Seconde, constitution seconde n° 4)
« Quant aux saisons, si l'hiver est sec et boréal, et le printemps pluvieux et austral, nécessairement il surviendra pendant l'été des ophtalmies (...) »
(*Aph.*, troisième section, n° 11)
« Si l'hiver est austral, pluvieux et calme, et le printemps sec et boréal (...) surviennent alors des ophtalmies sèches » (*ophtalmiai xèrai*)
(*Aph.*, troisième section N° 12).

parce qu'il revient à Galien de poser les jalons d'une anatomie et d'une physiologie conséquentes. Le corpus de ses œuvres connaît une contribution significative à ce qu'on appelle aujourd'hui la neurophysiologie. Galien distingue le rôle du cerveau, du cervelet et du mésencéphale, et précise la structure et le fonctionnement des organes des sens, de l'œil en particulier. Il écrit une anatomie de l'œil (Utilité des parties du corps : Des yeux et de leurs annexes) et un traité qui a pour titre en français *Diagnostic des maladies des yeux*. Il contribue à formuler une des premières distinctions explicites entre le glaucome et la cataracte, même si, comme pour la plupart des affections repérées antérieurement, son étiologie se distingue sensiblement de ce que nous en savons aujourd'hui.

Une idée importante se trouve formulée dans notre extrait, distinguant *cause apparente* et *cause cachée* : l'affection des yeux ne serait pas la cause première, mais exprimerait une affection qui se situe en un autre lieu. Ainsi Galien met-il en relation les yeux et l'estomac dans leur disfonctionnement pathologique : l'irritation des yeux et les picotements de l'orifice de l'estomac. Et il écrit, quelques lignes plus loin, qu'il est « parfaitement convaincu qu'il existait une affection, non pas propre aux yeux, mais dépendant sympathiquement de l'estomac » ; c'est bien cette idée de sympathie qui mérite d'être retenue. Qu'est-ce que cette *sympathie* ? Deux « sympathies » se rencontrent, dans notre texte, qui sont, pour ainsi dire, mises elles-mêmes en sympathie : l'idée exprimée par Galien, et la traduction de Daremberg. Or, la notion de sympathie doit être contextualisée, ce qui implique qu'on ne peut utiliser ce terme de la même manière, plaquer une lecture dix-neuvièmiste de la sympathie sur la philosophie d'un médecin du Ier siècle.

Pour Galien, l'idée de sympathie s'appuie sur une conception générale de l'équilibre du corps et de la théorie des humeurs. Rappelons que les quatre humeurs proviennent chacune d'une partie déterminée du corps : le sang vient du cœur, la bile du foie, la lymphe se trouve rattachée au cerveau, et l'atrabile vient de la rate. Comme toute constitution est la résultante d'un équilibre des humeurs, cela signifie un équilibre de ces différentes parties du corps les unes avec les autres. Toute maladie étant définie comme provenant d'un déséquilibre des humeurs, cela implique une modification des rapports entretenus entre chacune des différentes parties du corps concernées : c'est en ce sens qu'il est question d'une sympathie humorale et organique qui, sans cesse, dans l'état de santé comme dans celui de maladie, caractérise le

« Mais si l'automne est boréal et sans pluie, il est utile aux constitutions humides et aux femmes ; parmi les autres, il surviendra des ophtalmies sèches; [...] » (*Aph.*, troisième section N° 14).
Par ailleurs, le terme de *glaucosis* (glaucome) dans la collection hippocratique paraît désigner toute une catégorie d'affections oculaires ayant comme symptôme commun le trouble qui apparaît dans le noir de l'œil.

corps. Il faut relever que l'idée de sympathie, très intimement articulée à celle d'équilibre – impliquant que lorsqu'une partie est amenée à se modifier, elle affecte d'autres parties en conséquence – désigne non seulement l'économie du corps, mais, plus généralement, celle de la nature. Cette approche englobante de l'équilibre – véritable sympathie cosmique –, loin d'être cantonnée à la seule antiquité gréco-romaine, est encore utilisée comme modèle étiologique durant les deux premières décennies du XIXe siècle. En témoigne, par exemple, le *Traité d'hygiène* d'Étienne Tourtelle : « Les accès des maladies, écrit-il, correspondent par rapport à l'intensité des symptômes ou leur rémission, aux quatre points cardinaux : c'est dans les heures voisines du coucher du soleil que la plupart des fièvres redoublent ordinairement, et c'est le matin, vers le lever de cet astre, qu'arrivent les rémissions. Ces changements paraissent dépendre des altérations du mouvement diurne analogues aux marées »[33]. En effet, toutes les humeurs sont en corrélation avec les saisons. Ce qui implique, par exemple, que les maladies caractérisées par un excès de la lymphe se déclenchent en hiver, tel le rhume. Chaque tempérament s'avère ainsi plus sujet à tomber malade à telle saison ou à telle autre. De même, chaque situation d'équilibre humoral caractérise un âge plutôt qu'un autre. Les enfants sont ainsi victimes de maladies par excès de sang, la jeunesse et l'âge mûr souffrent d'un excès de bile jaune et de bile noire. La vieillesse, d'un excès de lymphe. La pathologie se comprend donc par le prisme de cette sympathie humorale au sein de laquelle chaque partie du corps joue son rôle.

Lorsque le mot *sympathie* est employé à l'époque où Daremberg propose de relire Galien, il y a eu Bichat entre temps. Au tout début du XIXe siècle, Bichat, dans son *Traité des membranes*, évoque cette notion de sympathie, dans l'emploi qu'on en fait lorsque l'on parle de phénomènes sympathiques :

> Plusieurs des phénomènes que je considère ici comme sympathiques, tiennent peut-être à un enchaînement de fonctions encore peu connu, enchaînement qui fait dépendre les affections d'un organe de celles d'un autre parfois très éloigné. Avouons-le, le mot de *sympathie* est souvent un voile à l'ignorance où nous sommes des ressorts secrets que fait jouer la nature pour lier entre eux et coordonner les innombrables résultats qu'elle obtient d'un très petit nombre de causes.[34]

[33] Étienne Tourtelle, *Éléments d'hygiène ou De l'influence des choses physiques et morales sur l'homme, et des moyens de conserver la santé*, Professeur à l'École spéciale de médecine de Strasbourg, Membre de plusieurs Académies nationales et étrangères, et associé de l'Institut de santé et de salubrité pour la préfecture du Gard séant à Nîmes, 3ème édition, t. Ier. Paris, octobre 1815, sect. II. De l'homme dans ses rapports avec les choses qui l'environnent, et celles qui s'appliquent à la surface du corps, Chap. Ier. Des influences sidérales, p. 221.

[34] *Traité des membranes*, art. IV, vi, Sympathie des membranes fibreuses, p. 158.

L'idée de sympathie agirait comme une sorte de postulat dont le contenu reste médiocrement déterminé, concept opératoire pour étudier et restituer les dynamiques du corps, mais en même temps voile d'ignorance. Une approche qui va dans le même sens – celui d'une interrogation sur la pertinence scientifique de ce terme – se trouve proposée par l'*Encyclopédie méthodique*, lorsqu'il est noté à l'article « Sympathie », que ce terme se voit revêtir une définition si générale, si englobante, qu'elle pourrait presque s'assimiler à celle de la physiologie dans son entier : « Tout se lie et tout s'enchaîne dans l'économie [sous-entendu : l'économie animale]. Si toute action qui succède à une autre devait être considérée comme sympathique, l'étude des sympathies ne serait autre chose que la physiologie elle-même »[35]. La question est cruciale, car de l'extension de cette idée de sympathie découlent de nombreux choix thérapeutiques : dans quelle mesure la lésion d'un organe ou d'une partie d'un organe renvoie-t-elle à une lésion plus générale du corps ? Faut-il traiter l'affection localement, ou bien faut-il appliquer une thérapeutique plus étendue ? Une telle interrogation trouve un essor renouvelé avec le développement de l'histologie, permise par les travaux des médecins vitalistes du XVIIIe siècle d'abord, puis, par Pinel, Bichat ou encore l'École d'Édimbourg (fin du XVIIIe et début du XIXe siècle). Des polémiques éclatent – fait coutumier dans l'histoire de la recherche médicale et scientifique – pour déterminer qui a formulé réellement la première fois l'idée d'inflammation des tissus et de leur extension. Quant à la sympathie, au début du XIXe siècle, elle se trouve liée à une aventure importante : les débuts de l'histopathologie. Avec Galien, évidemment, il n'en est rien. On peut faire confiance à la prudence de Daremberg pour ne pas laisser un discours en imprégner un autre : lorsque Galien parle de sympathie entre l'estomac et l'œil, il énonce une cause de l'affection qui s'articule avec la théorie des humeurs, du déséquilibre qui, en affectant un lieu, en affecte par incidence un autre ; ce qui conduit, dans le traitement prescrit, à ne pas soigner le lieu qui paraît affecté en premier – expression symptomatique du mal initial – mais l'autre lieu, celui qui se trouve à l'origine du mal. Le *médicament amer*, en résorbant le mal d'estomac, soulagera les yeux en conséquence. Le médicament amer est constitué de simples (herbes) paraissant agir en augmentant le ressort des fibres des organes de la digestion quand ils sont relâchés et affaiblis, il succède aux fonctions de la bile, quand elle est devenue trop languissante et peu propre aux services qu'elle doit rendre. Les *amers* corrigent le sang et les humeurs, ils facilitent la digestion et l'assimilation des aliments, ils fortifient les solides, ils les disposent à l'exercice qui convient de leur part, pour la conservation de la santé.

---

[35] *Encyclopédie méthodique, médecine, par une société de médecins*, Paris, Vve Agasse, 1830, vol. SEM-Z, p. 185.

Une tension récurrente se révèle, au travers de ces indications diagnostiques et de ces conseils thérapeutiques formulés par Galien, à travers toute l'histoire de la médecine entre maladie, signe et symptôme. Ce que disent les yeux, dans certains cas, serait le symptôme de ce que fait l'estomac par exemple. C'est dans le creuset de cette tension que prennent, également, une partie de leur pertinence les notions d'équilibre et de sympathie dès l'Antiquité gréco-romaine.

Autre extrait du même texte de Galien, une page plus loin. Ici, l'auteur raconte une histoire. Une littérature médicale conséquente est constituée de récits de malades et de leur maladie, cela au moins jusqu'au XIXᵉ siècle. Se confirme, à cette occasion, une dimension casuistique à partir de laquelle s'écrit la médecine : autant de cas, autant d'histoires qui doivent contribuer à enrichir la clinique, la médecine pratique comme, de manière plus générale, la connaissance et l'expérience médicales. On trouve aujourd'hui, également, des médecins qui écrivent de cette manière, non plus nécessairement pour faire valoir une nouvelle hypothèse, mais pour éclairer une dimension de leur métier, à l'exemple d'un livre paru en 2008 d'un chirurgien devenu psychothérapeute, Thierry Jensen, *La maladie a-t-elle un sens ?*[36].

Cette histoire que raconte Galien dans son livre *Des lieux affectés*, est encore une affaire de sympathie. Sympathie entre les différents éléments du corps – liquides et solides en interaction pour produire un déséquilibre – mais aussi entre physique et moral, puisqu'il s'agit d'un cas de *phrenitis*. Ce terme est très spécifique du registre lexical du corpus hippocratique, repris par Galien. Il s'agit d'un délire ininterrompu dans une fièvre aiguë, parmi les fièvres répertoriées comme étant les plus dangereuses. Il s'agit, en quelque sorte, d'une « courte » folie, courte au sens où elle ne constitue pas, au contraire de la manie, la maladie en soi, mais n'en est qu'un accident. Dans les nombreuses théories des causes des fièvres qui imprègnent la littérature médicale jusqu'au XIXᵉ siècle, le délire est traditionnellement reconnu comme étant un accident – pas si rare – de la fièvre. Voici donc le texte, que nous reproduisons en forme de conclusion :

> Un individu en proie à la phrénitis, et demeurant dans sa maison, à Rome, avec un esclave ouvrier en laine, se leva de son lit et vint à la fenêtre, d'où il pouvait voir les passants et être vu. Puis leur montrant chacun des vases en terre qu'il possédait, il lui demandait s'ils lui ordonnaient de les jeter. Ceux-ci l'engageant, avec des rires et en battant des mains, à les jeter, notre malade les prit à la main, les lança tous successivement au bruit des rires et des acclamations. Puis il leur demanda s'ils voulaient qu'il jetât aussi l'esclave, et, sur leur réponse affirmative, il le jeta par la fenêtre. Les spectateurs, le voyant tomber de haut, cessèrent de rire, et, s'élançant, ils relevèrent le malheureux brisé. – J'observai l'affection opposée non pas seulement chez d'autres, mais encore sur moi-même, dans ma jeunesse. Atteint pendant l'été

[36] Fayard, 2008.

d'une fièvre ardente, je croyais voir voltiger sur mon lit des fétus de couleur sombre, et sur mes vêtements des flocons de même couleur. Je cherchais à les saisir, mais n'en pouvant prendre un avec mes doigts, je renouvelais mes tentatives avec plus d'application et d'insistance. J'entendis deux de mes amis présents se dire entre eux : « Oh ! le voici déjà qui est pris de crocidisme et de carphologie. » Je compris parfaitement que je souffrais ce qu'ils disaient, et comme je sentais en moi-même que mon intelligence n'éprouvait aucun dérangement : « Vous avez raison, leur dis-je ; venez donc à mon aide pour que la phrénitis ne s'empare pas de moi. » Ils s'occupèrent à pratiquer sur la tête des affusions convenables ; tout le jour et la nuit, je fus agité de rêves si pénibles, qu'ils m'arrachaient des cris et me faisaient bondir ; mais tous les symptômes s'apaisèrent le jour suivant.[37]

Dans cet extrait, deux cas sont en fait rapportés : celui d'un individu atteint de *phrénitis* au cours de sa fièvre, et celui de Galien lui-même au bord d'un état de délire, mais qu'il parvient, dit-il, à prévenir et à circonscrire. Ce deuxième exemple consiste en une autoévaluation : le récitant est celui qui a souffert de cet épisode pré-phrénétique au cours de sa fièvre, il se diagnostique lui-même et constate, par son aptitude persistante durant l'affection à raisonner, à faire la part des choses, qu'il n'a pas sombré dans la folie. Cette posture est intéressante et nous la rencontrerons à nouveau : celle de l'auto médecin, celle du médecin qui commence par se soigner lui-même et qui se donne ainsi en exemple en devenant objet lui-même de la casuistique qu'il propose comme matière médicale de son ouvrage. Médecin et malade exemplaire en même temps ?

Nombre de commentaires qui pourraient être proposés à l'issue de ce deuxième extrait de Galien seraient analogues en bien des choses au commentaire lié au premier extrait. En effet, l'exemple du *phrénitis* sert à confirmer la thèse de la sympathie qui existe, ici, entre l'encéphale et l'estomac. Cette sympathie s'explique par un amas, une accumulation des humeurs dans l'encéphale.

Certaines gestuelles, qui marquent ainsi les médecines d'Hippocrate et de Galien, vont se retrouver par la suite et imprégner durablement la relation médecin-malade, particulièrement concernant cette dimension de la médecine qui est celle de l'observation : qu'est-ce qui se cache et en même temps qu'est-ce qui s'exprime dans le maintien apparent du malade, dans le discours de son corps comme dans celui de son âme ? Comment ces individus malades, sujets de leur état venant consulter un médecin, deviennent-ils, souvent à leur insu, objet d'un savoir médical en train de s'édifier et de s'expérimenter ? Enfin, les exemples proposés expriment une dimension empirique de la médecine, au sens, déjà, où l'expérience et le savoir médical se constituent sur une série de cas, d'exemples vécus et

[37] Galien, *Des lieux affectés*, op. cité, p. 588.

dûment relatés, scrupuleusement décrits. Cette dimension sera abordée de manière plus frontale avec l'évocation d'un portrait du médecin de l'âge classique au XVIIIe siècle et de la relation médecin-malade à travers des textes de médecine pratique.

&

2. Un portrait du médecin de l'âge classique au XVIIIe siècle : entre expérience, empirisme et charlatanerie

Parmi les facteurs qui contribuent sensiblement à la complexité de la relation entre le médecin et le malade, figurent l'ensemble des représentations de l'univers, de la personnalité comme de la science des médecins. Aller consulter un médecin, un chirugien, c'est pénétrer au sein d'un univers façonné par les multiples portraits qui n'ont cessé imprégner cette profession. On ne peut donc évoquer cette relation, à travers des exemples dans l'histoire de la médecine, sans interroger ces représentations. Quelles images les médecins donnent-ils d'eux-mêmes et qu'est-ce que cela induit comme mode de relation avec la société ? Pour comprendre comment s'est développé un portrait, voire bien souvent un autoportrait du médecin de toute cette période qui s'étend de l'âge classique jusqu'au XIXe siècle au moins, plusieurs facteurs méritent d'être répertoriés. D'abord, il existe un genre littéraire qui se plaît à mettre en scène un médecin charlatan, pédant et souvent nuisible. Ensuite, il existe une tradition issue de l'univers des médecins eux-mêmes, qui alimente un tel portrait : le médecin est, bien souvent là aussi, un charlatan pour ses confrères ; il s'agit de démasquer les traits de la charlatanerie chez les autres. Enfin, et là nous entrons dans une dimension plus épistémologique des causes de ce tableau, la médecine de cette période navigue entre différentes formes d'empirisme : scientifique et médical, philosophique, populaire et juridique. Il s'agit donc de déployer quelques parcelles d'un éventail déroulant trois portraits du médecin et de la médecine dont il est la personnification en quelque sorte. Le médecin est peint, dépeint ou encore repeint jusqu'à l'outrance dans une tradition littéraire, rhétorique, qui va de la poésie au théâtre : être sombre tout en étant pâle, barbare dans son discours, indigent dans la panoplie de ses gestes, il n'en finit pas d'alimenter le persiflage et la moquerie. Mais les médecins n'ont pas nécessairement besoin des poètes ou des auteurs de théâtre pour se tourner en dérision : chaque médecin ou presque devient facilement un loup pour ses confrères, le terme de charlatan siffle régulièrement à leurs oreilles, et si ce n'est celui de charlatan, c'est alors un autre nom, loin d'être toujours flatteur, celui d'empiriste… Quand ce n'est pas le médecin, c'est le chirurgien qui revêt les apparats de l'injure, quand ce n'est pas le chirurgien, c'est, bien sûr, l'apothicaire, toujours confiné à fabriquer ses remèdes secrets... Ces portraits venimeux ont ainsi des fonctions qui varient en fonction de leurs auteurs. Le poète ou l'écrivain use d'un genre pour déployer son habileté, son talent ou son génie à faire vivre la comédie (ou la tragédie) des caractères humains. Le médecin charge son ou ses collègues pour protéger son statut (médecin du roi, de la reine, premier médecin, doyen de la Faculté, dignitaire attaché à un corps doctrinal...). Il vante la supériorité des anciens contre les tentatives thérapeutiques de ses contemporains (qui sont, forcément, toujours mauvaises, désastreuses, aventureuses...). Ces tensions révèlent, en toile de fond, une autre tension structurelle de la médecine propre à toute cette période : celle qui s'exprime entre théorie et pratique, entre doctrine liée aux anciens médecins, sous la forme de dogmes et d'éléments doctrinaux à caractère scientifique, et empirisme, celui de la bataille quotidienne contre la maladie qui, loin s'en faut, ne dit pas toujours son nom. C'est donc un tableau de l'état de la médecine qui s'étend de l'âge classique au XIXe siècle, qui s'offre à nous, pas seulement à travers la série de portraits annoncés, mais, également, à travers les contours juridiques qui commencent à se dessiner. En effet, par la loi, par la réglementation, les médecins cherchent à instituer leur légitimité, afin, précisément, de bien se distinguer des charlatans et autres empiristes. Mais est-ce si simple ?

α. Portrait et carricature du médecin dans les genres de la littérature et du théâtre

On a bien du mal à se départir de cette séduisante articulation entre portrait et carricature des médecins, qui est très fortement récurrente tout au long de cette période qui s'étend du XVIe au XVIIIe siècle. Molière a, bien sûr, satisfait d'une manière sans doute indépassable à cette tâche. Le visage du médecin de toute cette période a bien du mal à se départir du moule que Molière a confectionné de manière inoubliable. *Malade imaginaire* et *Médecin malgré lui*, parmi d'autres, auraient cantonné le médecin de l'époque au rang de charlatan. Mais, avant, bien avant Molière, nous avons de redoutables portraits. Une séduisante illustration de la férocité des charges à l'encontre des médecins se trouve dans l'œuvre de Pétrarque, à travers une série de lettres. C'est un médecin de l'entourage du Pape qui est visé, et nul n'aimerait être le destinataire du courrier du poète.

Le pape Clément VI, souffrant, avait fait venir Pétrarque, afin qu'il le conseille sur le choix des médecins et des thérapeutiques. Pétrarque ménage sans doute le pape, mais pas les médecins :

> Je sais que ton lit est assailli par les médecins ; voilà la première raison que j'ai d'être inquiet. C'est à dessein qu'ils sont en désaccord entre eux, car ils ont honte d'avoir l'air de suivre les traces d'un autre s'ils n'apportent rien de

> nouveau. Il est hors de doute, comme l'affirme Pline avec élégance, que tous ces individus, guettant la gloire par n'importe quelle nouveauté, trafiquent avec désinvolture sur nos existences... que la médecine est le seul art où l'on accorde aussitôt sa confiance au premier venu se prétendant médecin, alors que l'imposture y est plus redoutable que partout ailleurs [...] Les médecins s'instruisent à nos risques et périls, poursuivent leurs expériences grâce à des morts ; seul le médecin jouit d'une impunité totale s'il commet un homicide. Considère, Père très Clément, la troupe de ces créatures comme une armée d'ennemis ; souviens-toi en guise d'avertissement de la courte épitaphe que ce célèbre malheureux avait ordonné de graver sur son tombeau : « J'ai péri, victime d'une armée de médecins ». [...] Mais comme nous n'osons plus vivre sans médecins, sans lesquels pourtant, d'innombrables nations vivraient sans doute mieux et en meilleure santé [...] choisis-en un parmi eux qui se distingue non par sa science mais par sa droiture. À présent en effet, ils oublient leur profession, osent sortir de leurs fourrés et envahissent le bois des poètes et le champ des rhéteurs, disputant à grands cris autour du lit de leurs malheureux patients, comme si leur tâche n'était pas de guérir mais de persuader ! [...] Mais l'inquiétude pressant ma plume, je me suis laissé emporter plus loin encore que je n'avais prévu ! Pour conclure : évite le médecin qui brille par son éloquence et non par son diagnostic, tiens-le pour un homme qui veut attenter à ta vie, un assassin, un empoisonneur ![38]

Cette lettre annonce et ne déçoit pas la teneur des suivantes. En effet, le poète répond ensuite au courroux, formulé par lettre, de l'un de ces médecins, suite aux propos de Pétrarque. Et plus ce médecin écrit à Pétrarque pour répondre à ses attaques, plus ce dernier redouble dans l'animosité et la moquerie envers ce médecin. Le début de la réponse que Pétrarque adresse à ce médecin mérite également d'être citée, et saluons au passage le courage ou la folle témérité de ce médecin qui a continué à répondre au poète, témérité peut-être liée à une abnégation radicale de son amour propre :

> Tu dis que les résultats de la médecine sont admirables. Quels résultats ? je te le demande. À moins que tu ne comptes comme un miracle le fait que vous soyez malades plus souvent que les autres hommes, et disons même, presque continuellement ! Au milieu de la foule, la pâleur de votre visage suffit à vous faire reconnaître et l'expression « blanc comme un apothicaire » est devenue proverbiale, chaque fois que l'on voit un homme au teint jaunâtre ou mourant. – Cela ne te paraît-il pas surnaturel de pouvoir permettre aux autres une santé dont tu ne jouis pas ? – Ce serait assurément un miracle, si cela n'était sérieusement démenti par tes mensonges continuels. À moins que tu considères comme encore plus miraculeux le fait qu'un homme qui se fie entièrement à vos conseils, ne pourra jamais être en bonne santé. Voilà les

[38] Pétrarque, *Invective contre un médecin* (1352-1353), trad. et présent. Rébecca Lenoir, Jérôme Million, Grenoble, 2003, Recommandations de Pétrarque au pape Clément VI tombé gravement malade, 12 mars 1352.

> résultats non seulement étonnants mais stupéfiants des médecins, ne disons pas de tous mais d'un grand nombre, et surtout de tes semblables.[39]

Le médecin ordinaire contemporain de Pétrarque serait donc plutôt celui qui est apte à propager, par sa seule apparence, l'esprit et la chose même de la maladie, bien plus que ses remèdes. Son rôle se réduirait, la plupart du temps, à revêtir l'apparence du faciès hippocratique[40]. Justement, d'Hippocrate, il en est question dans la suite immédiate de cette lettre, qui fait l'objet d'un hommage qui concerne aussi Galien ; hisser ces figures ancestrales de l'art médical contribue à rabaisser d'autant ses lointains successeurs :

> Je pense pour ma part qu'Hippocrate fut un homme d'une immense érudition ; je crois que Galien, suivant ses traces, a contribué à augmenter les connaissances antérieures ; je ne médis pas des grands hommes, de peur de te ressembler [...] Mais à quoi bon reconnaître la valeur et le renom des médecins d'autrefois ? S'ils revenaient à la vie, d'une seule voix, ils avoueraient ne pas avoir d'autres ennemis que vous : votre scandaleuse incurie et votre intelligence émoussée ont détruit le résultat de leurs efforts et de leurs veilles et, chaque jour, vos arguties font d'eux des menteurs.[41]

Il existe donc une tradition de représentations critiques de la profession médicale bien avant les XVIᵉ, XVIIᵉ et XVIIIᵉ siècles. On peut parler d'une tradition littéraire qui existait déjà du temps de Tacite et de Suétone, traversant le Moyen-Âge, la Renaissance, et qui connaît un regain de notoriété en étant portée sur les tréteaux du théâtre de Molière ; le célèbre auteur démasque l'inanité d'une langue absconte, un latin qui déguise l'ignorance et l'incompétence. Les décennies suivantes ne sont pas plus tendres envers les médecins : « Messieurs, je n'ai pas assez de santé pour risquer avec vous le peu qui me reste »[42], persifle Voltaire, et Rousseau de dire que, si, comme on le répète à l'envi, la médecine est si infaillible, qu'elle se présente sans les médecins. Pour revenir à Molière, il est loisible de noter à quel point le personnage du médecin et, plus généralement l'évocation de la maladie sont récurrents dans son théâtre, y compris dans des pièces qui ne portent pas directement sur ce thème à l'exemple du *Tartuffe* où, par exemple, « Madame eut la fièvre jusqu'au soir... », ou encore Dom Juan applaudissant Sganarelle qui s'habille en médecin, et

---

[39] *Ibid.*

[40] Le visage du moribond, avec la couleur blâfarde annonciatrice de sa mort prochaine.

[41] Op. cité, *Ibid.*

[42] Voire, de manière plus significative, l'article « Médecins » de son *Dictionnaire philosophique* : il est vrai que Molière a eu raison de dépeindre ainsi qu'il a fait ces médecins... il est vrai qu'un bon médecin, certes rare, sauve la vie d'un homme...

ridiculisant les vertus thérapeutiques de l'antimoine)[43]. La référence au théâtre de Molière devient vite, en soi, l'objet d'une conférence à part entière. En effet, il ne s'agit pas seulement d'une représentation péjorative, anecdotique, des médecins et des malades qui lui sont contemporains. Le malade imaginaire, comme toute lecture et relecture de la pièce nous le fait constater, ne fait pas rire sur l'essentiel, sur le fond. Une authentique réflexion sur la médecine et ses vocations imprègne certains échanges, à l'exemple de celui-ci entre Argan et son frère Béralde :

> ARGAN.— Mais raisonnons un peu, mon frère. Vous ne croyez donc point à la médecine ? BÉRALDE.— Non, mon frère, et je ne vois pas que pour son salut, il soit nécessaire d'y croire.
> ARGAN.— Quoi vous ne tenez pas véritable une chose établie par tout le monde, et que tous les siècles ont révérée ?
> BÉRALDE.— Bien loin de la tenir véritable, je la trouve entre nous, une des plus grandes folies qui soit parmi les hommes ; et à regarder les choses en philosophe, je ne vois point de plus plaisante momerie ; je ne vois rien de plus ridicule, qu'un homme qui se veut mêler d'en guérir un autre.
> ARGAN.— Pourquoi ne voulez-vous pas, mon frère, qu'un homme en puisse guérir un autre?
> BÉRALDE.— Par la raison, mon frère, que les ressorts de notre machine sont des mystères jusques ici, où les hommes ne voient goutte ; et que la

---

[43] Sur ce point, il est intéressant de se reporter à l'index thématique proposé dans l'étude de Jacques Truchet, *Thématique de Molière*, Sedes, Paris, 1985, p. 245 et suivantes ; depuis les maladies graves qu'on trouve dans *Les Précieuses ridicules*, *Monsieur de Pourceaugnac*, *Le Malade imaginaire*…., les petites indispositions, comme dans *Tartuffe*, *Les Femmes savantes*, les toux (qui peuvent souvent constituer une geste théâtrale efficace…) comme dans *Tartuffe* encore, les fluxions dans *Dom Juan*, les saignées, dans *Les Précieuses ridicules*, ou encore les dissections, les références à la médecine antique, etc. Cet index offre l'occasion de se rendre compte de l'étendue de la bibliothèque médicale de Molière. Une certaine érudition est donc, d'une manière ou d'une autre, à la base de ces multiples portraits que son théâtre nous offre.
Nous pouvons également citer un petit ouvrage datant de 1922, *Les médecins de Molière, ceux de son temps et ceux du nôtre*, du docteur Paul Farez, Paris, Maloine éditeur, posant en introduction la question du statut réel de ces médecins : « Mais, écrit-il, les médecins qu'il [Molière] met en scène sont-ils des personnages conformes à la réalité vraie ou de ridicules marionnettes uniquement conçues pour déchaîner le rire à leurs dépens ? », p. 1.
Enfin, nous retenons également l'article suivant : *Molière et le discours médical de son temps* de Laurence Brockliss, *in* Littérature et Médecine II, Eidolon, Cahiers du laboratoire pluridisciplinaire de recherches sur l'Imaginaire appliquées à la littérature (L.A.P.R.I.L.), articles recueillis par Jean-Louis Cabanès, Université de Bordeaux III, 2ème trimestre 2000.

nature nous a mis au-devant des yeux des voiles trop épais pour y connaître quelque chose.[44]

Cet échange met en scène une confrontation entre compétence et expérience et génère autant de questionnements : suffit-il qu'une science ou qu'un art soit ancien pour lui accorder crédit et confiance ? Quelle est la fonction d'un discours pseudo-savant ? Un tel discours n'a-t-il pas pour focntion essentielle de masquer une ignorance résiduelle ? Cette pièce a connu une indéniable amplitude des interprétations du personnage principal – jeu de variations entre tragique et comique – faisant ressortir l'ambiguïté psychologique qui le caractérise. Argan est d'un tempérament hypocondriaque ; l'inquiétude se fait maladie, la tête et le ventre se rassemblent pour créer une série de situations poussées jusqu'à l'absurde mais, sur le fond, la vie est impossible puisque le malade, malade de sa prétendue affection, ne peut jamais vivre en paix avec son corps. La maladie se présente comme une construction, une stratégie de vie dont on peut rire comme on peut pleurer. Ne faut-il pas qu'Argan trouve le temps de penser à sa maladie, chaque jour ? Par extension, les tempéraments qui ont contribué à la célébrité des pièces de Molière apparaissent poussés dans leur hyperbole pathologique.

En effet, le théâtre reprend ici un matériau commun à la médecine depuis le temps d'Hippocrate et de Galien, la doctrine des tempéraments, en la poussant très loin. Le tempérament, qu'il s'agisse d'Harpagon, d'Alceste, d'Argan ou de quelque autre, n'est pas la manifestation d'une tendance, d'une disposition, mais l'accomplissement de ces dernières au-delà de ce qui est concevable, de ce qui est admissible. Ce mouvement fait donc dévier le tempérament vers le pathologique puisqu'il devient l'expression d'un déséquilibre excessif, et le personnage vers le comique ou le tragique suivant le cas. L'avare, en ce sens, n'est-il pas malade de son avarice ? Ne peut-on y voir de la manie ? N'est-il pas sujet à une inquiétude, là encore insupportable, qui réglemente toute la vie de l'individu ? La santé apparaît au cœur des enjeux de ces différentes figures et des conflits qu'elles ne cessent d'affronter autant que de créer. Ainsi, les hommes et les femmes ne cessent de se débattre avec les corps de baleine qui corsètent leurs passions, les contraignent et les rendent malades. Plutôt que d'un portrait du médecin de son temps, Molière ne dresse-t-il pas un tableau de la médecine et du regard porté sur la maladie ? Patrick Dandrey, dans livre *Sganarelle et la médecine, ou de la mélancolie érotique*, invite à dépasser la vitrine, certes réelle mais insuffisante en elle-même du satyrique. Il existe un « modèle pathologique » à l'œuvre dans la scène de Molière : « En revanche, écrit-il en introduction de son livre et après avoir évoqué la dimension satyrique du théâtre de Molière, l'image de la feinte maladie, du diagnostic et de la cure qu'elle appelle, nous a paru relever pour sa part d'un modèle pathologique beaucoup

[44] *Le malade imaginaire*, 1673, acte III, scène III.

plus réel, si l'on peut dire, en tout cas accrédité, commenté et exploité comme une réalité indiscutable par la réflexion médicale et morale d'antan. »[45]. Ce modèle est celui que Dandrey désigne sous le terme de « maladie mélancolique » sous les deux formes majeures suivantes : « érotique » et « hypocondriaque »[46]. Les lectures et interprétations des pièces de Molière ne manquent pas, et font tantôt apparaître les personnages comme des monstres caractériels ou/et comme des victimes (exemple d'Alceste dans le *Misanthrope*). « Ce ne sont pas tellement les médecins que Molière a brocardés dans ses pièces, écrit Louis Dulieu, mais bien plutôt la médecine de son temps dont les médecins n'étaient, en quelque sorte, que les exécutants. Cette médecine était alors largement répandue dans toute la France, qu'il s'agisse de lavements, de saignées ou de purgations. On ne peut donc rattacher ces thérapeutiques à une quelconque école »[47]. Ainsi, Molière fait sienne une préoccupation de poids dans la société de son temps : celle de la longue et incertaine bataille qui consiste à conserver sa santé : « De l'ébauche qu'esquisse *Le Médecin volant* au chef-d'œuvre achevé qu'est *Le Malade imaginaire*, toutes les comédies de Molière traitant en totalité ou en partie de la médecine et de la maladie présentent en dépit de différences évidentes et bien compréhensibles, des similitudes profondes qui permettent de les supposer reliées par un fil discret mais solide »[48].

β. Du portrait à l'auportrait du médecin : la figure du charlatan

C'est au sein même de la grande famille des médecins que sont décochées les flèches les plus redoutables. Persifler, caricaturer, médire, calomnier, voici toute une panoplie censée permettre aux auteurs de tels portraits de se différencier des autres, tel un prix à payer pour faire valoir leur propre spécificité. Une part importante de la littérature médicale se caractérise par un jeu de différenciations, d'oppositions, de négations : les médecins par rapport à leurs pairs, par rapport aux chirurgiens, ou encore par

---

[45] Patrick Dandrey, *La médecine et la maladie dans le théâtre de Molière*, tome I, *Sganarelle et la médecine, ou de la mélancolie érotique*, Klincksieck, 1998, présentation générale, Mome et Esculape, p. XV ; l'imposant travail de Patrick Dandrey se veut une réactualisation (notamment par rapport au travail antérieur de plus d'un siècle de Maurice Raynaud, *Les médecins au temps de Molière. Mœurs, institutions, doctrine*, Paris, Didier 1862) et la formulation d'un point de vue, de lectures plus poussées que la vision traditionnellement reçue et répétée du médecin de Molière.
[46] *Ibid.*
[47] L'Université de médecine au temps de Molière, Louis Dulieu, in *La médecine à Montpellier, du XIIe au XXe siècle*, éditions Hervas, 1990, p. 121.
[48] P. Dandrey, op. cité, Présentation générale, 1. La dramaturgie « médicale » de Molière, p. XXI.

rapport aux apothicaires. À quels mécanismes sociaux et politiques répond cette forme de caricature que constitue l'exercice presque rituel du portrait du mauvais médecin ? Le charlatan représente indiscutablement le paradigme des caricatures au sein même du monde médical : chaque médecin devient assez vite un charlatan pour ses confrères. Mais qu'est-ce qu'un charlatan ? Comment se trouve-t-il défini ? Le chevalier de Jaucourt, auteur des articles CHARLATAN et CHARLATANERIE dans l'*Encyclopédie* de Diderot et d'Alembert, présente le terme *charlatan* comme un terme de médecine, faisant de cette figure l'une des faces incontournables du monde médical. L'histoire du charlatan est aussi ancienne que celle de la médecine ; le mot lui-même vient du grec. Plus précisément, la notion générale de charlatan aurait eu plusieurs acceptions dans la langue contemporaine d'Hippocrate, chacune désignée par un terme différent. Hector Grasset précise dans son *Histoire de la médecine* ces différentes acceptions :

> Les noms pour désigner les charlatans abondent ; le plus commun est celui d'*αγυρτης*, mais plus en rapport avec notre art, il y avait le *ανιατρολογητος* (ignorant des choses de la médecine) et l'empirique charlatan *ανιατρος*. Ensuite venait le charlatan devin, le γρωριστης ou γρωστηρ ; l'astrologue *μετεωροφιναζ* ; le *γοης* sorcier et la *γοητης*, sorcière ou magicienne, pratiquant la magie γοητεια ; le *θεουργιχος* habile en la théurgie εουργια ; le *μαγος* sectateur de la magie, *μαγγανεια* ou *μαγγεια* ; le *μαντις* devin et prophète ; la sorcière qui guérissait à l'aide de frictions, *περιμαχτρια* ; enfin le vendeur d'amulettes ou talismans, *φυλαχτηριον*, qui vient du mot *φυλαχτης*, gardien, d'où nous avons tiré le mot prophylaxie ; etc. Galien nommait le charlatan *δεχανος*, et *χερχωπες* celui qui exerçait dans les mauvais lieux.[49]

Cette référence à l'origine grecque de ce terme et de la notion qu'il recouvre atteste d'un lien historiquement enraciné dans les origines de l'art médical. Pour préserver cet art et le hisser vers un statut de science à part entière, instituée autant que reconnue, il s'impose de commencer par départager le charlatan, l'empirique et le médecin.

> L'usage confond aujourd'hui dans notre langue de même que dans la langue anglaise, l'empirique et le *charlatan*. C'est cette espèce d'hommes, qui sans avoir d'études et de principes, et sans avoir pris de degrés dans aucune université, exercent la médecine et la chirurgie, sous prétexte de secrets qu'ils possèdent, et qu'ils appliquent à tout. Il faut bien distinguer ces gens-là des médecins dont l'empirisme est éclairé. La médecine fondée sur de vraies

[49] Docteur Hector Grasset, *Introduction à l'histoire de la médecine*, imp. Zoller fils, Rouen, 1921 – 1925, I. La médecine et les médecins, p. 9.

expériences, est très respectable ; celle du *charlatan* n'est digne que de mépris.[50]

Le charlatan a, dans le vocabulaire et le discours médical, une fonction pédagogique puisqu'il apparaît agir à la manière d'un contre repère, d'un contre exemple du bon médecin, tant pour les diagnostics et les pronostics que pour la thérapeutique.

Mais cette critique souvent sévère des médecins sur leur propre corporation, loin de ne consister qu'en une satire sociale, revêt un enjeu plus spécifiquement scientifique, et dans ce domaine, ce qui est en jeu, au-delà de l'invective de charlatanerie, c'est la dimension empirique de l'art, portant sur le fond même de ce qui est pratiqué et enseigné, et posant le problème du statut de la discipline médicale en elle-même. Sont acccusés de ces tares, ceux qui sortiraient des sentiers battus d'un hippocratisme prudent, qui manqueraient de circonspection dans leur pratique. L'accusation de charlatanerie surgit aux moments les plus virulents d'une focalisation des débats autour de la dimension empirique de la médecine. Le charlatan « authentique », s'il peut véritablement faire l'objet d'une définition exhaustive, exaspère, mais reste circonscrit dans une zone relativement déterminée : en marge de l'activité médicale, à l'extérieur des Universités et des Écoles ; il est, pour ainsi dire, l'épouvantail au milieu du champ. Son évocation reste nécessaire pour façonner éthiquement (entendu ici, en un sens général, comme la formulation des limites imparties aux médecins dans leur champ d'activités quotidiennes), et juridiquement, l'architecture de l'enseignement des matières médicales. L'empiriste inquiète autant qu'il provoque l'ire de ses confrères. Qui est-il réellement ? Le portrait en est plus difficile : celui qui pousse une pratique médicale dans un domaine encore jamais exploré ne revêt pas pour autant la panoplie du charlatan authentifié. Pourtant, le célèbre médecin anglais William Harvey, découvreur de la circulation sanguine au XVIIe siècle, fut baptisé de « *circulator* », littéralement « charlatan », sous l'impulsion de la plume venimeuse de Guy Patin. Transfuser (à partir de sang animal), inoculer, pratiquer une césarienne sont des opérations entreprises par des médecins ou des chirurgiens assermentés, passés par les écoles ; ils ne sont pas des charlatans. Pourtant, ceux-là n'échappent pas à des accusations virulentes dans la mesure où ils dérogent aux rythmes et aux règles indiqués jusque-là : méconnaissance de la constitution précise du sang, dangerosité de la matière « morbifique », interdits nombreux concernant les opérations pour accélérer ou faciliter une grossesse…

Combien de médecins, pourtant, s'écartent plus ou moins sensiblement des théories qu'ils ont apprises et qu'ils revendiquent, parfois à travers des traités qu'ils proposent à leurs confrères et au public ! Pourtant,

---

[50] CHARLATAN, t. 3, p. 208.

la question se pose, de savoir qui est empirique, ou plutôt, qui peut éviter une démarche empirique dans l'exercice de la médecine jusqu'au XIXe siècle. Y a-t-il un empirisme scientifique et un empirisme charlatan qui peuvent faire l'objet d'une distinction définitive ?

χ. Derrière le spectre de la charlatanerie, le problème épineux de l' empirisme

Le sens et le statut de l'empirisme ne sauraient se cantonner à l'image grossière du charlatan ; il s'agit d'une question qui traverse et problématise la philosophie médicale au moins depuis l'âge classique jusqu'aux premières décennies du XIXe siècle. Nous discernons, au fur et à mesure des traités, des relevés historiques, des articles des gazettes, une véritable posture : les diverses avancées d'ordre physiologique, anatomique, occasionnant ici une carte du corps plus précise, là une confiance plus accrue dans certaines pratiques, restent très partielles. La figure toujours très activement prégnante du médecin de Cos exprime une prudence par défaut plutôt qu'une conviction assumée chez beaucoup de médecins. Témoin, parmi une foule d'autres textes, cette prévention impérative formulée par Francis Clifton qui ne voit entre la médecine des anciens et la médecine contemporaine qu'une différence de grandeur, mais sûrement pas de nature :

> Il n'est point de médecin judicieux et savant, qui ose mépriser la Médecine des Anciens. Tout ce qu'on peut dire en faveur de la nôtre, est que comme notre matière médicale est plus abondante que la leur, nous guérissons plus promptement qu'eux. Je conviens de cette vérité, pourvu que nous observions la nature avec autant d'application qu'eux, mais non autrement. Que nos purgatifs, nos vomitifs, etc. soient préférables aux leurs ; à la bonne heure. Mais savons-nous les administrer à temps comme eux ? Prenons-nous les mêmes précautions ? Employons-nous nos excellents remèdes, comme ils employaient leurs remèdes faibles, en concourrant toujours avec la nature ? Remèdes, qui par la prudence de l'administration, étaient toujours plus efficaces que les nôtres.[51]

Quand c'est la nature qui rythme, qui dicte, qui joue le rôle d'archétype unique et universel, la médecine moderne ne peut que progresser en quantité et en puissance, mais jamais s'écarter du chemin tracé par la *natura medicatrix*, nature nourricière et médicatrice, car c'est là que commence la pratique des charlatans : « Ils se soumettaient toujours à la nature, continue Clifton, continuant à vanter les médecins antiques, et en

---

[51] Francis Clifton, *État de la médecine ancienne et moderne avec un plan pour perfectionner celle-ci*, traduit de l'anglais par M. D. L. Fontaines, Paris, Quillau éditeur, 1762, p. 204-205. Francis Clifton était docteur en médecine, médecin de son altesse royale le Prince de Galles, membre du Collège des médecins et de la Société royale de Londres.

suivaient les lois, plutôt que les systèmes accrédités, ou des imaginations particulières »[52]. L'accusation d'empirisme témoigne de la peur d'un aventurisme qui aggraverait la défiance envers les médecins et les chirurgiens, mais sur le fond, aucun élément ne saurait empêcher le constat que, de manière générale, il ne saurait exister de médecin qui, à un moment donné au moins de sa carrière, ne soit condamné à agir de manière empirique, s'éloignant de l'horizon théorique fixé par les traités et les sommes médicales proposées par les figures d'autorité de l'art[53].

Différentes facettes propres à cette idée d'empirisme en médecine méritent d'être inventoriées à travers les thèmes suivants : d'abord, en ce qui concerne la posture de ce corps médical inachevé, le sens de la critique rhétorique de l'empirisme, telle que nous la retrouvons dans les écrits médicaux. On peut relever, également, une distinction entre un « mauvais » et un « bon » empirisme, c'est-à-dire, ce qui distingue l'aventurisme de l'attachement à une pratique expérimentale nécessaire, loin des trop lourds systèmes doctrinaux et dogmatiques, point qui renvoie à une autre question : la formation des médecins et le contrôle juridico-politique de l'exercice de la médecine.

Cette perspective générale conduit à prendre en compte, en outre, le regard polémique ou souvent très hautain porté par les médecins sur les chirurgiens, longtemps appréhendés comme de simples ouvriers manuels sans bagage théorique réel, alors qu'il apparaît que la chirurgie est loin d'avoir démérité durant le XVIIIe siècle par exemple, comme l'ont montré les historiens de la médecine (exemple d'Ackerknecht). De même, dans un autre domaine où la défiance règne également, celui de ce que nous appelons aujourd'hui la pharmacologie mais qu'il est plus juste de désigner par le terme historiquement déterminé de pharmacie comme étant « l'Art de connaître, conserver, préparer et composer toutes les substances propres à l'Art de guérir »[54], domaine des apothicaires, on peut faire état d'un recours abusif à la médication, aux composants chimiques provoquant autant de condamnations formulées par bon nombre de médecins.

En un certain sens, l'idée que l'ambivalence propre à cette notion d'empirisme sous-tend et articule l'ensemble des pratiques médicales s'avère parfaitement soutenable. L'empirisme reste, de manière incontournable, une

---

[52] *Ibid.*

[53] Constat qui renvoie à l'idée d'incertitude relative à la dicsion médicale, cf. dans le présent ouvrage, 2. Incertitude et décision en médecine : quelques éléments sur l'histoire d'un dilemme médical.

[54] Définition fournie par Jean Verdier dans son *Essai sur la Jurisprudence de la Médecine en France ou Abrégé historique et juridique des Etablissements, Règlements, Police, Fonctions, Récompenses, Honneurs, Droits et Privilèges des trois Corps de Médecine, avec les Devoirs, Fonctions et Autorités des Juges à leur égard*, Alençon et Paris, Prault, 1763, chp. II, Du partage de la Médecine, et de l'étendue et des bornes de ses trois Professions, p. 44.

pièce essentielle, tout en étant extrêmement ambiguë, de toute politique médicale, et cela au moins jusqu'à la fin du XVIIIe siècle.

Le mot *empirisme* connaît une fortune dans la littérature médicale au XVIIIe siècle. L'article EMPIRISME, écrit par Jaucourt dans l'*Encyclo-pédie* de Diderot et d'Alembert, rattache ce terme, sans ambiguïté, à la médecine. Et ce lien s'effectue de la manière suivante :

> Medecine-pratique uniquement fondée sur l'expérience. Rien ne paraît plus sensé qu'une telle médecine : mais ne nous laissons pas tromper par l'abus du mot ; démontrons-en l'ambiguïté avec M. Quesnay, qui l'a si bien dévoilée dans son ouvrage sur l'économie animale. On confond volontiers et avec un plaisir secret, dans la pratique ordinaire de la médecine, trois sortes d'exercices sous le beau nom d'expérience ; savoir, 1. l'exercice qui se borne à la pratique dominante dans chaque nation ; 2. l'exercice habituel d'un vieux praticien, qui privé de lumières, s'est fixé à une routine que l'empirisme ou ses opinions lui ont suggérée, ou qu'il s'est formé en suivant aveuglément les autres praticiens ; 3. enfin l'exercice des médecins instruits par une théorie lumineuse, et attentifs à observer exactement les différentes causes, les différents caractères, les différents états, les différents accidents des maladies, et les effets des remèdes qu'ils prescrivent dans tous ces cas. C'est de cette confusion que naissent toutes les fausses idées du public sur l'expérience des praticiens.[55]

Cette entrée en matière possède un double intérêt. D'une part, il départage un bon et un mauvais empirisme. En quelque sorte, il y aurait l'empirisme du vulgaire, une sorte de morale provisoire par défaut, l'empirisme de l'ignorance, et celui, « lumineux » précise l'auteur, qui relève d'une pratique guidée par la connaissance du fait et non par la simple impression qu'il procure. L'un appartient au monde de l'ignorance, face cachée, honteuse qui aurait longtemps affecté l'histoire de la médecine, et qui s'est illustré par une secte, ainsi que le décrit Jean Verdier : « Rien de si imparfait et de si trompeur, rien de si dangereux, rien de si difficile, je dis plus, impossible, que l'Empirisme, tel qu'il existait chez les anciens Médecins, et les spécifiques qui en sont le principe, ne sont que des enfants de l'ignorance et de la charlatanerie : cependant, toutes les productions des esprits ennemis de l'expérience, furent aussi infructueuses que stériles »[56] ; l'autre renvoie précisément à ce terme dont use Verdier, celui d'*expérience*,

[55] EMPIRISME, vol. V, p. 587.

[56] Jean Verdier, *Essai sur la Jurisprudence de la Médecine en France ou Abrégé historique et juridique des Etablissements, Règlements, Police, Fonctions, Récompenses, Honneurs, Droits et Privilèges des trois Corps de Médecine, avec les Devoirs, Fonctions et Autorités des Juges à leur égard*, Livre premier, Qui comprend et qui concerne les trois corps de médecine en général, et qui est commun à tous ceux qui exercent quelque partie de cet Art, chp. I, De la nature de la Médecine, et de ceux qui abusent le Public dans son exercice, p. 23-24.

comme connaissance et prise en compte attentive des faits, accompagnée et guidée par la raison. Il est bien question de cette dernière acception lorsque Pinel évoque l'empirisme pour montrer la conduite la plus juste à tenir avec les aliénés. Dénonçant les traitements arbitraires et violents des gardiens, traitements fondés sur l'idée généralement posée sans discussion que toute aliénation procède d'une lésion organique du cerveau et que, dès lors, toute considération morale doit en être exclue : « L'empirisme a souvent profité de cette considération [la nécessité de traiter ces malades par la douceur plutôt que par la force] pour faire des établissements favorables aux aliénés : et il en est résulté des cures nombreuses, mais sans qu'on ait concouru aux progrès de la science par des écrits solides »[57].

En départageant ainsi ces deux empirismes, se détachent nettement deux figures du médecin. Tout comme il y a un empirisme par défaut d'un côté et un empirisme par juste proportion et en connaissance de cause de l'autre, il y a un faux médecin, un charlatan qui bénéficie de l'abus du mot, qui profite de la confusion des genres susceptible d'être portée par un discours complaisant, et un vrai médecin, celui qui accepte d'écouter les esprits ennemis de l'expérience, qui respecte des règles, une instruction, et qui raisonne avec habileté et discernement sur les faits. Jaucourt, se faisant la voix d'une encyclopédie qui veut éclairer le lecteur sur les progrès de la science médicale, tient, semble-t-il, à démêler les écheveaux trompeurs d'un savoir commun qui, pendant trop longtemps, a entretenu des pratiques meurtrières par le seul fait de l'ignorance. Mais les médecins n'hésitent pas à utiliser le qualificatif « empiriste » pour stigmatiser les aventuriers, pour associer cet adjectif avec celui de charlatan.

Ce qui nous amène à insister sur le statut paradoxal de la médecine face à l'empirisme, comme si la médecine était toujours en équilibre instable entre les trois termes suivants : empirisme, expérience, charlatanerie. Ainsi tout médecin se doit dans son traité médical qui a pour destination de le faire reconnaître comme théoriquement crédible, ne serait-ce que par le rapport méticuleux des expériences qu'il relate, de dénoncer les charlatans ; comme si l'expérience – justification digne et noble d'une pratique nécessairement empirique – devait passer par l'exercice suivant : exorciser, extirper au maximum le caractère aventurier et contingent de cette pratique, d'où la nécessité d'évoquer, de tenir à portée de main le portrait du charlatan que La Mettrie a le mieux dessiné dans son *Ouvrage de Pénélope*[58] ; ce dernier est au médecin ce que le monstre est au malade (ses pronostics sont

[57] Philippe Pinel, *Traité médico-philosophique sur l'aliénation mentale*, introduction à la première édition, in *Textes fondateurs de la psychiatrie française*, rassemblés sous la direction de Professeur Thérèse Lempérière, préface de Jacques Postel, éditions Privat, 1998, p. xxiv.

[58] *Ouvrage de Pénélope, ou Machiavel en médecine, par Aletheius Demetrius*, Genève, les hér. de Cramer et P. Philibert, 1748-1750.

effectivement monstrueux de dangers et de nocivité potentiels dans leurs implications) ou, pour prendre une métaphore politique, ce que le despotisme est à la monarchie (le charlatan manipule et joue avec l'ignorance du patient) ou bien, plus significatif ici, ce que le sophiste est au philosophe (selon une certaine image, platonicienne, du sophiste, le charlatan s'en rapprocherait en tant qu'il userait du pouvoir que lui confère l'apparence d'un savoir médical pour soigner et accroître sa réputation).

Toujours dans ce registre, il est intéressant de citer quelques textes dénonciateurs des pratiques relevant d'un manque de sérieux et d'esprit scientifique, autant de défauts qui constituent des caractères propres au médecin charlatan. Pierre Chirac dans son *Traité des fièvres malignes* en 1742, donne, en formulant une critique de ces défauts évoqués juste avant, une marche à suivre (presque une définition) de tout médecin digne de ce nom :

> Je leur demande [...] si pour former les indications curatives d'une maladie et pour la guérir, on a besoin d'autres choses que de connaître clairement et distinctement la cause contenante, les altérations du sang, et celles qu'il a produites dans les organes [...] Je leur demande encore si la médecine est autre chose que l'art d'appliquer les remèdes connus et expérimentés à la cause contenante d'une maladie ; et si l'on peut jamais faire juste cette application des remèdes, lorsqu'on n'a aucune idée claire et distincte de cette cause [...] La médecine est un art qui, comme les autres, ne peut avoir d'autre objet que dans les causes connues, et qui sont à la portée des sens : tout ce qui n'est pas de leur ressort ne la regarde point.[59]

Dans cet extrait, la pédagogie médicale opère en dessinant, en pointillé, le contre-exemple du médecin dénué de conscience et de sérieux au regard des exigences de sa profession. Le charlatan désigne alors celui qui s'écarte de la doctrine et des prescriptions attendues. Il désigne également celui qui s'écarte du cours de la nature, des rythmes propres à la maladie et au corps. Cette mise au point formulée par le médecin Chirac intervient à propos des modalités d'administration de la cure des maladies : « l'art d'appliquer les remèdes connus ». Or c'est très souvent par le choix des remèdes que le « bon » médecin se distingue du charlatan.

δ. L'exemple du secret dans la confection des remèdes

Ce lien entre charlatanerie et confection de remèdes secrets vaut la peine d'être précisé dans la mesure où il offre un exemple récurent dans

[59] *Traité des fièvres malignes, pestilentielles, et autres...*, Paris, Jacques Vincent, 1742, livre II, chap. VI. Réflexions sur la simplicité de cette méthode [cf. titre chap. IV : Méthode spéciale qu'on doit suivre dans la cure des fièvres pestilentielles...] , et sur les vaines idées de malignité qui ont fait suivre aux médecins des méthodes différentes de celles que l'on vient d'exposer, p. 90 à 97.

l'histoire de ce qui a été perçu comme l'une des pires façades de l'aventurisme médical ou, dirait-on, paramédical. En effet, les médicaments constituent un enjeu considérable pour la réputation du médecin. Mais ils peuvent aussi jouer un autre rôle : cacher au sens de déguiser l'ignorance de ce dernier. Les remèdes consistent en de multiples potions, tisanes, vomitifs, etc. correspondant à la nature de la maladie. Peut être pris en exemple l'un des remèdes les plus connus : la *thériaque*. Ce remède est en fait un mélange de drogues destiné à s'appliquer à chaque complexion individuelle mélangeant à souhait le chaud, le froid, l'humide et le sec. Pierre Mauriac propose un aperçu de cette thériaque en s'appuyant sur le témoignage de Paul Valéry :

> C'était un affreux « cocktail », où entraient des pilules de vipère, des rognons de castor, de l'opopanax [suc gommeux et résineux], de la myrrhe, de la réglisse, du safran, de la térébentine, etc… Nous pouvons faire les dégoûtés, « C'est un fait ! constate Paul Valéry, la thériaque a régné ou guéri pendant cinq ou six siècles. » Ce « composé monstrueux », écrivait T. de Bordeu, dure encore et durera toujours. Il durait encore au XIXe siècle. Le jeune Claude Bernard, « cul de plomb » chez M. Millet pharmacien à Vaise, était préposé à l'entretien de la thériaque où toutes les substances avariées et les fonds de flacons trouvaient leur place. « Ne jetez pas cela, M. Claude, disait M. Millet ; ce sera bon pour la thériaque. » Et si M. Claude laissait échapper un haut-le-corps : « Ne t'en fais pas, la nature saura s'y retrouver aussi bien que nous ».[60]

Dans le cadre d'une médecine qui reste encore attachée au mode de l'expectation, qui continue à s'accommoder de l'impératif d'accompagner la nature plutôt que d'en changer le cours, les médicaments sont constitués de composants naturels (végétal, animal), mais, surtout, ils ont pour but de contribuer à accélérer la crise, à provoquer les échéances naturelles de la maladie quand elle dessine une direction prometteuse vers le retour à la santé. Mais ces remèdes comportent une part de secret. Derrière leur élaboration, il y a le travail pharmaceutique, mélangeant la chimie avec la botanique, manipulant les substances naturelles pour en produire des effets modifiés, travail maintenu dans un certain secret.

Ce qui fait problème bien souvent, c'est cet état de secret dans lequel l'origine des remèdes est souvent maintenue. Le secret joue pour et contre les charlatans. En leur faveur jouent les éléments suivants : les remèdes secrets servent, comme on l'a évoqué auparavant, à déguiser l'ignorance du médecin face à la maladie en un pouvoir dont les ressources appartiennent au mystère, au caché. Nous retrouvons encore une fois l'image du médecin de Molière. L'enjeu ne ressortit pas seulement d'un prestige apparent. Il revêt

---

[60] Dans *Une libre histoire de la médecine*, Les connaissances médicales aux XVIe et XVIIe siècles, p. 49-50.

également un enjeu financier. Celui qui parvient à faire de la publicité sur un remède dont il est lui-même l'auteur, ou à l'intérêt duquel il est associé, tout en maintenant secrète son origine peut, durant une certaine période, en tirer un profit important. Plusieurs histoires de remèdes maintenus ainsi dans le secret secouent régulièrement les gazettes et alimentent les polémiques. Nous avons l'exemple du rob Laffecteur, vieille recette anti-syphilitique, composée de plantes inconnues, et qui avait été présenté à l'Académie de Médecine en 1777. Tout le succès consistait dans le fait que son auteur affirmait qu'il ne contenait point de mercure[61]. L'équilibre réside dans le fait que l'opération publicitaire ne conduise pas à éveiller des soupçons qui trouveraient une suite judiciaire gênante pour l'auteur du remède et de sa campagne publicitaire. Dans la mesure où les dispositifs juridiques sont ou inexistants ou peu suivis d'effets, l'exercice pouvait en valoir la peine pour l'aventurier qui s'y décidait. Autre exemple rapporté par le Docteur Faligot :

> Employant les mêmes procédés de réclame que Champelle [allusion au sel Champelle contre les maladies vénériennes], un docteur Marie, établi rue du Jour, N° 5, invitait les malades à se rendre chez lui pour y recevoir gratis une « méthode instructive », au moyen de laquelle ils pourraient, sans le secours d'aucun homme de l'art, se traiter eux-mêmes au moyen de son eau anti-vénérienne d'une manière sûre et infaillible. Cette eau guérissait seule sans le secours d'aucune friction mercurielle dont on usait fréquemment à cette époque pour éviter les dangers de l'absorption de mercure ; elle faisait totalement disparaître les douleurs dans les membres, et « les vices de peau comme dartres, gales, teignes vénériennes, etc. ». L'auteur fait grâce des témoignages des personnes qu'il a guéries, mais il veut mettre le public en garde contre les « charlatans qui ont l'audace de soigner avec son eau, où on le trouvait depuis huit heures du matin jusqu'à deux heures et depuis cinq heures de l'après-midi jusqu'à huit ».[62]

Tout charlatan est susceptible d'en cacher un autre. L'auteur du remède secret dénonce les charlatans qui pourraient s'en servir inconsidérément, c'est-à-dire sans en faire profiter le premier d'un point de vue pécuniaire. Ces remèdes font l'objet d'un trafic important tout en encourrant cependant certains risques : des mesures sont prises pour réguler, trier et écarter ceux qui se révèlent dangereux ou vides de toute vertu thérapeutique. Les médecins sont désireux de voir entrer en vigueur une législation sévère à

---

[61] Le mercure était le remède principal dans le traitement de la vérole. Certains médecins le contestaient pourtant, arguant de sa nocivité. Sur ce point, nous pouvons nous reporter aux arguments du médecin Astruc dans son *Traité des maladies vénériennes*, chap. 10, *De la vertu du mercure, et des préparations mercurielles, et des causes de cette vertu*, 1777, 4ème édition.

[62] *Journal de Paris*, supplément du 14 janvier 1791, in Docteur Faligot, *Histoire des remèdes secrets aux XVIIIe et XIXe siècles*, La découvrance, 1998, p. 124-125, première édition, 1924.

l'encontre des charlatans, notamment de ceux qui préparent ou administrent tel ou tel remède dans la publicité de leur secret, surtout quand ils laissent penser que, de cette manière, les malades pourront se passer de véritables médecins, ou devenir leur propre médecin. Le danger réside alors dans l'illusion entretenue et facilitée d'une automédication miraculeuse. Ce danger est d'autant plus réel que la médecine scientifique, universitaire, n'est pas encore parvenue, comme on le sait, à recueillir le plein assentiment, la confiance totale et unilatérale des autorités. « S'il avait été évident que la médecine scientifique était la seule susceptible de guérir les malades, constate Shryock, l'attitude des gouvernements n'aurait peut-être pas été la même. Mais, devant l'aléa qui régnait dans la médecine, pouvait-on jamais être sûr qu'un praticien « irrégulier » n'avait découvert un remède magique ? »[63].

La fabrication des remèdes préoccupe cependant le législateur ; ainsi, l'ordonnance de Louis XIV de 1682 réglemente la vente des substances vénéneuses. Réglementation toute théorique, dans les faits, le trafic mène son grand bonhomme de chemin sans être inquiété plus que cela. De même, c'est en raison d'une préoccupation similaire – contrôler la circulation des remèdes – que se crée en 1728, par décision du monarque, une société de médecins intitulée *Commission Royale de Médecine*, dont la charge consiste dans l'examen et l'approbation des spécifiques. La monarchie défaite, un siècle plus tard, les lois s'imposent avec plus de poids, là aussi, toujours essentiellement théorique : le 25 novembre 1790, Vicq d'Azyr présente à l'Assemblée, en tant que secrétaire perpétuel de la Société royale de médecine, un projet d'organisation de l'art de guérir, véritable plan de reconstitution d'une médecine en France. Ce projet, dans son esprit, va dans le sens de la lutte contre la charlatanerie, tant du point de vue de la confection de remèdes que de l'art de guérir de manière plus générale. Charlatans, sorciers et profiteurs devraient passer sous le joug de cette nouvelle politique. Le directoire reprend ce flambeau (loi du 13 frimaire an V, 3 décembre 1796), concernant la vente des drogues et la préparation des médicaments, Barailon présente au Conseil des Cinq-cents un *Projet de résolution sur la partie de la police qui tient à la médecine, au nom de la Commission d'Instruction publique*, le 17 prairial an V. Dans le sillage de la période révolutionnaire, le monde des médecins va connaître une relative criminalisation de certaines pratiques, avec des lois et des mesures de police, dont l'effet devrait être notamment la chasse aux charlatans.

L'absence d'un corps institutionnalisé, le manque de moyens pour vérifier l'origine professionnelle des médecins, les rumeurs qui font vite courir le bruit d'un remède prestigieux administré par un médecin tout aussi prestigieux, la crédulité populaire ou même générale sont autant d'entraves à

---

63 *Histoire de la médecine moderne, facteur scientifique, facteur social*, trad. de l'anglais par Raïssa Tarr, Paris, Armand Colin, 1956, p. 59.

l'activité du médecin, et alimentent cette dénonciation du charlatan à la manière d'un leitmotiv.

ε. Les usages rhétoriques de la critique dans la littérature médicale

On dénonce les charlatans pour leur opposer une médecine supérieure, authentique, une « vraie » médecine, on invoque une figure d'autorité restée largement incontestable avec le médecin de Cos et la tradition hippocratique, on préconise un retour à l'essence de la médecine, à l'acte de soigner pris en lui-même, on privilégie une authenticité du geste thérapeutique, à l'exemple de Sydenham, et de l'avertissement de l'éditeur, visant à démarquer le présent document des fastes rhétoriques qu'on peut rencontrer ailleurs : « Cet essai n'est point rempli de bagatelles, ni de vaines et de fausses idées de certains demi savants infatués de leurs systèmes qui n'ont aucune solidité. Au contraire [...] il ne tend à autre chose qu'à faire connaître ce que la nature peut opérer d'elle-même, et ce qu'elle peut supporter »[64]. Sydenham continue en disant qu'il vaut mieux être médecin que philosophe : qui voudrait avoir Descartes pour médecin ? [65]

Un autre exemple apporte sa contribution à cette littérature de la critique et de la dénonciation des pseudo-médecins, il s'agit de Quesnay qui commence son *Traité des fièvres continues* par un tableau de la médecine, invitant à se méfier des sectes car la bonne doctrine n'a point de sectes[66], et rejette les charlatans. Le médecin allemand Selle, quant à lui, commence par un « avis aux mauvais »[67] : ceux qui ont trop de théorie et de mots à la bouche, ceux aussi qui, malheureusement pour leurs patients, passent avec une assurance redoutable à l'acte, qui plus est, l'acte chirurgical comme le frère Saint Jacques, dont les tristes exploits sont relatés par Saint-Simon dans ses *Mémoires*[68], qui perforait les organes voisins de ceux qu'il était censé opérer, sans état d'âme particulier et en s'exclamant : « sans importance ! »...

Il existe un imposant corpus de textes qui en arrivent, finalement, à faire de la charlatanerie une dimension intrinsèque de la réalité du monde médical de l'époque. Elle trouve donc légitimement, en quelque sorte, sa

[64] Dans *Méthode complète de Thomas Sydenham, pour guérir presque toutes les maladies : avec une description exacte des symptômes qui les accompagnent...* , 1752.

[65] Ce qui ne signifie pas qu'il range le philosophe au rang des charlatans, mais que sa carte du corps ne constitue pas la base la plus favorable pour le développement d'une médecine adéquate…

[66] Bien qu'il accorde crédit, dans son historique du développement de la médecine, à certaines d'entre elles...

[67] *Introduction à l'étude de la nature et de la médecine*, traduit par Coray, Montpellier.

[68] Et repris dans le livre de Pierre Astruc, *Saint-Simon et la médecine*, 1949.

place dans les inventaires, dans les différents états de la médecine, à l'instar de celui de Clifton :

> Tout le monde conviendra qu'il serait à propos d'extirper la charlatanerie, et de prévenir ou de détruire la vogue qu'ont eu depuis quelque temps les aventuriers, indignement protégés par des personnes en place, et savantes. Si la charlatanerie prend une fois le dessus, les fondements de notre art seront sapés, et il n'y aura bientôt plus de différence entre le plus ignorant empirique et les médecin le plus éclairé ; et ce qu'il y a de pis, la vie des citoyens sera le jouet de l'effronterie.[69]

C'est la guerre qui s'impose contre cette mauvaise graine, mais quelle guerre ? Telles les mauvaises herbes disséminées qui donnent d'autant plus de fil à retordre au jardinier, il n'existe pas une figure unie, un « camp » ou un « bataillon » des charlatans. Ces derniers présentent au moins un double visage : d'une part, dans cette appellation générale s'y logent médecins et chirurgiens peu soucieux de l'exactitude de leurs gestes, accumulant à la bonne heure les pronostics fantaisistes, vendant des remèdes qui n'en sont pas, d'autre part, s'y retrouvent également les discoureurs, ceux qui se cachent derrière des systèmes, des mots pour couvrir en quelque sorte l'inanité des gestes, voire leur inexistence. Certains médecins, qui bornent leurs connaissances à un ou deux éléments du corps humain (humeurs, organes, etc.), vont baser tous leurs pronostics sur ces connaissances partielles, comme si le reste n'existait pas ou n'avait aucune importance du point de vue pathologique et thérapeutique.

Zimmermann, dans son *Traité de l'expérience*, mentionne ce cas de figure sans doute assez fréquent à l'époque. Cherchant à distinguer une bonne expérience d'une mauvaise, il fait la chasse aux faux-semblants. L'expérience ne saurait s'exprimer par quelque signe apparent, tels les cheveux blancs ou la grande barbe grisonnante : les mauvais médecins vieillissent aussi et ne s'améliorent pas du seul fait qu'ils prennent de l'âge, aussi devrait-on ne pas tant s'appuyer sur la seule considération de l'âge pour faire valoir des qualités. Mais le plus important ne se situe pas dans cet aspect de son développement, mais plutôt dans l'un des objets principaux de sa thèse : il n'y a pas d'expérience digne de ce nom sans véritable érudition, et c'est précisément ce qui manque à nombre de médecins qui agissent alors comme de véritables charlatans passant leur temps à déguiser sous une apparence de savoir ce qui n'est qu'un résidu de connaissances. Dans ce même mouvement critique, il fustige les médecins ou ceux qui occupent cette fonction, qui profitent de l'ignorance du peuple pour mieux habiller leur propre défaillance ; ainsi, concernant l'urine, souvent regardée comme

---

[69] Francis Clifton, *État de la médecine ancienne et moderne avec un plan pour perfectionner celle-ci*, 1742, préface, p. xv-xvj.

le tenant et l'aboutissement de tous les maux et de tous les remèdes : « Le peuple prend l'urine pour le miroir de tout ce qui se passe dans le corps ». La crédulité populaire est alors confortée par l'inanité du médecin charlatan qui se dit en mesure de lire tout le pronostic d'une maladie dans la simple observation d'une urine. Zimmermann en conclut qu'« il faut toujours réunir l'observation des autres signes à celles des urines, lorsque nous voulons juger des choses sans courir le risque de nous abuser, tant au désavantage du malade, qu'à celui de notre réputation ; et qu'il ne faut pas tant s'arrêter aux urines, quand on peut connaître et juger une maladie par les autres signes »[70].

Comme autre contributeur redoutable de cette galerie des protraits, nous retrouvons Voltaire. Loin de cantonner sa critique des médecins à un tableau péjoratif, il pointe les limites d'une médecine qui se comporterait à l'image d'un individu qui ne se servirait que de l'un de ses yeux et prétendrait tout représenter à partir de cet angle de vue pourtant si étroit :

> Boerhaave assure que le sang dans les vésicules des poumons est pressé, chassé, foulé, brisé, atténué. Le Cat prétend que rien de tout cela n'est vrai. Il attribue la couleur rouge du sang à un fluide caustique, et on lui nie son fluide caustique. Les uns font des nerfs un canal par lequel passe un fluide invisible ; les autres en font un violon dont les cordes sont pincées par un archet qu'on ne voit pas davantage. La plupart des médecins attribuent les règles des femmes à la pléthore du sang. Terenzoni et Vieussens croient que la cause de ces évacuations est dans un esprit vital, dans le froissement des nerfs, enfin dans le besoin d'aimer. On a recherché jusqu'à la cause de la sensibilité, et on est allé jusqu'à la trouver dans la trépidation des membres à demi animés. On a cru les membranes du fœtus irritables, et cette idée a été fortement combattue.[71]

À l'issue de cette revue impitoyable, affichant illusion et suffisance de l'homme envers les secrets de la nature, Voltaire restitue ses droits à la médecine, « qui n'est fondée que sur l'expérience, sur la connaissance du tempérament d'un malade, sur des remèdes très simples donnés à propos ; le reste est pure curiosité, et souvent charlatanerie »[72]. Le goût de la simplification à outrance des maladies deviendra lui-même objet de critique sévère. Un exemple célèbre concerne le médecin américain Benjamin Rusch qui ramenait toutes les maladies à un problème de tension nerveuse dans la

---

[70] Johann Georg von Zimmermann, *Traité de l'expérience en général, et en particulier dans l'art de guérir*, traduit de l'allemand par M. Le Febvre de V., Villlebrune, 1774, Livre II, De l'érudition, et de l'influence qu'elle a sur l'expérience, Chap. II. Des préjugés contre l'érudition, p. 69.

[71] *Dictionnaire philosophique*, édition de 1765, *in* œuvres complètes, Garnier frères, libraires-éditeurs, Paris 1878, vol. XVII, article *Anatomie*, p. 223.

[72] *Ibid.*

paroi des vaisseaux[73]. Ce constat l'amène à dénoncer, en 1789, toutes les autres médecines comme étant fausses, et à préconiser une table des remèdes excessivement simple : saignées et purges répondent alors à toutes les pathologies. Rusch fait école, en Amérique où ses élèves s'en vont mettre en pratique ses diagnostics et ses thérapeutiques ; en Europe, son nom remonte aux oreilles de nombre de médecins contemporains. Quelques années plus tard, ses dires seront considérés avec stupéfaction, et seront jetés dans les oubliettes de l'histoire.

La critique d'une ignorance et d'une connaissance partielles de la physiologie et de l'anatomie, déguisées sous un air de science accomplie, omnisciente et omnipotente perdure jusqu'au XIXe siècle. Ce qui aggrave l'exaspération des médecins, c'est bien le vernis scientifique dont use le charlatan amplifiant ainsi le halo de mystère dont il ne s'entoure jamais assez à son goût. Il professe, sûr de lui, trompe le peuple, et nourrit la critique sociale telle qu'elle se retrouve dans les productions littéraires, théâtrales et autres. On ne saurait évoquer cette tradition de critique et de carricature des médecins sans faire une place au plus redoutable dans ce genre littéraire : qui, mieux que le célèbre Julien Offraie de La Mettrie a proposé un panorama de la scène médicale de son temps, aussi corrosif qu'imagé ? Dans son *Ouvrage de Pénélope*, La Mettrie met en scène le docteur Fun Ho Han (la Chine étant ici le royaume rêvé pour y dérouler le paysage des tares et des vices des médecins qui sont tous qualifiés par un pseudonyme parfois à peine déguisé...) prodiguant ses conseils, lesquels posent comme impératif de « distinguer la charlatanerie de la vraie médecine, comme on sépare l'ivraie du bon grain ». Mais les obstacles à un tel tri sont légion : « Les charlatans de tous les climats se ressemblent, les mêmes professions ont les mêmes intrigues et les mêmes ruses »[74]. Pour La Mettrie, ne cessant de cultiver moult inimitiés dans le monde médical, il ne s'agit pas tant de manifester contre tous les charlatans du monde, que de mettre en évidence les limites propres aux grands noms de la médecine, Silva, Chirac, Hoffmann, etc., personnages qui s'évertueraient trop souvent à déguiser leurs propres impasses derrière des arguties théoriques bien discutables et surtout, qui s'inscrivent dans des jeux d'influence, de pouvoir, qui ont bien peu à voir avec les exigences éthiques issues du serment d'Hippocrate.

Un siècle avant La Mettrie, une autre figure hautement polémique – Guy Patin – fustige, également la figure du charlatan, dans un ouvrage

---

[73] Dans Richard Harrison Shryock, *Histoire de la médecine moderne, facteur scientifique, facteur social*, traduit de l'anglais par Raïssa Tarr, Paris, Armand Colin, 1956.

[74] La Mettrie, *Ouvrage de Pénélope, ou Machiavel en médecine*, par Aletheius Demetrius, Genève, les hér. de Cramer et P. Philibert, 1748-1750, Politique du médecin de Machiavel, XII, XIII.

intitulé *Préceptes particuliers d'un médecin à son fils*[75], à travers une charge virulente contre les apothicaires : un face à face, pour ainsi dire, entre le médecin sain (et saint) et le médecin diable... Il existerait une charlatanerie de haut niveau ou, plus justement, les barrières entre « bon » médecin et charlatan sont moins étanches qu'il n'y paraît, surtout lorsque l'appel du pouvoir et de la réputation se font pressants. Plus le médecin est ignorant, plus il est disposé à briller dans son art. Ici, la dénonciation du charlatan prend, pour ainsi dire, une dimension plus « politique », c'est la charlatanerie d'un milieu, d'une pratique, d'une société qui est montrée du doigt, charlatanerie à laquelle n'échappe pas un médecin pour la simple raison qu'il est premier médecin du roi...[76]

ϕ. L'invocation de l'expérience et de l'observation comme préservatif à l'empirisme et à la charlatanerie

Quel est alors le plus sûr préservatif contre toute dérive empirique, contre tout risque de charlatanerie ? S'impose comme un cap incontournable pour les médecins, mais aussi les savants de l'époque dans les domaines de la physiologie et de la médecine, la phase première de l'*observation*. Claude Bernard énoncera, au XIXe siècle, que l'observation et l'expérience sont les deux termes du « raisonnement expérimental ». Grmek, déroulant les différentes acceptions d'un concept aussi polysémique que celui d'expérience, note que l'expérience, dans son sens premier et général de confrontation aux phénomènes, sens qui irrigue toutes les acceptions du terme, requiert nécessairement l'étape de l'observation : elle se fonde toujours « sur une observation pratiquée d'une manière suffisamment précise pour être intégrée dans un système rationnel et répétée dans des conditions provoquées et contrôlées »[77]. Observation et expérience connaissent une régénération dans le domaine des sciences et de la philosophie à partir de l'œuvre de Bacon et, par la suite, aux XVIIe et XVIIIe siècles. Parmi les médecines qui prétendent se préserver de toute tentation d'un aventurisme expérimental, figurent les médecins vitalistes, lesquels privilégient l'observation. Une telle primauté est justifiée ainsi par Roselyne Rey :

---

[75] Guy Patin (1601-1672), *Préceptes particuliers d'un médecin à son fils*, 1649, dans La Mothe Le Vayer, Gassendi, Gui Patin. *Étude de bibliographie et de critique*, sous la direction de R. Pintard, Paris, 1943.

[76] On peut consulter également comme témoignage à fort caractère celui de Voltaire dans son *Dictionnaire philosophique,* article CHARLATAN.

[77] Grmek, *Le chaudron de Médée. L'expérimentation sur le vivant dans l'Antiquité*, Les empêcheurs de penser en rond, 1997, 1. Les étapes de la recherche expérimentale, p. 11.

Le privilège accordé à l'observation par rapport à l'expérience s'explique donc par une certaine conception de l'homme mais aussi par une différence de point de vue ou de discipline : par l'expérimentation on traitera de la physiologie, par l'observation on connaîtra l'économie animale ; par l'observation, on répondra à la fonction du médecin. Il est évident que l'importance accordée à l'observation qui seule respecte la nature est liée aussi au rôle dévolu à cette force conservatrice qui veille et qui impose bien souvent au médecin d'observer la marche de la nature, afin d'agir en accord avec elle. [78]

De même que la notion d'empirisme possède plusieurs significations, d'où l'ambivalence déjà soulignée, celle d'expérience n'échappe pas non plus à cette dimension polysémique. Mais il existe un fond commun, positif, relatif à ce terme. « Expérience » ne s'oppose pas mécaniquement à « observation ». Toute connaissance est conditionnée par une expérience sensuelle, comme l'énonce Locke, et, en ce sens, l'observation même à laquelle le médecin est tenu de s'astreindre avec précision requiert l'usage de cette acception de la notion d'expérience. Shryock la définit en fonction de cet esprit qui anime le XVIIIe siècle :

> Pour comprendre le sens exact de ce concept d' « expérience », il faut se rappeler les courants philosophiques de l'époque. Pour les empiristes, la raison et toutes ses « facultés » étaient fondées en dernier ressort sur la sensation, ce qui ne signifiait point qu'ils sous-estimaient le rôle de la raison (une fois celui-ci établi) dans l'analyse des données fournies par la sensation [il se réfère ici à l'*Essai* de Locke]. Bref, l' « expérience » au sens large du terme, était le produit de la raison au même titre que la sensation. Il fallait raisonner, mais raisonner sur les données fournies par les sens, plutôt que sur l'absolu et le transcendant.[79]

L'expérience désigne alors un mouvement intellectuel et scientifique qui réhabilite la sensation comme ensemble d'opérations positives, c'est-à-dire qui produisent de la connaissance, de la pensée. Le *Traité de l'expérience* de Zimmermann propose, après avoir mis à nu ce qu'il en est de la « fausse expérience » (les traits apparents, physiques même de l'expérience recouvrant en fait une ignorance crasse), une définition de la « vraie expérience ». Il énonce, pour commencer, que le médecin observateur écoute la nature ; celui qui expérimente, celui qui l'interroge :

> Mais nous appelons particulièrement expérience en médecine, l'habileté à garantir le corps humain des maladies auxquelles il est exposé, et à guérir ces

---

[78] Roselyne Rey, *Naissance et développement du vitalisme en France*, thèse soutenue à Paris, 1987, Oxford, Voltaire foundation, 2000, p. 144-146.

[79] Richard Harrison Shryock, *Histoire de la médecine moderne, facteur scientifique, facteur social*, chapitre IV, Nouvelle étape du progrès scientifique 1700-1800, p. 42.

> maladies lorsqu'elles se sont manifestées. Cette expérience suppose pour principe la connaissance historique de son objet ; car, sans cette connaissance, il est impossible de se fixer un but. Elle suppose encore la capacité de remarquer et de différencier toutes les parties de cet objet ; elle demande enfin un esprit en état de réfléchir sur ce qu'il a eu lieu d'observer, de passer des phénomènes à leurs causes, du connu à l'inconnu, de tout approfondir, et de saisir les mystères de la nature, dans ce qu'elle peut laisser apercevoir. L'érudition nous fournit la connaissance historique, l'esprit d'observation nous apprend à voir, et le génie à conclure.[80]

Une des manières de combattre le mauvais empirisme avec son cortège de charlataneries, c'est donc de poser clairement le contenu et la signification positifs de cette notion d'expérience en un lien indissociable avec l'observation : celle-ci ne peut se concevoir sans érudition véritable, et, sur ce point, nul médecin soucieux d'être pris au sérieux ne saurait le contester ; le vérifier dans la pratique est une autre affaire.

γ. Contre les charlatans et autres empristes : l'affirmation d'une médecine réglementée

Le cadre juridique qui domine l'état de la médecine en France à l'aube de la Révolution et des métamorphoses de l'hôpital au début du XIXe siècle reste globalement celui qui a été fixé par Louis XIV en 1707, à partir de l'*Édit de Marly*[81]. Presque soixante-dix ans après la promulgation de ce texte, l'*État de la médecine* édité en 1776 le présente dans les termes suivants avant de proposer la reproduction intégrale du texte : « La Médecine, en France, a de temps immémorial ses lois ; mais un Législateur en les faisant peut tout prévoir, et ce ne sont que les abus qui les font porter à la perfection. C'est au mois de mars 1707 que Louis XIV donna le dernier Édit, qui réforme entièrement la Médecine, et qui en fixe l'état à l'avenir. Cet Édit qui intéresse tous les Médecins, et ceux qui veulent le devenir, doit avoir sa place ici, et nous allons le copier en entier »[82]. L'esprit général de cet édit est fixé en préambule :

> Nous avons cru ne pouvoir rien faire de plus convenable pour rétablir dans son ancien lustre une profession aussi nécessaire et si importante, que de renouveler d'un côté les défenses rigoureuses par lesquelles Nous avons interdit l'exercice de la Médecine, à tous ceux qui n'ont ni le mérite, ni le

[80] *Traité de l'expérience*, De l'expérience en Médecine, chap. III, De la vraie expérience, p. 44-45.

[81] *Édit du Roy portant règlement pour l'étude et l'exercice de la médecine, donné Marly, au mois de mars 1707*, registré au Parlement, le 18 mars 1707, à Lyon, chez barbier, Imp. et Libraire ord. Du Roy,1707.

[82] *État de la médecine, chirurgie et pharmacie en Europe pour l'année 1776*, présenté au Roi, Paris, Didot, 1776, Abrégé historique de la médecine, p. 39 et sq.

> caractère de Médecin, et de ranimer de l'autre, l'attention et la vigilance des Facultés établies dans notre Royaume, en réunissant dans un seul Règlement tout ce que Nous voulons être généralement observé pour l'étude de la Médecine et pour l'obtention des degrés, afin qu'ils puissent être dorénavant la preuve et la récompense du travail, et non un vain titre d'honneur, plus propre à tromper le public qu'à en mériter justement la confiance.[83]

Pour donner une suite juridique et efficiente à ce vœu, trente-huit articles brefs sont formulés. Parmi ceux-ci, plusieurs articles concernent les conditions de rétribution des professeurs, le nombre d'années d'études et l'expérience accumulée nécessaires pour aspirer à la fonction de professeur, les conditions de nomination des docteurs, les contrôles exercés sur la profession par le biais des registres par Facultés, les conditions d'admission des étrangers, les cours auxquels sont tenus d'assister les écoliers (anatomie, pharmacie galénique et chimique, et démonstrations des plantes), la fourniture des cadavres, la prohibition des religieux mendiants. Suivent deux articles importants (articles XXVIII et XXIX) relatifs à la nécessité de mieux déterminer le corps médical par l'exclusion des charlatans : « Défendons très expressément à nos Juges et à ceux des Seigneurs Hauts-Justiciers, sous peine d'interdiction, de permettre l'exercice de la Médecine à d'autres qu'à ceux, qui justifieront avoir obtenu le degré de Licencié, suivant les formes prescrites par notre présent Édit. Déclarons les permissions qu'ils peuvent avoir donné pour le passé, et celles qu'ils pourraient donner à l'avenir nulles et de nul effet. Révoquons même, en tant que besoin serait, toutes celles que Nous pourrions avoir ci-devant accordées, lesquelles demeureront nulles de plein droit du jour de la publication des Présentes », et « Défendons aussi sous les mêmes peines que dessus à tous ceux, qui n'auront pas obtenu les degrés de Docteur ou de Licencié en la forme ci-dessus marquée, de prendre la qualité de Docteur ou de Licencié dans quelque Acte que ce puisse être, même dans les Livres et Écrits qu'ils pourraient donner au public »[84]. Une des motivations majeures de ce texte, mise en avant à travers nombre de points ayant vocation à clarifier ce qui revient à la médecine et à nul autre, se rapporte à l'idée de contrôle. Contrôle de l'enseignement comme contrôle de l'exercice.

Ce document, dont la portée juridique majeure reste une référence majeure jusqu'à la Révolution, n'est cependant pas à même d'enrayer les nombreuses pratiques de médecine parallèle, exercée sans aucun contrôle, mais il sert en quelque sorte d'arbitre dans les situations de conflit.

> L'*Édit portant règlement pour l'étude et l'exercice de la médecine dans le royaume*, donné à Marly au mois de mars 1707 sera, de manière récurrente,

[83] *Préambule de l'Édit du Roy portant règlement pour l'étude et l'exercice de la médecine.*
[84] *Ibid.*, articles XXVIII et XXIX.

invoqué dans toutes les affaires d'exercice illégal de la médecine pendant tout le XVIIIe siècle. Ce texte apparaît effectivement fondateur d'une nouvelle ère médicale, mais s'il constitue une base pour appréhender la réglementation de l'art de guérir au siècle des Lumières, il est également une œuvre de synthèse des règlements, statuts particuliers et usages précédents.[85]

C'est plus nettement à partir du XIVe siècle que se trouve affirmée la nécessité de posséder un diplôme autorisant l'exercice de la médecine par le pouvoir séculier, à travers des bulles papales. C'est alors l'excommunication qui attend celui qui contreviendrait à ces exigences qui sont, comme le note Céline Pauthier, « constamment réitérées » par les prescriptions royales. Mais, en dépit de ces prescriptions appuyées par les pouvoirs séculier et royal, les charlatans continuent à circuler, propageant ainsi de multiples actes issus d'une médecine parallèle, illégale. Comme le montre Verdier dans son *Essai sur la Jurisprudence*, si la médecine n'a pas fait l'objet d'un encadrement législatif universel à l'échelle de tout le royaume, le souci juridique n'a jamais manqué de s'exprimer et d'accompagner le développement de la formation médicale par de nombreux textes juridiques : « L'amour de nos Rois pour leurs sujets leur a fait prêter une attention des plus scrupuleuses, sur tous ces chefs [à savoir, l'établissement d'une méthode pour perpétuer les connaissances, pour prescrire les modalités de l'instruction, et l'octroi de droits et privilèges aux maîtres]. De leur autorité suprême, émanèrent une infinité de règlements, de statuts, d'Édits, de Lettres Patentes, de Déclarations et d'Arrêts »[86]. De plus, c'est avec des yeux de juristes (d'où le caractère précieux du travail de Céline Pauthier) qu'il faudrait s'atteler à une telle tâche.

Cependant, dès lors qu'on s'intéresse aux facteurs qui président à l'émergence d'une médication à vocation pédagogique, comme la formation

---

[85] Céline Pauthier, *L'exercice illégal de la médecine (1673-1793), Entre défaut de droit et manière de soigner, Histoire, médecine et société*, Glyphe & Biotem éditions, Paris, 2002, introduction générale, p. 8. Dans ce travail très poussé sur les conditions juridiques et historiques d'émergence d'une médecine statutaire, l'auteur propose de développer sa thèse à travers la trame générale suivante : « Il convient donc de rechercher dans quelle mesure le diplôme ne peut constituer l'unique critère du droit de soigner (partie I). Il s'agira, ensuite, de montrer comment la réglementation sur l'exercice de la médecine témoigne de la recherche d'un critère complémentaire : la manière de soigner (partie II). Défaut de droit et manière de soigner permettent ainsi d'appréhender le critère de l'infraction d'exercice illégal de la médecine. », *ibid.*, p. 8.

[86] Jean Verdier, Docteur en Médecine et Avocat à la Cour du Parlement de Paris, *Essai sur la Jurisprudence de la Médecine en France ou Abrégé historique et juridique des Établissements, Règlements, Police, Fonctions, Récompenses, Honneurs, Droits et Privilèges des trois Corps de Médecine, avec les Devoirs, Fonctions et Autorités des Juges à leur égard*, Alençon et Paris, Prault, 1763, avant-propos, p. 7-8.

universitaire, l'écriture de précis de médecine populaire, etc., plusieurs aspects renvoient nécessairement à une préoccupation juridique : les règlements, sous forme d'édits, de lois, d'arrêts, arbitrent des situations conflictuelles régionales, et c'est à l'occasion de ces conflits que des invectives comme celle de charlatan sifflent aux oreilles de tel apothicaire, de tel chirurgien qui aurait osé se prétendre médecin, et ainsi de suite. Mais cette préoccupation juridique révèle, jusqu'à la fin du XVIIIe siècle, une existence accidentelle : insistons sur le fait qu'elle ne renvoie à aucun droit universel, d'où l'importance historique de l'*Édit* de 1707.

Les questions de médecine semblent relever d'un ensemble de préoccupations encore assez marginales chez les juristes de la période considérée : « l'aveuglement du Public, l'indifférence de la plupart des Juges pour ces sages Règlements, et le découragement des Maîtres de l'Art, rebutés par la difficulté qu'ils trouvent à obtenir la Justice, a fait négliger cette partie de la Jurisprudence, et a privé la société du fruit qu'elle aurait pu en retirer »[87]. La prise en compte de la matière médicale sous l'angle de la loi est bien plutôt, comme l'explique Céline Pauthier, matière de police :

> l'exercice illégal de la médecine est une matière de police[88], et, à ce titre, fait l'objet d'un certain dédain de la part des juristes. Les traités de police, quant à eux, ne l'évoquent pas comme posant un problème juridique spécifique, et se contentent de décrire l'état du droit à l'égard des illégaux. Ainsi, les conditions de la poursuite et de la répression de l'exercice illégal de la médecine ne font pas l'objet de débats doctrinaux aux XVIIe et XVIIIe siècles, ou alors seulement au titre d'une question incidente. Dès lors, force est de constater que l'interdiction d'exercer la médecine ne suscite guère l'intérêt des juristes.[89]

L'*Édit* de Marly synthétise, en somme, des dispositions antérieures et partielles plus qu'il n'introduit de nouveaux éléments. Il associe, de manière conséquente, délimitation juridique d'un corps médical et modalités de la formation dispensée dans les écoles. Il tend à rendre de manière explicite et surtout visible, une altérité à la médecine « officielle » constituée de tous ceux qui ne se conformeraient pas aux dispositions émises. De ce fait, et c'est bien là l'objectif de la loi, on peut repérer plus facilement

---

[87] *Ibid.*, p. 8-9.

[88] Pour préciser ce qu'il en est de ce terme de police, dans la période considérée, il s'agit, selon les précisions de Jean Verdier, d'un ordre qui : « a pour objet le bien général et commun de la Société ; et c'est à ce titre que la Médecine en a toujours fait partie », dans *Essai sur la Jurisprudence de la Médecine en France* , chp. X, Des Juges de la Médecine, p. 106-107. C'est Louis XIV qui créa un lieutenant pour la Police en 1667, accroissant ainsi le pouvoir de celle-ci sur l'ensemble des trois corps de médecine.

[89] Op. cité, *ibid.*

l'amateur, l'illégal ou encore le charlatan. Mais la formation même du jeune médecin doit intégrer cette altérité. Ce dernier doit être en mesure de reconnaître le charlatan et de le combattre. L'allégeance au corps des médecins ressemble, alors, à un engagement militaire ou encore religieux.

L'école se constitue et s'affirme contre cette altérité obscure, lieu d'émergence des médecines parallèles. Encore une fois, Céline Pauthier fournit des exemples précieux, lorsqu'elle relève les serments que doivent prêter les médecins, serments qui sont autant de textes de guerre contre la charlatanerie. « Dans chacun de ces serments [il existait toute une multiplicité de serments d'observance des statuts et de fidélité aux corps], du simple grade de bachelier à la très haute distinction de doyen, on retrouve systématiquement, outre l'obligation de respecter les règles internes et les rites religieux de la Compagnie, la *promesse de lutter contre les illégaux* ». L'auteure donne l'exemple du serment type que doit prêter le candidat, « compilation des différents décrets, coutumes et autres usages de la faculté parisienne rédigée tardivement [où se trouve], *in extenso*, le texte du serment que doit prêter le candidat au doctorat »[90]. En voici une traduction :

> Maître doctorant, Avant que tu ne sois admis, tu dois prêter trois serments : 1 : Que tu observeras les droits, statuts, décrets, lois et louables coutumes de l'Ordre ; 2 : Que tu seras présent pour les messes de Saint-Luc à la mémoire des docteurs défunts ; 3 : Que tu lutteras de toutes tes forces contre ceux qui pratiquent la médecine illicitement, qui attentent à la santé et à la vie des concitoyens ; Veux-tu jurer ainsi ? Je le jure.[91]

La lutte contre l'exercice illégal de la médecine fait donc partie des devoirs du médecin. Cette promesse amène à faire de tout étudiant, quel que soit son grade, et de tout médecin, un protecteur du corps avant toute chose, peut-être même avant la préoccupation envers le patient, plus apparente dans le *Serment* d'Hippocrate par exemple. Le médecin est donc le protecteur de deux corps, celui du patient qu'il soigne et celui de la médecine qu'il protège.

Les développements précédents ont déjà évoqué à plusieurs reprises l'existence d'Écoles dont la réputation n'a fait que se confirmer au fil des siècles. L'École de Salerne, l'École de Paris, celle de Montpellier, de Leyde aux Pays-Bas, etc. Ces différentes écoles dont certaines sont très anciennes

---

[90] Op. cité, sect. 2, L'ordonnancement hiérarchique du droit de soigner sous l'égide de la Faculté, B, La rigueur de l'encadrement éthique, 1, Les devoirs du docteur en médecine, b, Le serment du docteur en médecine : la promesse de lutter contre les illégaux, p. 77.

[91] Signé « Voutremer , Médecin A. EU », Paris, J. Quillau, 1714, (BIUM, pièce N° 79820) ; il existe plusieurs recueils de serments édités chez Quillau, dont celui de Hyacinthe Théodoro, *Ritus Usus et Laudabiles Facultatis Medicinae Parisiensis Consuetudines, Authoritates totius ejusdem Ordinis excusa*, 1751.

témoignent du caractère universitaire de longue date qui imprègne l'histoire de la médecine, elles ne signifient pas pour autant que tous ceux qui exercent la médecine relèvent formellement de l'une de ces écoles (ou d'autres). Les références à des noms prestigieux, Boerhaave, Sydenham, Boissier de Sauvages, etc., cachent la masse de petits médecins anonymes et, plus encore, de nombreuses personnes qui, au fond des campagnes, exercent une activité d'ordre médical parmi d'autres activités. Tel est le visage de la médecine européenne : le premier « médecin » disponible est le plus souvent un barbier, un homme d'église, une nourrice, qui vient avec pour seul bagage la transmission de quelques gestes et la manifestation de quelques intuitions. On voit également des bourreaux jouer le rôle de guérisseur, combinant ainsi pouvoir de vie et pouvoir de mort, avec l'exemple du bourreau de Paris, Henri Samson (1740-1793). C'est aussi dans ce parallèle entre une médecine universitaire et une médecine pratique, et une médecine ainsi qu'une chirurgie faite par des non médecins que se décline une querelle entre anciens et modernes, l'une se nourrissant peu ou prou des dernières observations et découvertes, l'autre reproduisant remèdes et formules transmises de générations en générations[92]. En même temps, il serait précipité et réducteur de dresser un tableau de la vie médicale, en particulier au XVIIIe siècle, divisant l'univers médical en deux blocs, celui des médecins plus ou moins spécialisés, formés, mais reconnus comme tels, et les charlatans de toutes sortes.

η. Entre charité et soin : l'existence d'une médecine populaire

Il reste que l'origine populaire de la médecine en tant qu'art, pratique et technique, reste profondément présente ; les acquis d'une appréhension de plus en plus scientifiquement déterminée du corps et de ses modifications pathologiques n'a pas remisé dans l'oubli cette notion de pratique populaire qui caractérise d'abord le visage de la médecine quotidienne. Entre le médecin au service de sa majesté, le professeur d'université et celui qui pratique la médecine là où il n'y a pas de médecin, les frontières sont bien plus mobiles qu'il n'y paraît. La formation se fait alors sur le tas. Le bagage théorique manque souvent cruellement, mais la maladie est là et il faut la combattre. Dans le cadre d'une urgence médicale trop souvent sans médecins, là où il ne reste qu'à se débrouiller avec les techniques ancestrales, les moyens du bord, la dénonciation du charlatan n'est évidemment pas une priorité. Le mot « charlatan » émane de la plume de ceux qui ont le temps et les conditions pour écrire, et est utilisé bien souvent pour amoindrir, indirectement, plus ou moins diplomatiquement, un confrère trop bavard sur ses performances et qui fait trop d'ombre. Son usage n'a plus du

---

92 CF. sur ce thème Jean Lebrun, *Se soigner autrefois. Médecins, saints et sorciers aux XVIIe et XVIIIe siècles*, Points, histoire, 1983.

tout la même pertinence au fond des campagnes, dans la solitude et l'ignorance.

Le serment d'Hippocrate rend compte, originairement, non pas d'un vœu formel, mais d'une posture réellement ancrée dans la cité, celle d'un homme qui fait abnégation d'une grande partie de lui-même pour être en mesure de soigner ses semblables. Notons que le mot "thérapeute" désignant celui qui soigne, signifiait originellement le fait d'être au service de Dieu, comme le précise, dans son introduction, l'article THERAPEUTE de l'*Encyclopédie* de Diderot et d'Alembert : «THERAPEUTE, s. m. pl. (*Hist. jud.*) terme grec qui signifie *serviteurs,* et en particulier ceux qui se consacraient au service de Dieu, dérivé de *θεραπεύω*, qui signifie *guérir* ou *servir.* Les Grecs donnaient le nom de *thérapeutes* à ceux qui avaient embrassé une vie contemplative, soit que ce fût par rapport aux soins extrêmes qu'ils prenaient de l'affaire de leur salut, soit par rapport à la façon particulière d'exercer leur religion. Le mot *therapeuein* d'où est venu celui de *thérapeutes,* signifie *les soins qu'un médecin prend de son malade, et le service qu'un homme rend à un autre* »[93]. Il y a là un mouvement de charité qui serait resté, malgré les nombreuses déformations introduites depuis longtemps par toutes les formes de vénalité, inscrit dans ce qui fait, à l'origine, l'acte médical : le mouvement d'un homme, médecin, vers son semblable, malade, mouvement désintéressé, anonyme en même temps que profondément personnel. Ce mouvement, cet acte sont en quelque sorte figés dans ce texte fondateur que fut le *Serment* d'Hippocrate : « Je passerai ma vie et j'exercerai mon art dans l'innocence et la pureté [...] Dans quelque maison que j'entre, j'y entrerai pour l'utilité des malades, me préservant de tout méfait volontaire et corrupteur, et surtout de la séduction des femmes et des garçons, libres ou esclaves. »[94]. Cette image reste donc très présente au XVIIIe siècle, et est parfois utilisée pour réhabiliter une bonne et honnête médecine contre tous les faiseurs de systèmes, savants qui se réfugient derrière leurs charabias. Voltaire appuie cette représentation du thérapeute, notamment dans l'article *Médecine* de son *Dictionnaire philosophique.* Cette activité serait menée par des hommes qui n'ont cessé d'exercer leur métier dans le désintéressement et le dénuement souvent le plus total. Les petits médecins ou individus prodigueraient de manière désintéressée et honnête leurs soins aux pauvres, en contraste avec les « grands » théoriciens qui se sont fait un nom dans des cercles privilégiés, à l'exemple des moines ou d'autres hommes de foi voués à secourir la misère quotidienne se distinguent

---

93 THERAPEUTE, vol. XVI, p. 263.

94 *Serment d'Hippocrate*, traduction É. Littré.

des hiérarchies ecclésiastiques plus soucieuses de leur bien être et de leur renommée que du bien du peuple[95].

La médecine partage originairement avec la doctrine chrétienne l'idée d'une obligation de charité. Ceci peut être illustré par l'histoire de la formation des premiers hospices, qui avaient pour fonction principale de recueillir mendiants, pauvres, infirmes. De même, les moines ont prodigué une médecine rudimentaire ; certains d'entre eux consolidaient leurs connaissances, en recopiant Galien et d'autres médecins illustres à l'exemple des médecins Avicenne ou Rhazès. C'est cette même dimension de la médecine et de l'hôpital qu'évoque le chapitre d'un ouvrage consacré à l'histoire de la médecine militaire, portant sur la pratique médicale pendant le Moyen Âge :

> Les premières communautés chrétiennes ont pratiqué la mise en commun des ressources. Cette règle, attestée dans les Actes des Apôtres pour la communauté de Jérusalem, débouchait sur la prise en charge des plus déshérités. Dans les troubles et les famines qui ne furent pas rares à la fin de l'Empire, la nécessité d'un recueil organisé s'y ajoutait naturellement. C'est dans de telles circonstances qu'on voit apparaître au IVe siècle, aux deux extrémités du monde romain, les premiers hôpitaux.[96]

Dans cette dynamique, les premiers hôpitaux voient le jour : Édesse en Asie mineure, établi par l'ermite Ephrem vers 350, Césarée, où Saint Basile enjoint les riches à se séparer de leurs biens pour se mettre au service des pauvres et des blessés. Tous deux et ceux qui vont se lancer dans de telles initiatives ne font, en fait, que prendre à la lettre les paroles célèbres de Matthieu :

> Venez, les bénis de mon Père, recevez en partage le Royaume qui a été préparé pour vous depuis la fondation du monde. Car j'ai eu faim et vous m'avez donné à manger ; j'ai eu soif et vous m'avez donné à boire ; j'étais un étranger et vous m'avez recueilli ; nu, et vous m'avez vêtu ; malade, et vous m'avez visité ; en prison, et vous êtes venu à moi [...] En vérité, je vous le déclare, chaque fois que vous l'avez fait à l'un de ces plus petits, qui sont mes frères, c'est à moi que l'avez fait ![97]

C'est ici l'occasion de revenir au sens originaire de l'hôpital, désignant d'abord un « lieu pieux et charitable où l'on reçoit les pauvres

---

[95] Cf. *Dictionnaire philosophique*, édition de 1765, dans *Œuvres complètes*, t. 17, Garnier frères, libraires-éditeurs, Paris 1878, article *Médecins*, notamment p. 57-58. Consulter également son article *Charité*.

[96] *Histoire de la Médecine aux armées*, sous la direction de Charles Lavauzelle, Paris 1982, tome I, *De l'Antiquité à la Révolution*, chapitre 2, p. 166.

[97] Matthieu, *Évangile*, chap. 25. Traduction œcuménique.

pour les soulager en leur nécessité »[98]. Deux termes s'inscrivent, à l'origine, dans le christianisme : *caritas* et *infirmitas* : pratiquer la charité et reconnaître son infirmité. Faire la charité, étymologiquement (*careo*), c'est donner et se priver. Ce terme de charité se caractérise par une forte polysémie qui indique plusieurs dimensions de l'acte chrétien qu'on retrouve dans la pratique d'une médecine populaire agissante : Dieu est charité, mais on fait la charité, et il existe des maisons de charité : les premiers hospices. Cette notion désigne en même temps un lieu universel et personnel ; la charité constitue un chemin de perfection à réaliser, impliquant, à cette fin, que l'on s'attelle à ôter ou, du moins, à soulager les infirmités, et cela, c'est l'objet des œuvres de charité.

De même que l'hospice, comme première forme de l'hôpital ne se réduit pas à un lieu médical, mais combine soins et aides, accueil et repos, de même, l'acte médical prodigué par un moine revêt une dimension bien plus globale, comme l'indique ce terme de charité. C'est pourtant dans ce cadre indifférencié, apparemment peu propice à la constitution d'un savoir médical rationnel, qu'une connaissance accumulée au fil des expériences et de la confrontation avec les écrits des grands médecins depuis Hippocrate émerge.

Il a toujours existé une médecine sous la forme d'un ensemble de pratiques visant à prodiguer des soins, à soulager ; seulement, cette médecine ne fut pas toujours et systématiquement pratiquée par des médecins en tant que tels. Cette histoire d'une longue période, durant toute une partie du Moyen-Âge, en Europe et, principalement en France (car, parallèlement se développe une philosophie médicale arabe qui restera longtemps influente), voyant l'existence d'une médecine sans médecins, est, semble-t-il, peu prise en compte par les grandes histoires de la médecine. Inutile, par exemple, de chercher une telle évocation chez Daremberg et les historiens de la médecine du XIXe et du début du XXe siècle. Cette médecine sans véritables médecins, qui perdure encore tout au long du XVIIIe siècle, continue à s'entendre, alors, comme l'exercice de la foi, et trouve une expression significative dans l'activité quotidienne des hommes d'église, ceux qui côtoient les hommes et les femmes les plus pauvres.

Plusieurs médecines poursuivent donc leur chemin, parallèlement, étrangèrement pourrions-nous dire les unes aux autres. L'absence générale, ou la faiblesse sensible de codification et de réglementation contribue à cette dichotomie de la médecine au XVIIIe siècle. L'existence de pratiques de soin en marge de la médecine issue des écoles, soulève une question qui transcende les périodes évoquées ici : faut-il considérer qu'il n'y a médecine que lorsqu'il y a médecine professionnelle ?

Qu'enseignent les médecins qui ont obtenu certification et reconnaissance sur le plan professionnel, aux hommes qui, par ignorance ou impossibilité de s'instruire de manière conséquente, en restent à une

---

[98] Jean Lebrun, *Se soigner autrefois....* p. 82.

approche minimale ? D'une part, ils ne s'adressent pas précisément à des médecins, mais à des personnes qui font office de médecin là où il n'y a pas d'autres possibilités. Autrement dit, il s'agit d'enseigner des gestes et des savoirs de base pour que les familles parmi les plus modestes puissent gérer les écueils quotidiens de leur santé sous la forme d'une auto-médication vitale. En 1762, paraît un ouvrage devenu célèbre, celui du médecin Samuel Auguste André David Tissot, *Avis au Peuple sur sa santé*. Un tel ouvrage se propose, par un enseignement de base éclairé, de faire reculer les croyances et les superstitions qui produisent tant d'accidents fâcheux, accidents que de simples précautions d'hygiène sont normalement susceptibles d'éviter, comme, par exemple, de ne pas enserrer les nouveaux-nés et les très jeunes enfants dans des corps de baleine, véritables carcans, au risque de fabriquer des enfants puis des adultes tellement déformés qu'ils en deviendront infirmes. Il s'agit aussi d'enrayer la dépopulation des campagnes, poussant les hommes à aller chercher une vie meilleure dans les villes, accumulant vices et maladies qu'ils ramèneront un jour dans ces mêmes campagnes, contribuant à leur insu à la dégénération de l'humanité. Autant de préoccupations que Rousseau développe amplement dans cet ouvrage qui fait figure de référence pour bien des médecins de la fin du XVIIIe siècle, l'*Émile*. Nous avons donc affaire, avec Tissot, mais aussi avec, quelques années plus tard Louis Charles Henry Macquart, Louis Anselme Bernard Bréchillet Jourdain ou Pierre Jean Georges Cabanis ou bien encore Étienne Tourtelle, pour ne citer que ceux-là, à des médecins qui, durant la deuxième moitié du XVIIIe siècle et le début du siècle suivant, mènent une lutte contre les préjugés populaires tout en réhabilitant dans le même mouvement le qualificatif "populaire". Se dresse donc le tableau du médecin éclairé qui doit mener à bien sa mission.

En effet, dans le cadre de la conception générale offerte par ce tableau, le peuple n'est sot que s'il est maintenu dans l'ignorance, ce qu'un savoir général de base mais efficacement et clairement organisé peut l'aider à surmonter, c'est, par exemple, ce que montre et ce sur quoi insiste Zimmermann dans son *Traité de l'expérience*. Quant à Tissot, il justifie le titre même de son ouvrage de la manière suivante :

> Le titre d'avis au peuple, n'est point l'effet d'une illusion qui me persuade que ce livre va devenir une pièce de ménage dans la maison de chaque paysan. Les dix-neuf vingtièmes ne sauront, sans doute, jamais qu'il existe ; plusieurs ne sauraient pas le lire, un plus grand nombre, quelque simple qu'il soit, ne le comprendrait pas : mais je le destine aux personnes intelligentes et charitables qui vivent dans les campagnes et qui, par une espèce de vocation de la providence, sont appelées à aider de leurs conseils le peuple qui les environne.[99]

---

[99] Tissot, *Avis au peuple sur sa santé, ou Traité des maladies les plus fréquentes, par M. Tissot, ... Nouvelle édition, augmentée de la description et de la cure de*

Tissot vise les curés qui poursuivent une charité éclairée, les maîtres d'école, mais aussi les laboureurs, les chirurgiens qui parcourent les campagnes, les sages-femmes. L'auteur termine sa liste par une dernière remarque : ce livre est destiné principalement à ceux qui sont dans l'impossibilité de consulter un médecin. Aussi, l'enseignement principal porte-t-il sur l'hygiène. Un savoir médical éclairé commence par l'acquisition de mesures d'hygiène bien comprises. Il est toujours intéressant de regarder comment l'hygiène constitue la part principale de cet enseignement populaire, c'est-à-dire d'un enseignement qui permet de commencer à départager le charlatan du soignant qui possède un savoir et une expérience de base fiables. Or, ce souci d'apporter une instruction élémentaire et populaire ne se fait pas jour seulement à l'époque de Tissot.

Antérieurement aux auteurs précédemment cités, le *Dictionnaire œconomique contenant divers moyens d'augmenter son bien et de conserver sa santé* (1732) de l'Abbé Chomel, ancien économe du Grand Hôpital de Lyon, constitue un des exemples tout à fait significatif de cette littérature médicale populaire. Chomel n'est pas lui-même un médecin de formation, bardé de diplômes, mais un ecclésiastique, tenant de cette tradition chrétienne populaire, soucieux, en quelque sorte, de mettre au service de la communauté ce petit capital d'expériences qu'il s'est progressivement et patiemment constitué. L'ouvrage de Chomel est présenté sous la forme d'un dictionnaire qui renferme des articles concernant les noms les plus connus de maladies, mais aussi des termes de physiologie, et d'autres qui peuvent servir dans le quotidien de chacun. On retrouve là un trait propre aux grandes encyclopédies, mais moins ambitieusement tiré, à savoir l'exposition d'un savoir concret, factuel, qui puisse être efficacement entendu par ceux qui n'ont eu ni les moyens ni le temps de fréquenter une école, d'apprendre avec un précepteur, etc. Le livre de Chomel date du début du XVIIIe siècle et apparaît, de ce fait, plutôt dans la lignée de la production littéraire médicale populaire du siècle précédent. Chomel s'appuie sur son expérience d'ancien administrateur d'hôpital. Cet abbé accumule patiemment une somme d'expériences quotidiennes qu'il fait donc partager dans ce dictionnaire. Il commence par fixer les devoirs auxquels doit s'astreindre tout bon administrateur et, plus généralement, toute personne qui verse dans une activité visant à prodiguer des soins de manière régulière ; il développe son propos en huit points exprimant avec netteté l'idée que l'assistance aux

---

plusieurs maladies, et principalement de celles qui demandent de prompts secours. Ouvrage composé en faveur des habitants de la campagne, du peuple des villes, et de tous ceux qui ne peuvent avoir facilement les conseils des médecins, 1760, Avertissement à l'édition de 1762 (que nous avons utilisée ici) p. xxxv.

personnes malades est une « œuvre » en soi[100]. L'esprit du travail proposé par Chomel est, du fait de son histoire individuelle, profondément enraciné dans la doctrine chrétienne : aider son prochain revient toujours à honorer Dieu, à lui montrer amour et reconnaissance, tout en faisant la part de ce qui relève du bien terrestre et du bien céleste, fixant ainsi la place que chacun doit garder par rapport à Dieu, laïque comme ecclésiastique.

Les chirurgiens ont aussi leur part dans la formulation d'une littérature médicale populaire. En un sens, du point de vue de leur position, cela apparaît plus naturel que pour les médecins de la même période. Les chirurgiens côtoient bien souvent de manière nettement plus physique, charnelle, le corps du malade que nombre de médecins que le spectacle offusque, indispose. Les chirurgiens militaires par exemple acquièrent leur connaissance médicale sur le tas. C'est l'accumulation des blessures, des accidents et des affections épidémiques qui sont le lot commun des armées en campagne qui enrichissent l'expérience des chirurgiens de manière démultipliée par rapport aux médecins de ville. Cette accumulation peut alors devenir un livre qui sera adressé au peuple, à tous ceux qui, comme les soldats, entretiennent un contact direct, voire quotidien avec la souffrance physique par le biais des chocs, des accidents, de tous ces événements qui lient en sort commun l'ouvrier, le paysan et le soldat.

Parmi ces chirurgiens, figure François Marie Claude Richard de Hautesierck, auteur d'un ouvrage intitulé *Manière de traiter les principales maladies aiguës qui attaquent le peuple*, en 1779. Avec cet auteur, il s'agit de lutter contre les superstitions, contre les grandes peurs populaires, qui entretiennent et développent un état d'esprit et un climat propices à la maladie. Il faut « dissiper les fausses alarmes et les terreurs paniques, dans lesquelles l'ont souvent jeté les bruits exagérés d'un danger qui n'existait pas, est une des parties les plus importantes du ministère de la Médecine »[101]. Parmi ces grandes peurs : les épidémies et la peste[102]. Tout symptôme, toute fièvre peut rapidement, par rumeurs interposées, devenir une nouvelle

---

[100] (Abbé) Noël Chomel Prêtre, curé de la Paroisse de Saint-Vincent à Lyon, *Dictionnaire œconomique contenant divers moyens d'augmenter son bien et de conserver sa santé avec plusieurs remèdes assurés et éprouvés, pour un très grand nombre de maladies, et de beaux secrets pour parvenir à une longue et heureuse vieillesse. Quantité de moyens pour élever, nourrir, guérir et faire profiter toutes sortes d'animaux domestiques, comme brebis, moutons, bœufs, chevaux, mulets, abeilles, et vers à soie. Différents filets pour la pèche de toutes sortes de poissons, et pour la chasse de toutes sortes d'oiseaux et animaux, &.*, 1732, 3ème édition… Lyon et Paris.

[101] *Manière de traiter les principales maladies aigües qui attaquent le Peuple*, Paris, Impr. royale, 1779, Introduction, p. i, ij.

[102] Cf. dans le présent ouvrage : 3. Médecine et physiologie entre mythe et idéal, 1. Peur des malades, peur des médecins, peur de la maladie : quelques points pour ébaucher une histoire de la peur dans l'univers médical.

émergence de la peste. Mais la suite de l'ouvrage porte sur les différentes formes de fièvre que devrait reconnaître le commun des mortels, ce qui relève d'un véritable défi, vue la difficulté que nombre de médecins attitrés éprouvent déjà pour les discerner correctement. De même y est-il question de l'hydropisie, de la petite vérole, de la jaunisse, des diarrhées, etc.

Autant d'exemples exprimant une certaine lucidité de la part des médecins auteurs de ces œuvres à vocation éducative : puisque l'existence d'une médecine sans médecins reste durablement inévitable à l'échelle du territoire, il faut au moins, et cela relève de l'ordre du devoir, essayer d'en faire une médecine sans charlatans.

&

3. Être son propre médecin : paradoxe, impossibilité ou idéal ?[103]

Riche d'une histoire qui remonte à l'Antiquité, le soin exprime aussi bien l'attention, le souci de la préservation de soi-même et des autres d'un point de vue physique et moral, que la prise en charge médicale de la personne. Le soin consiste en des actes distincts : prévenir, anticiper, faire attention, prendre garde, mais aussi intervenir, opérer, panser, guérir ; il s'inscrit autant dans l'ordre de la prévention que dans celui de la réparation. Il peut être appréhendé dans un contexte purement individuel, celui des relations privées – prendre soin de ses proches, de ses enfants – comme dans un contexte public et professionnel – prendre soin de personnes dont on a la charge quand on est infirmier ou médecin. Enfin, le soin peut renvoyer à l'activité du *médecin* ou bien à celle du *thérapeute*. Ces deux termes ne recouvrent pas nécessairement les mêmes démarches, les mêmes actes, et ne s'inscrivent pas dans les mêmes contextes. Le soin désigne un ensemble assez vaste d'actes destinés à la préservation de l'individu tandis que la thérapeutique concerne tous les actes qui visent au rétablissement de la santé[104]. D'autres langues expriment de manière intéressante cette distinc-

---

[103] Le texte de cette séance a fait l'objet d'un article en ligne dans *Rue Descartes*, N° 87, 2015/4, Recherches en cours, intégralement reproduit ici.

[104] L'idée de thérapeutique, du *grec therapeuein*, soigner, se distingue dès l'Antiquité grecque de *iatros*, le médecin. L'un désigne un ensemble de gestes, l'autre un « acteur », un intervenant, le médecin. Dans l'histoire du soin, il est loisible de constater que les gestes thérapeutiques ont souvent été exercés par des non médecins. Le premier « médecin » disponible a très souvent été un barbier, un homme d'église, une nourrice, venant avec pour seul bagage la transmission de quelques gestes et la manifestation de quelques intuitions. Des bourreaux ont

tion. Le terme anglais de *cure* implique l'idée de traitement alors que celui de *care* implique celle de soin. En allemand, le verbe *pflegen* correspond à *care*, et le verbe *heilen/behandeln* à *cure*. Les langues attestent ainsi du caractère assez hétérogène de l'usage de la notion de soin dans le discours. En définitive, soigner quelqu'un est un acte qui ne relève pas de la seule prérogative des médecins.

Jusqu'à quel point le soin de soi exprime-t-il un geste médical authentique ? Dans quelle mesure occasionne-t-il une éthique, une philosophie de l'existence appliquée à soi-même ? La thématique du soin de soi et les problématiques qu'elle occasionne invitent à considérer l'histoire féconde des passerelles entre pensée médicale et pensée philosophique. Elle soulève une réflexion conséquente sur le statut même du sujet, sur les motivations et les conditions à partir desquelles la personne se prend en charge, protège son intégrité, tant dans l'état de santé que dans celui de maladie.

Depuis les premiers pas de la médecine antique, la question du soin de soi revêt une importance attestée par de nombreuses traditions philosophiques et médicales – écoles, sectes[105] – comme par de nombreux

---

également joué le rôle de guérisseur, combinant ainsi pouvoir de vie et pouvoir de mort, avec l'exemple du bourreau de Paris, Henri Samson (1740-1793). « En réalité, écrit Jean Lebrun, médecins et guérisseurs empruntent leurs moyens de lutte contre la maladie à un savoir commun [...] Ce n'est qu'au début du dix-neuvième siècle que s'amorce une rupture qui ira en s'amplifiant pour aboutir à un divorce total : les progrès de la médecine, de la chimie et de la pharmacologie permettent au corps médical d'abandonner les vieilles thérapeutiques, auxquelles reste fidèle une médecine parallèle qui tend alors à devenir de plus en plus ce qu'elle n'était pas jusque-là, une médecine presque exclusivement populaire, face à une médecine savante », *Se soigner autrefois. Médecins, saints et sorciers aux XVIIe et XVIIIe siècles*, Points, histoire, 1983, p. 102.

[105] Les écoles de médecine de l'Antiquité sont diverses. Nous pouvons en recenser trois particulièrement importantes :

Les *Assyriens*, les *Chaldéens*, et les *Mages* : Les premiers qui aient cultivé cet art, et qui aient tâché de guérir ou de prévenir les maladies

Cnide, ville ancienne de la Carie, dans la Doride, Asie mineure. Les heures les plus glorieuses de ce qui, au XVIIIe siècle, n'est plus que ruines, datent du IVe siècle avant J.C. ; école versée dans la géométrie, la philosophie, la logique et la médecine…

Rhodes, île de l'Asie mineure en Méditerranée. Commentaire dans l'article MEDECINE de l'*Encyclopédie* de Diderot, D'Alembert : « On comptait trois fameuses écoles établies par les Asclépiades : la première était celle de Rhodes ; et c'est aussi celle qui manqua la première, par le défaut de cette branche des successeurs d'Esculape ; ce qui arriva, selon les apparences, longtemps avant Hippocrate, puisqu'il n'en parle point comme il fait de celle de Cnide, qui était la troisième, et de celle de Cos, la seconde. », *Encyclopédie* de Diderot et D'Alembert, vol. X.

témoignages écrits qui font autorité : l'homme, même en bonne santé, doit s'attacher à suivre des prescriptions qui sont censées rythmer les différents âges, les différentes périodes de son existence. Une telle exigence ne se trouve nullement limitée au seul horizon, déjà très large, des temps éloignés de l'Antiquité et des siècles qui l'ont suivie. De manière récurrente ressurgit, à notre époque, une aspiration à faire de soi-même un objet d'attention quotidienne. Dans l'état de santé, prendre soin de soi relève d'une conduite autonome ; dans celui de maladie, le recours à une tierce personne – le médecin – devient nécessaire la plupart du temps. La perte ou la diminution de l'autonomie, lorsqu'on est malade, interdit-elle toute aspiration à se soigner sans recourir à quelque forme d'assistance extérieure ? Depuis l'émergence d'une médecine professionnelle et compétente, l'institution médicale a acquis une véritable prérogative sur tout ce qui concerne les domaines du soin et de la thérapeutique. C'est vers la fin du XIXe siècle et le début du siècle suivant qu'on assiste à l'extension des prises en charge médicales et hospitalières d'une population croissante.

La question du degré d'autonomie du malade, lorsque ce dernier s'inscrit dans un circuit institutionnel déterminé, se pose avec d'autant plus d'acuité. Le statut du malade, au sein de l'institution hospitalière et médicale, prend le nom de patient. Ce terme est déjà usité au XVIIIe siècle[106], mais il fait l'objet d'un usage systématique à partir de la révolution hospitalière et clinique qui marque les premières décennies du XIXe siècle. L'idée de patient suppose celle d'un agent et s'inscrit dans une relation, tandis que l'idée de malade désigne un état vécu par une personne – ressenti, perception –, qui concerne d'abord le rapport à soi-même avant le rapport à l'autre. Si être malade désigne un état, une expérience et un ressenti, être patient renvoie à un statut, et cela à un double titre : relationnel puisqu'un agent est impliqué (médecin, hôpital), et administratif s'agissant des démarches nécessaires relatives à la reconnaissance de ce statut, et s'inscrivant dans des systèmes (assurance, mutuelle, etc.). Être patient et être malade ne coïncident pas systématiquement. Bien qu'il évoque à lui seul un panel de situations et de perceptions remarquablement différentes – incommodité, accident, blessure, malaise, souffrance et douleur –, le terme "malade" prend une signification immédiatement concrète pour qui se trouve dans cet état. En effet, le mot « maladie » est-il vraiment à même de rendre compte de la très grande multiplicité d'affections et d'états pathologiques ?

---

[106] L'*Encyclopédie* de Diderot et D'Alembert, dans son article PATIENT, évoque le patient comme « une personne qui est sous la direction d'un médecin ou d'un chirurgien, pour être guéri de quelque maladie. *Agent* et *patient*. Voyez l'article AGENT, *Malade* est plus usité que *patient* ; le terme *malade* est rendu plus communément que celui d'*aeger*, quoique *patient* et *aeger* soient à peu près la même chose ; cependant on se sert peu du mot de *patient* en français dans le langage ordinaire », vol. XII, p. 172.

Ne s'agit-il pas d'un mot qui connaît un usage se situant largement au-dessus de son signifiant réel, quand on sait que, dans la langue de nos voisins britanniques nous pouvons déjà bien plus décomposer cette notion en *illness*, *disease* et *sickness*, renvoyant à des postures, à des situations différentes relativement à cette notion de maladie, produisant un premier code rendant possible de repérer déjà de quoi l'on parle. De manière générale, être malade c'est se trouver plus ou moins durablement condamné à vivre avec une santé qui a perdu son équilibre, affectée par l'excès ou par le défaut. Se faire vacciner, effectuer une visite de contrôle, procéder à une série d'examens : autant d'actes qui sont induits, non nécessairement de l'état de malade, mais toujours de celui de patient. Être patient suppose que l'on attende d'autrui qu'il prenne soin de nous, qu'il nous prenne en charge. Ce terme de "patient" appartient plus nettement au vocabulaire des médecins et des personnels hospitaliers. Jacqueline Lagrée s'interroge sur les usages contemporains et hospitaliers de cette notion de patient, en notant que « Si les médecins parlent abondamment de leurs patients, le terme est bizarrement absent des index des ouvrages de bioéthique ou du code de déontologie médicale »[107]. Elle souligne également l'évolution de ce terme en lien avec celle des relations entre le personnel soignant, l'institution hospitalière, le monde économique et les patients : « l'administration hospitalière, tout en ayant rédigé une charte du patient hospitalisé (1995), a aujourd'hui tendance à parler de l'usager de l'hôpital quand ce n'est pas du client, ce qui a pour réciproque de considérer les soignants comme des "prestataires de service" ce qui n'est pas anodin »[108].

Quelles orientations, quelles pratiques sont réellement induites de cette idée : être ou devenir médecin de soi-même ? La décision de se soigner soi-même peut exprimer une réaction face à un échec, un renoncement à l'autre, à celui qui a révélé son impuissance : le médecin, le spécialiste, l'hôpital. L'impossibilité s'entend alors de l'échec. Le médecin de soi-même révèle l'échec de l'expérience du sujet comme patient, l'expérience d'une situation devenue intolérable. Les témoignages d'accueils hospitaliers calamiteux, de médecins se renvoyant les responsabilités ne sont pas rares et parfois, se déplacent sur un terrain juridique dans lequel l'ex patient devient alors plaignant. C'est aussi l'échec d'une relation : celle qui ne s'est pas ou mal instaurée avec le médecin. L'automédication exprime alors une défiance envers la médecine instituée, remettant en cause sa légitimité. Un tel conflit ne date pas d'aujourd'hui. À l'encontre des médecins, au sein des hospices, des hôpitaux, parmi des générations de malades – pauvres, riches, issus des villes ou des campagnes – s'instruit au fil des siècles l'histoire d'une relation

[107] Jacqueline Lagrée, art. Patient, *Dictionnaire de la pensée médicale*, dir. Lecourt, Dominique, PUF, 2004, p. 845.
[108] *Ibid.*

discontinue marquée par la défiance, la peur, la colère. Les raisons d'une méfiance tenace envers le corps médical ont évolué, elles n'ont pas disparu.

Le soin de soi exprime également, dans un mouvement historique qui connaît une extension et une massification de ses pratiques, une résistance de l'individu pour sauver son identité et son unicité. Si la médecine connaît une histoire – celle de l'accession à un universel, à travers une distribution des soins au sein d'une institution publique de masse[109] –, les malades apprennent à résister contre cette logique, afin que l'individu ne finisse pas broyé dans les rouages administratifs et techniques de la « machine-hôpital »[110]. L'aspiration à se faire le médecin de soi-même exprime souvent le désir de privilégier l'individuation, la détermination à conférer une unicité et une identité vivantes à son propre soi, lorsque l'on se sent nié, réduit à l'anonymat au sein des grands services hospitaliers qui caractérisent la médecine institutionnelle. La relation médecin-malade présente une indéniable dissymétrie, en opposant le savoir du médecin, fondé sur un ensemble de connaissances scientifiques qui trouvent leur effectivité dans les opérations du diagnostic, du pronostic et de l'arsenal thérapeutique qu'elles impliquent, et le savoir du malade, fondé sur son expérience, cherchant à exprimer son ressenti. Une telle dissymétrie relationnelle peut engendrer des malentendus, occasionner une situation conflictuelle, motivant, à un certain degré, le désir du malade de sortir à tout prix de cette relation. Le paroxysme de cette dissymétrie serait la situation quasi objectale dans laquelle se trouve plongé le patient malade examiné sous toutes les coutures dans les complexes hospitaliers universitaires : que ressent un(e) patient(e) quasiment nu(e) devant un parterre d'internes ? Un malade déambulant en pyjamas avec son goutte à goutte au milieu d'un hall hospitalier rempli de personnes habillées ? Parmi les témoignages de telles situations, nous retenons plus particulièrement celui de Claire Marin dans son très beau livre *Hors de*

---

[109] Cette accession ou, en tout cas, cette dynamique vers l'universel s'exprime, plus particulièrement au cours de la seconde moitié du XVIIIe siècle, par les prémisses, dans le creuset d'une dynamique de transformation des politiques d'hygiène, d'extension de certains de leurs principes à une échelle plus large de population, d'une santé publique. Indéniablement, la seconde moitié de ce siècle voit, avec l'ouverture, notamment, d'un vaste travail d'enquête sur la santé publique dans les hôpitaux avec, à l'horizon, la réforme des hôpitaux, les prisons, les lazarets, se transformer progressivement certaines bases à partir desquelles les médecins exercent leur profession : vers un procès de rationalisation scientifique autant que d'institutionnalisation du corps médical.

[110] Référence à l'ouvrage collectif, L'hôpital comme équipement, dans *Les machines à guérir, aux origines de l'hôpital moderne*, Blandine Kriegel, Michel Foucault, Anne Thalamy, François Béguin, Bruno Fortier, Paris, éditions Architecture + archives, Pierre Mardaga, 1979.

moi[111]. Cette évolution des relations entre soignant et soigné s'inscrit, au moins en partie, dans l'héritage de la clinique mise en œuvre dès le début du XIXᵉ siècle, issue d'une métamorphose culturelle autant que scientifique du rapport aux malades, à l'image de ce qu'évoque Michel Foucault revisitant l'histoire de la clinique[112].

Un seul ensemble de causes ne saurait suffire à expliquer le désir d'être son propre médecin. L'attachement à une tradition, à un mode de vie, l'histoire vécue ou encore une défiance liée à des expériences malheureuses peuvent expliquer un tel désir. En amont de ces raisons, la recherche d'une autosuffisance comme condition d'un bonheur durable a également motivé, à travers les siècles, nombre d'expériences d'auto médecine, faisant d'un tel projet, bien au-delà d'un choix purement médical, une aspiration philosophique. Il existe donc plusieurs discours et plusieurs histoires de l'auto médecine : favorise-t-elle l'autonomie, la responsabilité, la liberté de l'individu ? Ou bien engendre-t-elle une forme d'assujettissement ? Est-ce une utopie ? Une contre-utopie ? Est-elle reniement ou, au contraire, complément de la médecine classique et institutionnelle ?

En premier lieu, le soin s'impose comme l'expression d'un mouvement naturel, la tendance première de toute préservation de soi-même. Il revêt, dès ce stade, une dimension éthique fondamentale. Cette dernière trouve nombre d'expressions philosophiques et médicales majeures, dès l'Antiquité, à travers l'idée du souci de soi, et appelle, en conséquence, des exigences, des devoirs et des règles. Dans cette dimension historique et fondatrice d'une auto médecine, l'*hygiène* et le *régime* sont deux composantes de son élaboration.

En second lieu, le soin de soi s'inscrit dans une politique : celle de la gouvernance de soi. C'est en ce sens que prendre soin de soi c'est diriger, tel un gouvernement, son corps et son esprit. Une telle dimension renvoie à une périodisation dans l'histoire de la médecine – le XVIIᵉ siècle – comme dans

---

[111] *Hors de moi*, Poche, 2008 ; également : *Violences de la maladie, violence de la vie*, Armand Colin, 2008. Le premier livre est autobiographique, restituant l'expérience du traitement, notamment hospitalier d'une maladie auto-immune dont l'auteure s'est trouvée atteinte ; le deuxième livre fait l'objet d'un ensemble de réflexions philosophiques sur la maladie, la santé et la vie. Plus récemment, toujours de C. Marin : *La maladie, catastrophe intime*, PUF, Questions de soin, 2014.

[112] En évoquant ce qu'il appelle un « problème moral » de la clinique, Foucault s'interroge sur les sources et sur la légitimité du mouvement qui amène le malade qui, autrefois allait à l'hospice pour qu'on prenne soin de lui, au patient objet de savoir qu'on ausculte et dont le corps devient objet de travail au sein de l'hôpital moderne : « de quel droit pouvait-on transformer en objet d'observation clinique un malade que la pauvreté avait contraint de venir demander assistance à l'hôpital ? », Michel Foucault, *Naissance de la clinique*, éd. Quadrige 1990, chap. V, La leçon des hôpitaux, p. 84.

celle des philosophies du soin. Certains exemples individuels, tel celui du célèbre Luigi Cornaro, prennent valeur de paradigme.

En dernier lieu, l'aspiration au soin de soi revêt une valeur positivement normative : nombre de discours à caractère public prônent une auto prise en charge de sa santé visant à régler la vie individuelle de chacun en l'accompagnant d'une série d'exigences et d'injonctions. Bien autrement que de relever d'un choix personnel et assumé, le soin de soi ne devient-il pas, alors, un autre moyen de se trouver dans une situation d'irréductible hétéronomie, là où l'on aspire à l'autonomie ? Les pratiques et politiques ayant pour finalité l'affirmation du soin de soi n'engendrent-elles pas, à nouveau, une forme de sujétion ? Reste, alors, la question du choix, toujours possible, toujours difficile : décider en fonction de ce que l'on éprouve être réellement son propre intérêt, construire son identité, son soi, contre les exigences, ou bien, en les utilisant en connaissance de cause. Mais que reste-t-il de ce qu'on voudrait appeler le libre soin de soi ?

α. Le régime et l'hygiène : deux notions au centre d'une éthique de vie et d'une auto médecine

L'éthique de vie s'inscrit dans une tradition philosophique qui remonte à l'Antiquité. Accorder ses idées avec ses actes était une condition nécessaire pour entamer une existence tournée vers la vertu, aux yeux de nombreux philosophes. Une telle éthique prend en compte, dans le même mouvement, des notions aussi vitales que le régime – régime de vie, régularité des différentes activités liées à la conduite de sa vie – et l'hygiène comme médecine première, médecine de la santé. La question du soin s'impose, à une époque qui voit naître la médecine d'Hippocrate – au Ve siècle avant J.C. –, comme une question générale, imprégnant l'ensemble des domaines de la connaissance et des techniques. La naissance de la médecine hippocratique scelle une alliance pérenne entre art, technique, science et visées éthique et morale. La recherche d'une éthique de vie s'impose sur le plan moral et distingue les grandes écoles de philosophes. Elle s'impose tout autant sur le plan politique, dans la mesure où la vie de la Cité, la préservation de son harmonie repose en bonne part sur l'équilibre physique et moral de chaque citoyen. Elle s'impose également sur un plan scientifique et mathématique puisque chaque aspect du régime de vie peut se décomposer en jours ou en saisons. La médecine hippocratique, influencée par l'école pythagoricienne[113], attache une importance majeure aux divisions

[113] Les témoignages ne sont pas rares pour mettre en évidence les préoccupations médicales de cet universaliste qu'était Pythagore, par exemple, l'évocation suivante dans un texte du XVIIIe siècle : « Il pensait que la santé est le fondement de la félicité humaine, et qu'elle dépend d'une harmonie ou rapport du mouvement et des force ; qu'elle consiste dans la permanence de la figure, comme la maladie dans le

qui rythment les jours et les saisons. Il ne saurait y avoir de compréhension des éthiques stoïcienne, épicurienne ou encore pythagoricienne, sans prise en compte de l'importance que revêt le soin qu'on porte à sa personne et la préservation de sa santé comme l'un des enjeux fondamentaux de l'existence.

Quel soin prendre de soi, à travers les différents contextes de son existence ? Pour reprendre une formule qui fut chère à Michel Foucault, le « souci de soi » requiert la recherche d'une maîtrise, la régulation d'une économie, l'impératif d'un équilibre. Le *soin* et le *souci* – qui ne revêtent pas tout à fait les mêmes significations[114] – expriment une préoccupation commune : veiller à la conservation de sa propre personne, corps et esprit, physique et moral, dans l'appréhension d'un équilibre général. Le souci de la préservation de son équilibre appelle une économie des désirs visant à éviter au mortel de tomber malade, de ne pas se trouver lesté de contrariétés d'ordre physique comme moral. Le *tetrapharmakon* épicurien[115] recommande d'adopter un mode de vie et de raisonnement permettant de dépouiller son esprit des objets et des motifs qui contribuent à le troubler. C'est au travers d'une telle quête – le souci de soi – qu'il peut être conseillé de rester maître de soi et d'exploiter au mieux ses ressources intérieures. Pareille démarche ouvre la porte à un comportement fondé sur la vertu, à l'image de ce que préconise un Sénèque. Les écoles de philosophie de la Grèce antique laissent en héritage une idée féconde, sans cesse réactualisée : le souci comme le soin de soi relèvent d'une construction et d'un projet qui imprègnent l'horizon de toute notre vie. Foucault développe cette thématique[116], suggérant l'idée que le sujet « est compris comme transformable, modifiable : c'est un sujet qui se construit, qui se donne des règles d'existence et de conduite, qui se forme à travers des exercices, des techniques, etc. »[117]. Dans *L'histoire de la sexualité*, le sujet se trouve référé à une notion utilisée de manière particulière par l'auteur, celle d'*assujettissement* : « la façon dont l'individu établit son rapport à [une]

---

changement qui se fait dans la même figure… », *Régime de Pythagore*, trad.. de l'italien du docteur R. Cocchi, La Haye, Paris, 1772, p. 24.

[114] Ce sont des sciences contemporaines comme la sociologie, la psychologie et la psychanalyse qui vont, notamment, travailler à situer et à conceptualiser des distinctions entre ces deux notions. La connaissance dans l'Antiquité ne se caractérise pas par une spécialisation disciplinaire, et le médical est bien souvent, plus qu'articulé, entremêlé à d'autres ensembles de connaissances et de pratiques.

[115] Ne pas craindre les dieux ; ne pas craindre la mort ; se donner les moyens d'atteindre avec aisance le bien ; se donner les moyens de supprimer la douleur.

[116] Notamment dans *Histoire de la sexualité*, III.

[117] Frédéric Gros, Perrine Galand-Hallyn et Carlos Lévy, dir., *Vivre pour soi, vivre dans la cité : de l'Antiquité à la Renaissance*, publication : Paris, Presses de l'Université Paris-Sorbonne, DL 2006.

règle et se reconnaît comme lié à l'obligation de la mettre en œuvre »[118]. Si Foucault parle ici de la morale en rapport avec l'action du sujet et la règle par laquelle elle s'exprime, ce rapport du sujet à la règle peut tout à fait se décliner dans le domaine médical. En effet, le patient doit observer les prescriptions du médecin, satisfaire scrupuleusement aux exigences d'une posologie rigoureuse : il s'agit toujours, non seulement d'un rapport à une règle, soit à un ensemble de recommandations, mais aussi d'un rapport de soi à soi. L'action morale, finalement comme l'action médicatrice, suppose donc une certaine manière d'être et d'agir de la part du sujet ; elle requiert la « constitution de soi comme « sujet moral », dans laquelle l'individu circonscrit la part de lui-même qui constitue l'objet de cette pratique morale, définit sa position par rapport au précepte qu'il suit, se fixe un certain mode d'être qui vaudra comme accomplissement moral de lui-même ; et, pour ce faire, il agit sur lui-même, entreprend de se connaître, de se contrôler, s'éprouve, se perfectionne, se transforme »[119].

Deux notions fondamentales, liées à la médecine antique, participent de cette exigence éthique, philosophique et médicale du soin de soi : l'*hygiène* et le *régime*. Elles fondent, en effet, une tradition qui est celle d'une auto médecine, d'un discours à finalité pratique qui dispense une série de conseils pour bien vivre, pour éviter certaines affections liées aux excès de toutes sortes que les multiples aléas d'une vie peuvent inciter à commettre, pour vivre, aussi, le plus longtemps possible. Ainsi, l'hygiène et le régime se situent à l'intersection d'une philosophie pratique et d'une médecine quotidienne : elles composent durant l'Antiquité et, de manière discontinue, jusqu'au XIXᵉ siècle, la panoplie du médecin de soi-même.

L'hygiène s'impose comme « la science qui enseigne les mesures propres à conserver la santé. Elle a été pratiquée par tous les peuples, qu'il s'agisse des civilisations primitives ou encore des civilisations dites modernes »[120]. L'hygiène constitue le fondement d'une médecine visant essentiellement au maintien de la santé, exprimée par des règles de vie positivement déterminées et explicitement formulées. Cependant, la mention ou le rappel de dispositions d'ordre hygiénique intervient encore, lorsque la maladie est bel et bien déclarée, de façon récurrente et appuyée. Sain comme malade, le sujet doit observer un ensemble de règles, de conseils, de préceptes ayant pour but de réguler sa vie, de respecter un équilibre propice à la préservation ou au retour de la santé. Centrale est donc la place d'une hygiène individuelle dans la médecine, au moins jusqu'au début du XIXᵉ siècle. L'hygiène connaît, dès la fin du siècle précédent et surtout au cours

[118] Michel Foucault, *Histoire de la sexualité*. 2. L'usage des plaisirs, 1984, Introduction.

[119] *Ibid.*

[120] Maurice Maisonnet, Art. « Hygiène » *Encyclopédie Universalis*, 1990, corpus 11, p. 814.

du XIXe siècle un renouvellement majeur qui se concrétise par l'émergence d'une prophylaxie technique et scientifique sans commune mesure avec ce que l'ancienne médecine savait faire. Il s'agit donc d'une thématique qui exprime une continuité en termes de préoccupation dans l'histoire des théories et des pratiques médicales depuis l'Antiquité.

L'hygiène peut être considérée comme la première médecine. *Hygéia* – ainsi se nomme une déesse qui règne dans l'Antiquité – se situe à l'origine des représentations occidentales de l'hygiène : « La Grèce antique avait pleine conscience des problèmes posés par la conservation de la forme physique et sacrifiait d'ailleurs à une déesse nommée Hygie, qui était la déesse de la Santé; celle-ci n'était au début qu'une abstraction personnifiée et, pendant très longtemps, elle n'a été qu'une qualité appliquée à d'autres divinités, mais vers 500 av. J.-C., elle devint une déesse distincte toujours associée à d'autres dieux guérisseurs et tout particulièrement à Asclépios[121]»[122]. L'hygiène trouve sa place dans l'économie du corps, comme le rappelle Robert James dans son *Dictionnaire universel de médecine* :

> *HYGIEIA*, *HYGEIA*, *ugieia*, *ugeia*. Sain ; Santé. La *santé* est la bonne disposition de toutes les parties du corps, qui le met en état d'exercer toutes ses fonctions. C'est une harmonie, une symétrie, un équilibre parfait, alternatif et réciproque des parties solides avec les fluides, d'où résulte l'intégrité des fonctions. La *santé* a différents degrés, et n'est pas égale dans tous les sujets. On se sert encore de ce mot relativement à l'âme, et pour lors signifie la disposition convenable des facultés de l'âme qui la met en état de gouverner ses appétits et ses volontés. Elle dépend beaucoup de la santé du corps. *HYGIEINE*, *ugieinh*, de *ugihs*, sain, robuste ; est la première partie de la médecine méthodique, qui prescrit des règles pour la conservation de la santé.[123]

Mais, parallèlement à cette dimension traditionnelle et quasi naturelle de la médecine, l'hygiène – médecine essentiellement préventive – relève d'une médecine discrète, qui a tendance à passer inaperçue. Elle ne se hisserait pas aux sommets de l'art médical à l'instar de la thérapeutique, de la sémiotique et de la chirurgie. Elle serait restée au fil des siècles victime du préjugé très généralement répandu, que seules les médecines thérapeutique et chirurgicale s'occupent de soigner les maladies, en intervenant quand le mal est déjà fait. Aussi, l'hygiène demeurerait-elle une auto médecine, au

---

[121] Asclépios, Dieu grec de la médecine ; Esculape, Dieu romain de la médecine.

[122] Maurice Maisonnet, art. cité.

[123] Robert James, article « Hygiène », *Dictionnaire universel de médecine, de chirurgie, de chymie, de botanique, d'anatomie, de pharmacie, d'histoire naturelle, etc*, trad. de l'anglais par Diderot, Eidous et Toussaint, revu, corrigé et augmenté par Julien Busson, Paris, Briasson, 1746-1748, vol. IV.

sens où elle se contenterait de convoquer une série de connaissances et de gestes pratiques à la portée de tous, sans requérir quelque compétence professionnelle. Un tel constat semble désespérément traverser le temps, et l'*Encyclopédie* de Diderot et D'Alembert le fait déjà sien, en notant que

> comme il est très rare que lorsqu'on se porte bien, ou que l'on croit se bien porter, l'on demande conseil sur la conduite que l'on doit tenir pour continuer à jouir de cet avantage, attendu que l'on est assez généralement dans l'idée, on peut même dire dans l'erreur, de croire que la Médecine n'a pour objet que de guérir les maladies ; c'est ce qui a fait que la partie de cette science, qui prescrit des règles à l'égard de la santé, paraît avoir été fort négligée, soit par les maîtres qui ont enseigné la Médecine, soit par ceux qui l'ont enrichie de leurs ouvrages.[124]

La détermination du statut même de l'hygiène se présente, en apparence, de manière paradoxale : elle est médecine de la santé. Or qu'est-ce que se soigner lorsque l'on n'est pas malade ni affecté de quelque manière ? La santé ne se sait pas, elle se sent plus ou moins confusément. Cette marge d'ignorance, rendant difficile d'évaluer ce que signifie exactement « être en bonne santé » est évoquée de manière précise et convaincante par Kant : « On peut se sentir bien portant (juger d'après son sentiment de bien-être vital), mais l'on ne peut jamais savoir que l'on est bien portant »[125]. C'est donc dans une zone parfois indistincte de la vie de notre corps, faite de silence, d'ignorance, d'insouciance ou d'inconscience que peut s'effectuer ce mouvement qui va de la santé vers la maladie. Or, précisément, le silence ne se prête pas spontanément et naturellement à l'écoute. C'est pourquoi la santé devient préoccupation *a posteriori* : elle s'exprime par le regret que l'on a de sa perte une fois la maladie déclarée. Si l'hygiène est constituée de l'ensemble des prescriptions médicales qui s'appliquent au « silence des organes »[126] et au maintien de ce silence, elle

---

[124] Denis Diderot, Jean Le Rond D'Alembert, *Encyclopédie*, HYGIENE, vol. VIII, p. 385.

[125] Immanuel Kant, *Conflit des facultés*, 1798, trad. J. Gibelin, 1997, éd. Vrin, p. 117.

[126] Citation de René Leriche 1899-1955, à qui Georges Canguilhem consacre une partie de son livre *Le normal et le pathologique* (1966) : « La santé, c'est la vie dans le silence des organes » (p. 52 dans l'édition Quadrige (1991). Toujours sur le même sujet, il est intéressant de remarquer le « silence » de Descartes, philosophe féru de médecine, quand il s'agit d'évoquer la maladie. En effet, la machine animale ignore la fièvre, alors que l'homme peut être malade : l'homme est aussi un animal malade comme il est un animal parlant et travaillant : « Mais je n'en sais pas encore tant pour cela, que je puisse seulement guérir une fièvre, car je peux connaître l'animal en général, lequel n'y est nullement sujet, et non l'homme en particulier, lequel y est sujet », *Lettre à Mersenne* du 20 février 1639.

est elle-même une médecine silencieuse, qui prend soin d'un objet qui n'est pas immédiatement manifeste.

L'intervention du médical commence par un regard rétrospectif : rechercher une cause, une origine, un moment déjà passé dans notre vie organique. Le médecin délimite plus ou moins prudemment, plus ou moins habilement ou diplomatiquement les contours de cet infléchissement sensible de notre santé que l'on supposait déjà. Du mouvement et du bruit qui rompt le silence de notre équilibre, ressort un nom, peut-être une entité nosologique, sûrement un diagnostic et éventuellement un pronostic. Et nous n'attendons rien moins de notre médecin qu'il ramène ce silence à présent regretté. Et, en même temps, combien de fois arrive-t-il aux médecins d'insister, non sans une certaine désillusion, sur la prévention, en sachant qu'ils seront peu écoutés car, une fois rétabli, l'ancien malade redevient le plus souvent insouciant, reprenant, par exemple, des habitudes alimentaires contre-indiquées. N'y aurait-il donc, dans de tels cas de figure, aucun savoir durable enseigné, sinon par la médecine, du moins par la maladie ?

En résonance avec une philosophie médicale héritée de la tradition hippocratique, une bonne hygiène se fixe d'abord les trois objectifs suivants : maintenir l'individu dans une perfection en rapport avec son état général (complexion, tempérament, âge, sexe, climat, profession) – éloigner les causes des maladies, corriger les influences néfastes et changer les dispositions lorsqu'il y a lieu – rendre la vie durable. L'hygiène désigne ce mouvement par lequel un individu met en pratique une manière de vivre lui permettant de se maintenir en bonne santé. Cette notion de bonne santé reste, bien sûr, fort relative : vivre en bonne santé consiste à vivre selon ce que notre propre nature nous permet d'éprouver[127]. C'est être en parfaite adéquation avec son état naturel. Il s'agit donc d'un objectif doté d'une valeur universelle, mais qui ne peut se rapporter qu'à des situations individuelles car chacun a sa manière d'être en bonne santé, relative à son

---

[127] L'article SANTE de l'*Encyclopédie* de Diderot et D'Alembert, signé du Chevalier de Jaucourt, résume de manière convaincante cette approche relativiste de la santé et de la bonne santé : « La « santé » ne consiste donc pas dans un point précis de perfection commune à tous les sujets, dans l'exercice de toutes leurs fonctions ; mais elle admet une sorte de latitude d'extension, qui renferme un nombre très considérable et indéterminé de combinaisons, qui établissent bien des variétés dans la manière d'être en bonne santé, comprises entre l'état robuste de l'athlète le plus éloigné de celui de maladie, et l'état qui approche le plus de la disposition où la santé cesse par la lésion de quelque fonction. Il suit de-là qu'il n'existe point d'état de santé qui puisse convenir à tout le monde ; chacun a sa manière de se bien porter, parce que cet état dépend d'une certaine proportion dans les solides et les fluides, dans leurs actions et leurs mouvements, qui est propre à chaque individu. Comme l'on ne peut pas trouver deux visages parfaitement semblables, dit à ce sujet Boerhaave [...] de même il y a toujours des différences entre le cœur, le poumon d'un homme, et le cœur, le poumon d'un autre homme », vol.XIV, p. 629.

propre état, son tempérament[128] ou encore sa constitution. Médecins et philosophes recommandent régulièrement, depuis l'Antiquité, d'apprendre à se connaître et à se juger soi-même afin de mener une existence en accord avec notre nature. Si le célèbre « Connais-toi toi-même » s'inscrit dans une longue tradition philosophique, il possède également une forte et tenace résonance médicale. François-Xavier de Lanthenas comme Samuel Auguste André David Tissot, dans les dernières décennies du XVIIIe siècle, reprennent cette formule pour sensibiliser les citoyens à la préservation de leur santé[129].

Il ne saurait y avoir d'hygiène satisfaisante sans un bon régime, lequel s'entend plus particulièrement comme un ensemble de dispositions à mettre en œuvre, tant dans l'état de santé que dans celui de maladie. Si l'hygiène est un savoir, une « science » énonciatrice de ce qui doit être, le régime est plutôt un savoir faire, ciblant les dispositions pratiques de mise en œuvre de l'hygiène. Le régime vise à mettre en situation d'harmonie optimale l'individu avec sa nature et avec la nature. Galien, au IIe siècle après J.C., fait autorité dans la mise en œuvre d'une forme de régime qui va servir de référence pendant plusieurs siècles, puisque l'on retrouve cet héritage dans la littérature médicale jusqu'au beau milieu du XVIIIe siècle. Un bon régime est censé permettre un dosage, une articulation, plus encore, un équilibre entre les trois choses essentielles de toute existence : les choses *naturelles*, les choses *non naturelles* et les choses *contre nature*[130].

Le régime désigne les différentes modalités de l'action de l'individu sur ses dispositions naturelles comme sur celles de son environnement : boire, manger, dormir, exercer son corps. Dès l'Antiquité, le régime apparaît être la première marque d'individuation de la personne. Aussi universelle que soit la nécessité d'un régime pour chacun, il est propre à la personne, donc censé être adapté à chacun : femme, homme, robuste, malingre, en bonne santé, malade, évoluant sous un climat tempéré, chaud, froid, lié aux activités de chacun (le régime des gens de lettres comme celui des travailleurs de force...).

Étienne Tourtelle montre encore comment le régime sert à préciser les constitutions propres à chaque individu : « Le régime a la plus grande

---

[128] Terme qui renvoie dans la médecine hippocratique et galénique, à l'équilibre entre solides et liquides. Plus particulièrement, c'est l'idée que les liquides ou humeurs – sang, phlegme ou pituite, bile jaune, et atrabile ou bile noire – combinés entre eux forment le tempérament de l'individu. Si l'équilibre entre ces différentes humeurs vient à se modifier sensiblement, c'est alors l'apparition de la maladie.

[129] « Homme, Citoyen ! Connais-toi » motive et imprègne l'esprit et la lettre de la *Déclaration des devoirs de l'homme et du citoyen*, rédigée par François Xavier Lanthenas en 1793.

[130] Pour cette évocation, cf. dans le présent ouvrage : L'évaluation des maladies : classer, repérer, soigner et agir, 3. Normalité et anormalité de la maladie dans le discours médical historique et contemporain, β. Maladie, nature et équilibre.

influence, non seulement sur le physique, mais encore sur le moral »[131]. L'auteur mentionne une référence au régime de Pythagore, régime végétarien ou peu s'en faut : il « a eu dans tous les temps des partisans. Plutarque, et de nos jours J. J. Rousseau, ont prétendu que l'homme avait violé la nature en se nourrissant de la chair des animaux, et qu'il était destiné à ne faire usage que des aliments tirés de la classe des végétaux »[132]. Si le régime doit être une constante de l'art de vivre, il peut être modifié, et le même Tourtelle de noter qu'il n'est donc pas contre la raison de « varier de temps en temps son régime et s'accoutumer à tout »,[133] comme le « recommandait Hippocrate lui-même »[134]. La préservation de la santé de chacun dépend en bonne part d'une auto administration par le sujet lui-même, faisant intervenir la volonté comme une authentique force morale intérieure. L'une des clés de la réussite d'un tel régime de vie réside dans la force de l'âme que Descartes, par exemple, invoque pour convaincre Elisabeth de surmonter ses contrariétés par le recours à sa sagesse intérieure[135].

β. Le soin de soi ou le gouvernement de soi-même

Prendre soin de soi ne se cantonne pas à une démarche purement individuelle. L'équilibre de sa propre santé s'impose comme un fondement non seulement médical, mais également moral et politique. En prenant soin de sa santé, on veille également à celle de la Cité. Un tel idéal se forge progressivement, relayé par les hommes d'Église puis par les représentants de l'État. Comme pour tout idéal, il faut des exemples, certains d'entre eux prendront même une valeur paradigmatique.

Ainsi en est-il du cas légendaire Luigi Cornaro, lequel a longtemps personnifié l'idée d'un régime fondé sur une force morale intérieure quasi inébranlable. Ce personnage a fait l'objet d'un mythe tenace. Luigi Cornaro, mort à quatre-vingt-dix-neuf ans et en pleine santé en 1566, écrit un indiscutable « best-seller » : *Conseils pour vivre longtemps*, édité en 1558. L'idée générale réside dans cet appel à la vigilance permanente : ce que tu manges, ce que tu bois en plus de ce qui est nécessaire à ta santé, constitue autant de crédit supplémentaire à l'avancement de la maladie et de la mort.

---

[131] Étienne Tourtelle, *Éléments d'hygiène ou de l'influence des choses physiques et morales sur l'Homme, et des moyens de conserver la santé*, 3e édition, Paris, 1815, Vol.I, chap. II. Des substances alimentaires, p. 458. Ce genre de titre (éléments d'hygiène, traité d'hygiène, dictionnaire d'hygiène…) est assez récurrent au début du XIXe siècle, période caractérisée par une littérature hygiéniste conséquente à travers l'Europe.

[132] *Ibid.*, p. 462.

[133] *Ibid.*, p. 479.

[134] *Ibid.*

[135] Notamment, *Lettre de Descartes à Elisabeth*, Egmond, 18 mai 1645.

Le secret de la vie et de la santé consiste dans le fait de garder l'équilibre : il ne faut jamais se livrer à quelque changement brusque dans notre vie (aliments, sommeil...). Cornaro se donne lui-même en exemple, lorsque vers l'âge de soixante-dix ans, ses proches le poussent à prendre deux onces environ de plus de nourriture et de vin, ce qui le plonge dans une humeur mélancolique, et le pousse dans des extrémités pathologiques proches de la mort, épisode dont il finit par revenir quelque temps plus tard, par une diète sévère compensatoire des excès précédents. Cornaro, aux dires des médecins qui l'ont suivi, offre ainsi un magnifique exemple de pratiques individuelles d'hygiène et de régime qui permettent d'être son premier et son propre médecin :

> Et il n'est pas douteux que, si ce dernier [l'homme sujet à la maladie] suivait cet avis [celui formulé un peu avant, à savoir que « la seule véritable médecine, c'est une vie régulière »], il ne retomberait plus malade, puisqu'avec la sobriété toutes les causes du mal disparaissent. Il n'aurait donc plus besoin ni de médecins ni de médecine. Que dis-je ? il deviendrait à lui-même le meilleur des médecins. Car en réalité l'homme ne saurait être médecin parfait que de lui seul. Et pourquoi cela ? C'est que chacun peut, au moyen de diverses expériences, connaître à fond son tempérament, ses dispositions les plus cachées et savoir quel vin et quels aliments conviennent à son estomac.[136]

Cornaro semble ne pas avoir besoin de médecins puisqu'il est parvenu à pratiquer une auto médecine qui a été érigée en exemple par la suite. Jusqu'à quel point peut-il être suivi ? Comment peut-il être montré en exemple par les médecins eux-mêmes ? Si chacun parvenait à imiter Cornaro, le corps médical ne serait plus d'aucune réelle utilité. Ces interrogations voisinent avec une forme d'utopie – à chacun selon ses besoins pour assurer sa santé dans un monde aux ressources infinies et à l'équilibre parfait –, mais elles expriment néanmoins un ensemble de préoccupation médico-philosophiques.

Le gouvernement de soi s'entend d'abord comme un fondement éthique qui enjoint l'individu responsable à être son propre gouverneur. Un autre exemple – Louis-Abraham de La Framboisière, auteur d'un *Gouvernement nécessaire à chacun pour vivre longuement en santé* édité pour la première fois en 1608 – illustre une telle injonction. L'enjeu de cet ouvrage se trouve formulé dans le premier chapitre :

[136] Luigi Cornaro, *De la sobriété. Conseils pour vivre longtemps*, 1558, texte présenté par Georges Vigarello, édition Jérôme Millon, 1991, p.55. Le texte de Cornaro a été édité pour la première fois à Padoue en 1558, en France, sous le titre, *Trois discours nouveaux et curieux de Louis Cornaro dans lesquels il enseigne le régime très facile à toutes personnes*, à Paris, en 1647. Cet ouvrage connut des dizaines d'éditions jusqu'à la fin du XVIIIe siècle.

> Pour vivre longuement en santé, il faut se gouverner comme il appartient en l'administration des choses, vulgairement appelées non naturelles, encore qu'elles soient naturelles quand on en use bien : et contre nature lorsqu'on en abuse. Il y en a six, l'air, le boire et manger, le dormir et veiller, le mouvement et repos, l'excrétion des superfluités du corps, les passions de l'âme : lesquelles sont toutes si nécessaires à la vie humaine, qu'elle ne peut durer longtemps sans l'usage d'icelles.[137]

Un corps est comme une administration, une société et un État, qu'il faut apprendre à gouverner, afin d'éviter les conflits, les déséquilibres engendrant les maladies. L'auteur précise ainsi sa méthode : « Pour se bien gouverner au maniement de chacune d'icelles, il faut considérer quatre choses, la qualité convenable, la quantité raisonnable, la façon commode et le temps opportun, lesquelles doivent être appropriées selon la complexion, le sexe, l'âge, la région, la saison, la constitution du temps, et la disposition du corps »[138]. Jacques Lambert analyse la dimension analogique de ce livre en remarquant que « Le traité tout entier n'est donc qu'un art du gouvernement de soi-même et de son entourage relativement à la santé et aux commodités de la vie. Le gouvernement est ici à l'intersection de la médecine, de la morale, du savoir-vivre et de l'art de vivre [...] Toutes les prescriptions du régime dans leurs lois générales comme dans leurs détails sont commandées par des rapports d'analogie [...] En bref, on ne perçoit pas toujours ce qui distingue cet ouvrage d'hygiène d'un traité de bonnes manières, d'un manuel de civilités ou d'un livre sur l'art d'être heureux à l'usage d'une personne bénéficiant d'aisance »[139]. La différence entre l'exemple de Cornaro et celui de La Framboisière ne réside donc pas essentiellement dans le contenu même des prescriptions mais dans la position et la motivation de ces dernières. Cornaro se donne en exemple, et cet exemple sera pris au pied de la lettre par les médecins qui le liront. La Framboisière vise autre chose : la convenance, ce qu'il sied de faire ou de ne pas faire, car il en va du maintien de la santé de l'individu comme de celui de la société

---

[137] Nicolas-Abraham de La Framboisière, *Le Gouvernement nécessaire à chacun pour vivre longuement en santé, avec Le Gouvernement requis en l'usage des eaux minérales, tant pour la préservation, que pour la guérison des maladies rebelles*, Paris,1608 (troisième édition revue et corrigée), Le premier livre du Gouvernement de La Framboisière, Comment il faut gouverner pour vivre longuement en santé, chapitre I, p. 4-5.

[138] *Ibid.*

[139] Jacques Lambert, *Le chirurgien de papier – études d'histoire et de philosophie de l'hygiène*, Travaux de thèse pour le doctorat d'État *es* lettres (mention Philosophie), direction François Dagognet, Paris I, 1991, Chap. 4, Le régime et la philosophie du gouvernement, Un traité de régime exemplaire : le « gouvernement » de La Framboisière, p. 217 à 222.

dans laquelle il vit. Au-delà de sa motivation médicale, l'enjeu est aussi moral et politique : une vie équilibrée prise comme modèle serait autant de gages d'une conduite raisonnable et harmonieuse pour la société toute entière. L'exemple de La Framboisière invite à prendre en compte un processus de moralisation, peut-être même d'une certaine forme de politisation des modèles hippocratique et galénique : « Le gouvernement de la santé, remarque Jacques Lambert, s'exprime dans trois idées le plus souvent équivoques et analysées dans les livres de conservation de la santé. Ces trois idées – gouverner, assurer la bonne direction, veiller à maintenir l'équilibre – véhiculent des métaphores qui reviennent avec insistance et qui se rapportent aux idées du pouvoir politique, du pilotage du navire et de toute opération, physique et morale, de balancement ou de bilan, au moyen de laquelle une harmonie doit être établie ou rétablie »[140]. De telles métaphores ne feront que se déployer par la suite, lorsque l'hygiène commencera à faire l'objet d'une éducation à vocation populaire et aux consonances très politiques[141].

χ. Que reste-t-il du libre soin de soi ?

Idéal, leitmotiv, objet de débat chez les médecins, mais aussi entre les médecins et les non-médecins, la question du soin de soi resurgit en s'adaptant à chaque période de l'histoire.

La quête d'une auto médecine demeure, à travers son histoire, ambivalente et contrastée. Elle apparaît tantôt comme un complément salutaire de la médecine, à l'exemple de figures comme celles d'un Cornaro ou d'un La Framboisière, tantôt comme une défiance, voire un rejet de la médecine et des médecins. Les propos exprimant cette défiance parsèment l'histoire de la médecine et de sa perception au sein de la Cité. Voltaire, malade, trouve encore l'énergie de jeter un dernier bon mot à la face des

---

[140] *Ibid.*, p. 209.

[141] Sur la question des liens entre hygiène et politique, nombre d'ouvrages peuvent être consultés. Au XVIIIe siècle : François-Emmanuel Fodéré, *Traité de médecine légale et d'hygiène publique ou Police de santé, adapté aux codes de l'Empire français et aux connaissances actuelles*, (ouvrage dans lequel la première édition a été entièrement refondue et augmentée de deux tiers), Paris, Mame, 1813, Étienne Tourtelle, *Eléments d'hygiène ou De l'influence des choses physiques et morales sur l'homme, et des moyens de conserver la santé*, Paris, Rémont et fils, 3ème édition, 1815 ; ouvrages contemporains : Georges Vigarello, *Le Propre et le sale : l'hygiène du corps depuis le Moyen âge*, Paris, Seuil, Points, série Histoire, 1987, Jacques Lambert, *Le chirurgien de papier – études d'histoire et de philosophie de l'hygiène* évoquée ci-dessus, du même auteur, l'article « Hygiène », dans **le** *Dictionnaire de la pensée médicale,* sous la direction de Dominique Lecourt, Paris, Presses Universitaires de France, 2004, Gilles Barroux, *Philosophie de la régénération : médecine, biologie, mythologies*, L'Harmattan, 2009.

médecins : « Messieurs, je n'ai pas assez de santé pour risquer avec vous le peu qui me reste »[142] ; Rousseau ironise, dans le livre I de l'*Émile* : « On me dira, comme on fait sans cesse, que les fautes sont du médecin, mais que la médecine en elle-même est infaillible. À la bonne heure; mais qu'elle vienne donc sans médecin; car, tant qu'ils viendront ensemble, il y aura cent fois plus à craindre des erreurs de l'artiste qu'à espérer du secours de l'art. Si, comme on le répète à l'envi, la médecine est si infaillible, qu'elle se présente sans les médecins »[143]... Le désir récurrent de cultiver une médecine sans médecins révèle cette ambivalence qui caractérise les rapports des hommes avec la médecine et l'univers du soin. Évelyne Aziza Shuster interroge cette quête en démontrant que cette posture fondamentalement aporétique relève d'une impossibilité *a posteriori* :

> Penser que l'on peut être son propre médecin c'est ensuite se placer, plus ou moins consciemment, dans la situation originairement instauratrice d'une pratique et d'une discipline. *Avant* le médecin d'autrui, il faut nécessairement le médecin de soi-même. *Avant* la médecine raisonnée, il faut la médecine instinctive. *Avant* la médecine réfléchie, la médecine spontanée. *Avant* le premier recours au premier médecin, il faut un premier malade qui ne peut trouver de recours qu'en lui-même. L'automédication, la médication immédiate, doit précéder la médication médiate. Le médecin de soi-même c'est la négation logique de l'étymologie du terme de médecine, qui l'apparente à médiation. [144]

Le médecin de soi-même désigne littéralement une médiation sans médiation, ou plutôt une médiation niée, puisque le sujet et l'objet se confondent. L'état autarcique dont parle Aziza Shuster s'applique d'abord à l'émergence d'une médecine naturelle. C'est une médecine « instinctive » qui cherche de manière empirique les premiers moyens d'éviter ou d'amoindrir la douleur. Cette première médecine serait à l'art et à la science des médecins ce que le droit naturel, au sens de Hobbes, serait au droit positif: la première forme de justice à laquelle avoir recours pour se conserver en vie[145]. Une certaine complémentarité peut exister entre cette première médecine et la médecine exercée par les hommes de l'art. Aziza Shuster évoque une complémentarité entre les deux : « la médication

[142] Voire, de manière plus significative, l'article « Médecins » de son *Dictionnaire philosophique* : il est vrai que Molière a eu raison de dépeindre ainsi qu'il a fait ces médecins… il est vrai qu'un bon médecin, certes rare, sauve la vie d'un homme…

[143] Jean-Jacques Rousseau, *Émile*, I, Œuvres complètes, Seuil, 1971, vol.III, p. 34.

[144] Évelyne Aziza-Shuster, *Le médecin de soi-même*, PUF, 1972, thèse de doctorat, 1970, sujet proposé par Canguilhem et remarques de Foucault et de Dagognet, Un mythe d'origine, p. 137.

[145] Au sens, que l'on trouve notamment dans *Leviathan*, dans lequel Hobbes pose l'origine même du droit, *jus*, comme étant l'expression fondamentale d'un désir naturel de se conserver.

immédiate, doit précéder la médication médiate ». Au-delà de cet état – origine et utopie en même temps – existent des démarches d'auto médecine plus ou moins heureuses. Ce sont ces démarches qui, pour nombre d'entre elles, révèlent les limites ou l'impossibilité même d'un tel projet.

Les témoignages, le plus souvent rapportés par les médecins eux-mêmes, ne manquent pas pour montrer à quel point les tentatives d'auto médecine sont susceptibles de mener à des impasses. Combien de malades claquant les portes des cabinets de consultation ont, par ce geste définitif, rejeté en même temps que leur médecin, l'hôpital et l'ensemble de la médecine professionnelle, toute possibilité médicale et scientifique de mettre en œuvre un dispositif thérapeutique qui aurait pu être efficace. Thierry Janssen, ex chirurgien devenu psychothérapeute, relate l'expérience d'une malade atteinte d'une tumeur au sein, convaincue de l'origine essentiellement émotionnelle de sa maladie, en conflit avec son gynécologue car elle ne voulait subir aucune espèce de « mutilation », qui décide de se soigner toute seule[146]. Un siècle avant, l'écrivain Mikhail Boulgakov – un écrivain qui fut lui-même médecin – illustre magnifiquement cet aller-retour entre l'insouciance des patients et l'impuissance du médecin, sous la forme d'un véritable cauchemar. Dans l'une de ses nouvelles, *L'éruption étoilée*[147], un malheureux médecin de campagne, exerçant dans une région de la Russie profonde, désespère, alors qu'il diagnostique les signes de la syphilis, de convaincre son patient de suivre un traitement sur le long terme. Ce dernier, un paysan bourru, est venu consulter à propos de ses maux de gorge, et ne se soucie aucunement des taches qui sont apparues sur sa peau ; tant et si bien qu'il finit par considérer son médecin comme un incompétent... Quand il reviendra le consulter, le mal aura produit des lésions fatales, ce sera trop tard.

Si l'ignorance peut conduire au rejet de la médecine professionnelle, à l'autre extrémité, la connaissance peut également constituer une autre cause de rejet. L'absorption d'une trop grande quantité d'informations médicales peut conduire à une illusion : celle de pouvoir se passer des médecins en se reposant sur ces informations. L'auto médecine prend alors la forme d'un état de surmédicalisation artificielle. Le malade, en constituant lui-même son capital de connaissances relatives à son état, s'auto diagnostique et s'administre une série de médicaments en conséquence. Internet devient bien souvent la première source de diagnostics, obligeant parfois les médecins à intégrer ce nouveau paramètre dans la relation avec leur patient.

Il n'en demeure pas moins que la majorité des thérapeutiques nécessitent d'avoir affaire à un médecin ou à l'institution hospitalière,

---

[146] Thierry Janssen, *La maladie a-t-elle un sens ?Enquête au-delà des croyances*, Fayard, Paris, 2008, introduction, p. 17.

[147] M. Boulgakov, *Récits d'un jeune médecin*, première publication entre 1925 et 1926, Le livre de poche, 1994, p. 87.

impliquant une série de contraintes liées à un contrat relationnel. À quelle réalité correspond, dans ce contexte, l'idée d'un libre soin de soi ? Une forme de liberté irréductible à toute détermination s'exprime dans le choix de faire ou de ne pas faire, d'exécuter ou non, de se satisfaire de la relation médicale ou non, c'est-à-dire le choix, au sein même de la médiation-relation médicale, de souscrire à ses impératifs. Cette liberté s'apparente au libre-arbitre ; elle rejoint aussi le discours de l'existentialisme. Le Sartre de *L'existentialisme est un humanisme* vient ici à l'appui : être malade n'empêche jamais d'avoir le choix, dans la mesure où l'absence de choix relève d'une impossibilité philosophique radicale : « Je peux toujours choisir, mais je dois savoir que si je ne choisis pas, je choisis encore »[148]. Le vécu s'inscrit toujours dans la situation présente, et son devenir immédiat est alors à inventer. Mais cette invention s'inscrit dans le monde, et ce que je suis, ce que je décide de faire – me soigner ou non – implique, au-delà de moi-même, l'humanité : « l'homme qui s'engage et qui se rend compte qu'il est non seulement celui qu'il choisit d'être, mais encore un législateur choisissant en même temps que soi l'humanité entière, ne saurait échapper au sentiment de sa totale et profonde responsabilité »[149]. Une telle exigence peut-elle vraiment être tenue, face aux pressions de l'univers hospitalier, mais aussi du monde professionnel, économique et social dans lequel nous évoluons aujourd'hui ?

Jusqu'à quel point avons-nous et gardons-nous la possibilité de choisir la conduite qui nous paraît la plus adéquate, la plus juste, en lien avec les valeurs que nous jugeons essentielles ? Une conduite motivée par la responsabilité de sa propre santé – laquelle relève d'un choix personnel réfléchi et assumé – se transforme bien souvent en une conduite influencée par une série de discours culpabilisants. Chacun se trouve régulièrement invité à faire attention à toute sorte d'excès. On enjoint ainsi chaque patient, chaque citoyen, chaque consommateur à veiller à maintenir un équilibre alimentaire et une hygiène de vie en conformité avec un mode de vie adéquat en société. À quelle finalité sont destinées de telles injonctions – Soignez-vous ! prenez soin de vous ![150] faites attention à vous ! ne mangez pas trop ! ne fumez pas ! faites de l'exercice ! Restez moins longtemps assis, bougez plus et faites de l'exercice ! – exprimées sous la forme de slogans, de communiqués ou d'autres supports ? S'agit-il de responsabiliser ou bien de culpabiliser les patients et les futurs patients ? Loin de relever, dans ce contexte, d'un choix personnel assumé, chaque individu se retrouve immergé dans une logique de la sommation : réguler son corps à partir d'un ensemble d'exigences et de pressions tendant à édifier un discours le plus souvent normatif. Un tel discours, qui n'est pas uniformément produit par

---

[148] *L'existentialisme est un humanisme*, 1945.

[149] *Ibid.*

[150] On pourrait dire que l'obsession du *care* a remplacé l'impératif du *cure*…

une instance – l'hôpital, le gouvernement, la sécurité sociale – mais qui trouve des supports médiatiques efficaces, tend à confondre responsabilité et culpabilité. Quelles sont la valeur et l'origine de la décision d'arrêter de fumer après avoir vu la photo d'un poumon détruit sur le paquet ou après avoir dû payer un prix de plus en plus contraignant pour satisfaire son désir ou son besoin ? Faut-il, ici, relire Kant pour retrouver la place d'un sujet autonome dans ses décisions ? Prendre soin de soi signifie alors ne pas risquer d'être une charge supplémentaire dans un système de santé fragilisé, au sein d'une société qui précarise ou voit, en tout cas, fragilisés ses systèmes et ses institutions (sécurité sociale notamment...). Ainsi, un comportement « irresponsable » – fumer, boire, et autre conduites à risque – mettrait en péril un système de protection et de soin tout entier. Pourrait être plus longuement évoqué, ici, un système économiquement fragilisé, amenant alors à prendre en compte les considérants économiques et sociaux. Considérants qui, si on les développait, conduiraient à s'interroger sur l'importance des discriminants économiques et sociaux dans l'étendue des choix thérapeutiques que chacun peut envisager à partir de sa propre situation au sein de la société. Il arrive bien souvent, en effet, que la liberté de choix en termes de soin revienne à ceux qui peuvent, d'un point de vue temporaire et d'un point de vue financier, en user ; ainsi, la liberté tarifaire de certaines catégories de médecins trouve une concordance avec la liberté tarifée de certaines catégories de patients. Il ne s'agit plus seulement de répartir de bons et de mauvais patients, de bons et de mauvais médecins, mais des individus qui ont une étendue, à partir de leur champ de détermination sociale, plus importante que d'autres.

Si l'histoire de la médecine ne renseigne que de manière fort polémique sur la manière de définir un bon médecin et surtout, d'ailleurs, un mauvais médecin[151], la qualité des malades et des patients fait également l'objet de distinctions assez arbitraires et réductrices. Si le bon médecin a longtemps été considéré comme un médecin qui possède une grande qualité de lecture, d'écoute, d'observation des manifestations et des signes qui caractérisent le corps ausculté, le bon malade-patient est d'abord celui qui observe attentivement les prescriptions du médecin, dès lors qu'il a les capacités de les comprendre. Le bon patient est aussi celui qui, à l'écoute des

---

[151] Un colloque sur le sujet « *Qu'est-ce qu'un bon patient ? Qu'est-ce qu'un bon médecin ?* », s'est tenu à l'Université Paris Descartes et à l'Université de Bourgogne, les 18 et 19 mars 2010, sous la direction de Claire Crignon, professeur à l'Université Paris IV, de Marie Gaille, chargée de recherches au CERSES (CNRS Université Paris Descartes), et de Mathias Rothe, maître de conférences à l'Université de Frankfurt sur Oder (Allemagne). Ce colloque soulevait les aspects historiques, juridiques et philosophiques de la relation médecin-patient, mais aussi de la relation médecin-malade ou patient-malade (actes du colloque : *Qu'est-ce qu'un bon patient ? Qu'est-ce qu'un bon médecin ?*, Seli Arslan, 2010).

recommandations du médecin, est capable de mettre de la distance entre ce qu'il ressent (mal de ventre par exemple) et la partie de son corps, souvent éloignée, qui intéresse le médecin. Le bon patient est-il celui qui obéit ? Celui qui cherche à comprendre ? Celui qui fait acte de vigilance ou même de méfiance envers les médecins, envers l'hôpital ? Comment, dans le contexte de la relation médecin-malade, ce dernier peut-il exercer son jugement ?

Derrière le « bon » ou le « mauvais » patient, un ensemble de représentations normatives du citoyen sont à identifier – objet de discussions ambitieuses – puisque la question des pratiques de soin rejoint alors un questionnement bien plus vaste sur la place et la conduite des citoyens dans une société moderne.

La question du soin se trouve donc au sein de toute quête d'une auto médecine. Elle convoque des champs d'expériences divers et parfois contradictoires. Une tension avérée confronte ainsi deux champs d'expériences, deux champs de savoirs : l'expérience vécue du malade d'un côté et le savoir médical du médecin de l'autre. Cette tension trouve son origine dans les discordances qui accompagnent la confrontation de ces champs d'expériences. Le décalage entre ce que ressent le malade et ce que dit le médecin peut générer une source conflictuelle non négligeable[152]. Le succès thérapeutique nécessite, généralement, de concilier ces deux champs et, partant, de réduire ou de gérer cette tension. Quelle thérapeutique, en effet, connaît un succès accompli si le malade ne participe pas d'une certaine façon à l'entreprise de soin à laquelle se consacre le corps médical ? L'injonction à se connaître soi-même n'a-t-elle pas un intérêt vital à trouver une place renouvelée dans le contexte d'une médecine qui se veut et se montre souvent performante ?[153]

---

152 Sur le thème des conflits entre malade, patient et médecin, plus particulièrement sur la tension entre expérience de l'un et savoir de l'autre, nous avions déjà renvoyé dans une note précédente aux travaux de Claire Marin : *Violences de la maladie, violence de la vie*, Armand Colin, 2008, *Hors de moi,* Allia, 2008 ; *La maladie, catastrophe intime*, PUF, Questions de soin, 2014.

153 Cf. sur cette thématique, ce qu'en a écrit Georges Canguilhem, notamment dans ce très beau texte : *La santé : concept vulgaire et question philosophique*, issu de la conférence faite à l'Université de Strasbourg en mai 1988, dans le séminaire de philosophie du professeur Lucien Braun, Pin-Balma, Sables, 1998, cité dans le présent ouvrage : L'évaluation des maladies : classer, repérer, soigner et agir, 1. La médecine comme science des maladies : classer pour soigner, γ. Enjeux généraux des classifications : « élever les murs » ?

Bibliographie de la section 2. L'économie des relations humaines à travers quelques points d'histoire de la médecine

AGRIMI JOLE, CRISCIANI CHIARA, *Les* consilia *médicaux*, trad. de l'italien par Viola Caroline, Brepols, Turnhout, Belgium, 1994

AZIZA-SHUSTER, ÉVELYNE, *Le médecin de soi-même*, PUF, 1972, thèse de doctorat, 1970, sujet proposé par Canguilhem et remarques de Foucault et de Dagognet

BALINT, MICHAEL, *Le médecin, son malade et la maladie*, trad. de l'anglais par J. P. Valabrega, Londres, Pitman, 1957, Paris, PUF, 1960, Petite Bibliothèque Payot, collection Science de l'homme dirigée par le Dr. G. Mendel, 1966

BARRAS, VINCENT, LOUIS-COURVOISER, MICHELINE, *La médecine des Lumières : tout autour de Tissot,* Genève, Bibliothèque d'histoire des sciences, 2001

BARROUX, GILLES, *Philosophie, maladie et médecine au XVIIIe siècle. Esquisse d'une anthropologie médicale*, Honoré Champion, 2008 ; *Philosophie de la régénération : médecine, biologie, mythologies*, L'Harmattan, 2009,

BORGETTO, MICHEL, *Droit sanitaire et social*, 2005

BOULGAKOV, MIKHAIL, *Récits d'un jeune médecin*, première publication entre 1925 et 1926, Le livre de poche, 1994

CANGUILHEM, GEORGES, *Le normal et le pathologique*, Paris, Presses universitaires de France, 1966, Quadriges, 1991

CANGUILHEM, GEORGES, *La santé : concept vulgaire et question philosophique*, Texte de la conférence faite à l'Université de Strasbourg en mai 1988, dans le séminaire de philosophie du professeur Lucien Braun, Pin-Balma, Sables, 1998

CLIFTON, FRANCIS, *État de la médecine ancienne et moderne avec un plan pour perfectionner celle-ci*, traduit de l'anglais par M. D. L. Fontaines, Paris, Quillau éditeur, 1762

COCCHI, ANTONIO, *Régime de Pythagore*, trad. de l'italien par Du Puisieux, La Haye, Paris, 1762

CORNARO, LUIGI, *De la sobriété. Conseils pour vivre longtemps*, 1558, texte présenté par Georges Vigarello, édition Jérôme Millon, 1991

DAGOGNET, FRANÇOIS, *Pour une philosophie de la maladie*, Paris, Textuel, 1996

DANDREY, PATRICK, *La médecine et la maladie dans le théâtre de Molière*, Klincksieck, 1998

DIDEROT, DENIS, D'ALEMBERT, JEAN LE ROND, *Encyclopédie, ou Dictionnaire raisonné des sciences, des arts et des métiers*, par une société de gens de lettres, 1751 – 1780

FALIGOT, LOUIS, *Histoire des remèdes secrets aux XVIIIe et XIXe siècles*, La découvrance, 1998

FODERE, FRANÇOIS-EMMANUEL, *Traité de médecine légale et d'hygiène publique ou Police de santé, adapté aux codes de l'Empire français et aux connaissances actuelles*, Paris, Mame, 1813

FOUCAULT, MICHEL, KRIEGEL, BLANDINE, *Les machines à guérir, aux origines de l'hôpital moderne*, autre auteurs, Thalamy, Michel, Béguin, Anne, Fortier, François, Bruno, Paris, éditions Architecture +, Pierre Mardaga, 1979

FOUCAULT, MICHEL, *Naissance de la clinique*, Paris, Presses Universitaires de France, 1963, Quadriges, 1990

GADAMER, HANS GEORG, *Philosophie de la santé*, trad. Marianne Dautrey, Paris, Grasset, La Grande Raison, 1998

GALIEN, *Œuvres anatomiques, physiologiques et médicales de Galien*, trad. sur les textes imprimés et manuscrits, accompagnées de sommaires, de notes ... précédées d'une introduction ou étude biographique, littéraire et scientifique sur Galien, vol. 1 Daremberg, Charles (trad.), Paris : J.-B. Baillière, 1854-1856

GALIEN, CLAUDE, *Œuvres complètes* (grec-latin), *Claudii Galeni opera omnia*; ed. curavit C. G. Kühn, 1986-1997, Publication, Hildesheim, G. Olms, 1986-1997, reprod. en fac-sim. de l'éd. de Leipzig, 1821-1833, parue dans la collection, "Medicorum graecorum opera quae existant", 20 vol.

GRASSET, DCT. HECTOR, *Introduction à l'histoire de la médecine*, imp. Zoller fils, Rouen, 1921 – 1925

GRMEK, MIRKO, *Histoire de la pensée médicale en Occident*, 1997

GRMEK, MIRKO D., *Histoire du SIDA. Début et origine d'une pandémie actuelle*, Paris, Payot, 1989

GROS, FREDERIC, GALAND-HALLYN, PERRINE et LEVY, CARLOS (dir.), *Vivre pour soi, vivre dans la cité : de l'Antiquité à la Renaissance*, publication : Paris, Presses de l'Université Paris-Sorbonne, DL 2006

HIPPOCRATE, *Œuvres complètes*, texte établi et trad. par Jacques Jouanna, deuxième tirage, Paris, Les Belles Lettres, 2003

HIPPOCRATE, *Traité du Médecin, dans Recherches historiques sur l'origine du Traité du Médecin*, suivies d'une traduction nouvelle de ce livre, avec notes et commentaires, par J. E. Pétrequin, D. M. P., professeur à l'Ecole de Médecine de Lyon, 1847

HOFFMANN (LE JEUNE), FRIEDRICH, *La politique du médecin ou les règles de prudence que doit suivre un jeune médecin dans ses études et sa conduite, s'il veut acquérir promptement de la réputation, la conserver, et devenir un praticien heureux*, 1751

JAMES, ROBERT, *Dictionnaire universel de médecine, de chirurgie, de chymie, de botanique, d'anatomie, de pharmacie, d'histoire naturelle*, trad. de l'anglais par Diderot, Eidous et Toussaint, revu, corrigé et augmenté par Julien Busson, Paris, Briasson, 1746-1748

JANSSEN, THIERRY, *La maladie a-t-elle un sens ? Enquête au-delà des croyances*, Fayard, Paris, 2008

KANT, IMMANUEL, *Conflit des facultés*, 1798, trad. J. Gibelin, Vrin, 1997

LA FRAMBOISIERE, NICOLAS-ABRAHAM DE, *Le Gouvernement nécessaire à chacun pour vivre longuement en santé, avec Le Gouvernement requis en l'usage des eaux minérales, tant pour la préservation, que pour la guérison des maladies rebelles*, Paris, 1608

LA METTRIE, JULIEN OFFRAY DE, *Ouvrage de Pénélope ou Machiavel en médecine*, par Aletheius Demetrius, Genève, les hér. de Cramer et P. Philibert, 1748-1750, texte revu par Francine Markovits, Paris, Fayard, Corpus des œuvres philosophiques en langue française, 2002

LAGREE, JACQUELINE, *Le médecin, le malade et le philosophe*, Paris, Bayard, 2002

LAMBERT, JACQUES, *Le chirurgien de papier – études d'histoire et de philosophie de l'hygiène*, Travaux de thèse pour le doctorat d'Etat es lettres (mention Philosophie), direction François Dagognet, Paris I, 1991

LAVAUZELLE, CHARLES (dir.) *Histoire de la Médecine aux armées*, Paris, 1982

LEBRUN, JEAN, *Se soigner autrefois. Médecins, saints et sorciers aux XVII*[e] *et XVIII*[e] *siècles*, Points, histoire, 1983

LECOURT, DOMINIQUE, *Dictionnaire de la pense médicale*, PUF, Paris, 2004

LEFEVE, CELINE, BARROUX, GILLES, *La clinique : usages et valeurs*, Seli Arslan, Paris, 2013

MARIN, CLAIRE, *Violences de la maladie, violence de la vie*, Armand Colin, 2008 ; Hors de moi, Allia, 2008

PATIN, GUY, *Préceptes particuliers d'un médecin à son fils, 1649*, in La Mothe Le Vayer, Gassendi, Gui Patin. *Étude de bibliographie et de critique*, sous la direction de R. Pintard, Paris, 1943

PAUTHIER, CELINE, *L'exercice illégal de la médecine (1673-1793), Entre défaut de droit et manière de soigner*, Histoire, médecine et société, Glyphe & Biotem éditions, Paris, 2002

PETRARQUE, *Invective contre un médecin* (1352-1353), trad. et présent. Rébecca Lenoir, Jérôme Million, Grenoble, 2003

PIGEAUD, JACKIE, Maladie et santé dans la pensée hippocratique, dans *L'homme et la santé*, ouvrage collectif, Paris, Seuil, 1992

PINEL, PHILIPPE, *Traité médico-philosophique sur l'aliénation mentale*, 1801, introd., Dr Jacques Postel, Privat, Textes fondateurs de la psychiatrie française, 1998

PLATON, *République*, trad. R. Baccou, GF, 1ère éd., 1966

REY, ROSELYNE, *Naissance et développement du vitalisme en France de la deuxième moitié du dix-huitième siècle à la fin du Premier Empire*, thèse soutenue à Paris, 1987, Oxford, Voltaire foundation, 2000

ROUSSEAU, JEAN-JACQUES, *Émile*, 1762, Œuvres complètes, Seuil, 1971

SARTRE, JEAN-PAUL, *L'existentialisme est un humanisme*, 1945, éd. Gallimard 1996, avec présentation et notes par Arlette Elkaïm-Sartre

SHRYOCK, RICHARD HARRISON, *Histoire de la médecine moderne, facteur scientifique, facteur social,* traduit de l'anglais par Raïssa Tarr, Paris, Armand Colin, 1956

STAROBINSKI, JEAN, *Histoire de la médecine*, Paris, éd. Rencontres, 1962

SYDENHAM, THOMAS, *Méthode complète pour guérir presque toutes les maladies : avec une description exacte des symptômes qui les accompagnent, dans Médecine pratique de Sydenham avec des notes*, Paris, Didot le jeune, 1774, p. 560 et sq.

TISSOT, SAMUEL AUGUSTE ANDRE DAVID, *Avis au peuple sur sa santé, ou Traité des maladies les plus fréquentes*, par M. Tissot, ... Nouvelle édition, augmentée de la description et de la cure de plusieurs maladies, et principalement de celles qui demandent de prompts secours. Ouvrage composé en faveur des habitants de la campagne, du peuple des villes, et de tous ceux qui ne peuvent avoir facilement les conseils des médecins, Paris, P.-F. Didot le jeune, 1762

TOURTELLE, ÉTIENNE, *Éléments d'hygiène ou De l'influence des choses physiques et morales sur l'homme, et des moyens de conserver la santé,* Paris, Rémont et fils, 3° édition, 1815

VERDIER, JEAN, *Essai sur la Jurisprudence de la Médecine en France ou Abrégé historique et juridique des Etablissements, Règlements, Police, Fonctions, Récompenses, Honneurs, Droits et Privilèges des trois Corps de Médecine, avec les Devoirs, Fonctions et Autorités des Juges à leur égard*, Alençon et Paris, Prault, 1763

VIGARELLO, GEORGES, *Le Propre et le sale : l'hygiène du corps depuis le Moyen âge*, Paris, Seuil, Points, série Histoire, 1987

VIREY, JULIEN-JOSEPH, *De la puissance vitale, considérée dans ses fonctions physiologiques chez l'homme et tous les êtres organisés ; avec des recherches sur les forces médicatrices, et les moyens de prolonger la vie*, Paris, 1823

VOLTAIRE, FRANÇOIS-MARIS AROUET DE, *Dictionnaire philosophique ou La Raison par alphabet*, 1764

ZIMMERMANN, JOHANN GEORG VON, *Traité de l'expérience en général, et en particulier dans l'art de guérir*, traduit de l'allemand par M. Le Febvre de V., Villlebrune, 1774

3. PHYSIOLOGIE ET MEDECINE ENTRE MYTHE ET IDEAL

1. Peur des malades, des médecins de la maladie : quelques points pour ébaucher une histoire de la peur dans l'univers médical[1]

Dans quelle mesure la peur constitue-t-elle un objet de médecine ?

Un premier exercice très instructif consiste, en commençant par une petite navigation sur le net, à prendre la mesure des échanges quotidiens au sujet de la santé, de la maladie et de la médecine. Le « *C'est grave docteur ?* » y connaît un succès que la multitude des sites, des forums ne cesse de confirmer. Beaucoup de gens expriment, par exemple, des inquiétudes liées aux pertes de mémoire, et nombreux sont les forums qui s'en font l'écho, inquiétudes exprimées par des personnes de tout âge. L'ombre d'Alzheimer plane sur les propos des internautes « Bonjour, j'ai des pertes de mémoire et difficultés de concentration [...] Qu'est ce qui m'arrive ? [...] Après avoir lu vos commentaires, je me rends compte que j'ai les mêmes symptômes que vous. Dans une conversation je ne me souviens pas de ce que l'on vient de me dire deux secondes avant [...] Moi aussi quand je lis je ne me souviens pas de ce que je viens de lire et je m'étonne des fois de devoir relire plusieurs fois pour comprendre [...] j ai trente ans et me retrouve dans tout ce descriptif ça fait peur de ne plus se rappeler de choses de mots et d'événements [...] je ne sais pas comment faire avez vous eu des résultats via le médecin ou autres ? »[2]. Autre exemple, si l'on tape « essoufflement », une page suffit pour retrouver au moins cinq ou six fois l'occurrence « cardiaque » sur une seule page ; de là à opérer le raccourci suivant : essoufflement veut dire six fois sur dix « origine cardiaque »... Si internet modernise et accélère les modalités de la communication, la rapidité des moyens de communication contribue à catalyser la circulation des peurs, des angoisses, des interrogations. Si un tel mode de communication, encore très moderne et appelé à évoluer, illustre la performance technique et un développement tout azimut de l'échange, plutôt que de dissiper les peurs, il arrive bien souvent qu'il en distille leur écho avec autant de célérité.

De manière plus générale, quels éléments – références, exemples – autorisent ou même incitent à conjuguer peur, médecine et maladie ? La question est d'actualité, car les peurs contemporaines ne manquent guère : celles liées à la maladie, notamment aux maladies dégénératives (dont le développement peut se trouver lié aux perspectives de vieillissement de la

---

[1] Le texte de cette séance a fait l'objet d'un article en ligne dans *Rue Descartes*, N° 87, 2015/4, Recherches en cours, intégralement reproduit ici.

[2] Propos collectés le 27 mars 2013 sur le forum santé/médecine.

population : cancers, Alzheimer, maladies cardio-vasculaires...), celles liées aux virus, à leurs mutations (H7N9 actuellement en Chine, H1N1, SIDA...), celles liées à la pollution (particules, ondes, ce qui émane du monde de l'invisible mais qui nous colle à la peau...), celles, encore, liées à l'opacité de la provenance de nos produits de consommations courante (peurs alimentaires...).

Qu'est-ce qui change, entre les peurs d'hier et celles d'aujourd'hui ? Ne pourrait-on pas parler de peurs récurrentes, qui se manifestent au travers d'événements renouvelés dans des contextes très différents ? Vieilles comme l'humanité sont ainsi des peurs comme celle de la mort, des maladies et des épidémies, des différentes formes de transmission, que l'on appelait autrefois les miasmes, des effluves chargées de substances malsaines transportées par les airs, de ce que l'on mange. Alors, nous aurions affaire à une constance de la peur, comme une histoire des peurs au sein même de celle de la médecine : doit-on pour autant appréhender en une approche globale la peur comme une sorte d' « obstacle épistémologique », pour reprendre la conceptualisation de Bachelard ? Suffirait-il qu'une rationalité renouvelée, triomphante, vienne nous annoncer un temps nouveau qui aurait enfin éradiqué toutes ces peurs ? Si les peurs d'aujourd'hui ont une histoire, comment se dépouilleraient-elles aisément de leur passé ? Il est alors nécessaire d'analyser les motivations à partir desquelles, historiquement, un discours de la peur (on devrait dire : des peurs) imprègne l'univers de la pathologie.

Avant de décliner différentes dimensions de la peur, considérons dans quelle mesure cette dernière constitue un objet à part entière de médecine, telle une entité nosologique. La peur serait un : « Sentiment aigu d'appréhension ou d'anxiété pouvant s'extérioriser par un ou plusieurs des signes suivants : tachycardie, pâleur, faiblesse, sudation, oppression, respiration irrégulière, étourdissements, mydriase, incontinence urinaire et fécale »[3]. Des dictionnaires de médecine plus anciens proposent des définitions de la peur qui ne manquent pas d'intérêt. L'*Encyclopédie Méthodique* (1787-1830) s'intéresse à ce phénomène : « La peur n'est pas une passion durable, profonde comme la crainte, mais bien plutôt une émotion soudaine, rapide, passagère, souvent motivée, à laquelle les caractères les plus courageux ne sont pas toujours inaccessibles »[4]. On peut remonter à Montaigne évoquant lui-même la peur, quand il constate que « parmi les soldats même, où elle devrait trouver moins de place, combien de fois à elle changé un troupeau de brebis en escadron de corselets ? des roseaux et des cannes en gens-darmes et lanciers ? Nos amis en nos

---

[3] BCU santé, Université de Clermont-Ferrand.

[4] *Encyclopédie méthodique, par une société de médecins*, Paris, Vve Agasse, 1824, vol. NOY-PHT, p. 630.

ennemis ? »[5]. Ce même article de l'*Encyclopédie Méthodique* évoque des frayeurs nocturnes, symptôme qui se rencontre dans plusieurs maladies différentes, puis la *panophobie*, affectant enfants et adultes dans les cas suivants : dentition laborieuse (enfants), irritation directe ou sympathique de l'encéphale, gastrites, gastro-entérites, référence à la classification du médecin du XVIIIe siècle Boissier de Sauvages. Le *Larousse médical illustré*, (1924) fait de le peur un « Réflexe normal de protection qui met l'individu en état de défense contre un danger réel ou imaginaire [évocation de l'afflux important de sang vers les centres nerveux qui lui est lié, évocation de l'angoisse, de la gêne, de la pâleur ou au contraire du rouge écarlate, enfin :] la peur est la croyance à un danger : pour guérir de la peur, il suffit de se persuader ou de persuader les autres qu'il n'existe aucun danger ». Passion, état, sentiment, faisant appel à des causes morales mais qui se traduit par des phénomènes physiques, la peur n'est pas une maladie, à peine un symptôme. Pourquoi, en ce cas, se trouve-t-elle inscrite dans les dictionnaires de médecine ? Quel est son intérêt médical ? Que dit-elle de l'homme malade ou en santé ?

La peur est une notion qui concerne le moral comme le physique et, ne cesse de faire interagir ces deux dimensions propres à l'homme ; elle peut revêtir une forme durable, telle une maladie chronique, ou bien se présenter sous la forme d'une extrême tension éphémère ; elle concerne l'individu comme la population ; si elle semble relever de l'ignorance, l'avènement de la connaissance sous toutes ses formes, y compris les plus rationnelles, n'est pas nécessairement à même de mettre fin à ce qui constitue une passion ou une émotion aussi inhérente à l'homme, elle trouve de nombreuses sources au sein de l'imagination. C'est à partir de trois grandes interrogations que le champ de la peur en lien avec la médecine et la maladie sera exploré. Tout d'abord, la peur peut-elle être considérée comme une sorte de maladie, une entité nosologique à part entière, est-elle symptôme de maladies ? Ensuite, que manifestent les peurs des grands fléaux, à l'exemple des peurs liées aux épidémies et aux aliments ? Enfin, quelle économie de la peur imprègne parfois les relations entre médecins, entre médecins et pouvoir, et entre médecins et malades ?

α. Les maladies comme source de peur

Comment distinguer clairement entre la peur considérée comme entité nosologique de la maladie, maladie à part entière, et la maladie comme source, comme objet de peur ? En d'autres termes : avoir peur, être saisi par la peur, n'est-ce pas déjà être malade ? Une telle interrogation renvoie, au moins historiquement, à l'immense mine de débats et autres controverses qui interrogent les rapports entre le physique et le moral, ce qui fait remonter à

[5] Montaigne, *Essais*, Livre I, XVI.

une époque où philosophes et médecins s'attelaient à écrire sur ces types d'échanges, l'époque des traités sur les passions, l'époque durant laquelle, à l'instar d'un Descartes, on tentait d'identifier et de conceptualiser une substance – les *esprits animaux* (par exemple) – exprimant cet échange, ce qui circule entre partie pensante et partie agissante de l'homme. Autrement dit : de quelle substance relève la peur ?

Que les maux aient une substance, et que ce qui passe par le corps doive trouver quelque origine dans l'âme, de telles conjectures trouvent une résonance tant lexicale que philosophique, à un siècle – le XVIIe siècle – qui connaît une accumulation de contributions d'importance sur des questions portant sur les passions, les rapports entre moral et physique, ou encore la maîtrise du sujet face à ses états émotifs. Descartes écrit – l'une de ses dernières œuvres – un *Traité des passions de l'âme* (1749) dans lequel il appréhende la peur en tant que passion. Il commence par souligner le caractère d'inhibition de la peur, un état qui réduit d'autant la puissance du vouloir chez le sujet : « la peur ou l'épouvante, qui est contraire à la hardiesse, n'est pas seulement une froideur, mais aussi un trouble et un étonnement de l'âme qui lui ôte le pouvoir de résister aux maux qu'elle pense être proches »[6]. La peur entre dans un lexique fortement péjoratif, elle est souvent évoquée comme étant un abaissement moral de l'homme, et ce dernier doit pouvoir lui résister par une préparation. La peur, selon Descartes, relèverait plus du registre de la médiocrité que de celui d'une faiblesse pathologique :

> Pour ce qui est de la peur ou de l'épouvante, je ne vois point qu'elle puisse jamais être louable ni utile ; aussi n'est-ce pas une passion particulière, c'est seulement un excès de lâcheté, d'étonnement et de crainte, lequel est toujours vicieux, ainsi que la hardiesse est un excès de courage qui est toujours bon, pourvu que la fin qu'on se propose soit bonne. Et parce que la principale cause de la peur est la surprise, il n'y a rien de meilleur pour s'en exempter que d'user de préméditation et de se préparer à tous les événements, la crainte desquels la peut causer.[7]

L'auteur du *Traité des passions de l'âme* unit en un sort commun *peur* et *lâcheté* ; les deux se conditionnent l'une l'autre puisque avoir peur implique une fuite, une désertion, une perte de la responsabilité. Parlant de la lâcheté, dans ce même passage, il fait intervenir de manière explicite la part du corps dans la description de l'état du sujet pris de peur et de lâcheté : « elle sert aussi alors pour le corps, en ce que, retardant le mouvement des esprits, elle empêche qu'on ne dissipe ses forces. Mais ordinairement elle est très nuisible, à cause qu'elle détourne la volonté des actions utiles. Et parce qu'elle ne vient que de ce qu'on n'a pas assez d'espérance ou de désir, il ne

[6] *Traité des passions de l'âme*, art. 174, De la lâcheté et de la peur.
[7] *Ibid.*, art. 176, De l'usage de la peur.

faut qu'augmenter en soi ces deux passions pour la corriger »[8]. Cependant, cette connotation fortement négative de la peur peut se trouver contrebalancée par l'idée que la peur, qui est toujours un état intentionnel (on a toujours peur de quelque chose), est alors susceptible de contrebalancer d'autre passions, à l'exemple de ce qu'en écrit, quelques années plus tard, Spinoza : « La Peur est un désir d'éviter un mal plus grand, que nous craignons, par un moindre »[9]. Or, l'un des objets les plus connus et les plus répandus de peur est la mort ou, encore, des états de souffrance insupportables. Dans ce contexte, la peur ne serait-elle pas la première médication (*pavorem medicatrix*) ? « Le malade absorbe ce qu'il a en aversion par peur de la mort »[10]. L'occasion est donnée de souligner, dans ce même registre, le caractère salutaire de la peur, souligné par Locke dans ses *Pensées sur l'éducation* : « La peur nous a été donnée comme un avertissement, pour arrêter notre activité et pour nous mettre en garde contre les approches du mal ».[11] La peur est un sentiment, une passion qui possède indéniablement un caractère ambivalent : faiblesse d'un sujet inhibé mais aussi réflexe salutaire, surcroît d'imagination, mais aussi souci de prévision. Il reste que la peur est un état problématique, moralement condamnable quand elle empêche toute forme de courage, de noblesse ; elle serait également pathologiquement préoccupante, et c'est vers le registre des écrits médicaux qu'il faut alors se tourner. L'expression « mourir de peur » n'est-elle qu'une tournure métaphorique sans fondement ? En quoi la peur se fait-elle maladie ? Peut-elle rendre malade, au sens médical du terme ?

La question est donc de savoir si la peur est, en soi, une entité nosologique, une forme de maladie à part entière, un état particulier dans le cours d'une maladie, ou encore, un symptôme de quelques maladie. Boissier de Sauvages, dans son *Vocabulaire de la nosologie*, recense la peur comme un phénomène morbifique[12]. L'un des termes latins de la peur est le mot *pavor*, qui signifie l'agitation, le trouble, mais aussi la frayeur et l'épouvante. L'article *Panophobie* (littéralement : Crainte de tout) stipule, dans ce même ouvrage, que : « C'est une maladie ordinaire aux enfants à la mamelle, lorsqu'endormis, ils ont la fièvre, qu'ils suent, pleurent, ou crient

---

[8] *Ibid.*, art. 175, De l'usage de la lâcheté.

[9] *Éthique*, XXXIX, Définition des affections.

[10] *Ibid.*

[11] *Quelques pensées sur l'éducation*, 1693, de la peur et du courage chez les enfants, trad. de G. Compayré en 1889, Sect. XIV. (115) De la peur et du courage chez les enfants.

[12] Terme employé jusqu'au XIXe siècle pour qualifier ce qui est relatif à la maladie : « qui est la cause, le principe d'une maladie. On dit l'humeur *morbifique*, la matière *morbifique* », art. MORBIFIQUE, *Encyclopédie* Diderot, X, 707 ; proche de « morbide » pour l'*Encyclopédie méthodique*, c'est-à-dire : « qui se trouve disposé à la maladie, qui en manifeste l'effet habituel, les suites, les traces », vol. MES-NOU, p. 276.

en s'éveillant, tous tremblants, épouvantés, et presque en convulsion ; parce qu'ils croient voir des phantômes effrayants, ou des spectres pendant leur sommeil ». Cet article est suivi d'un autre, encore plus bref, *Pantophobie* : « Crainte de tous les objets »[13]. La peur relève bien d'un état mitoyen entre le corps et l'esprit, comme si les dispositions physiologiques produisaient des visions de type hallucinatoire (voir des fantômes). Une certaine évocation de la peur est alors, en particulier dans les écrits médicaux, jusqu'au XIXe siècle au moins, attribuée en priorité à l'âge de l'enfance, car ce serait un âge plus perméable aux constructions imaginaires, aux hallucinations, à une certaine faiblesse de l'esprit. Cette approche peut être mise en résonance avec les définitions contemporaines (de l'œuvre de Boissier de Sauvages) du cauchemar, qui s'écrivait aussi « cochemart », terme renvoyant jusqu'au début du XIXe siècle à celui d' « incube ». Ce dernier nom renvoie lui-même aux démons à qui les anciens attribuaient un pouvoir de nuisance généralement la nuit, au milieu du sommeil, en allant se poser et peser lourdement sur la poitrine des dormeurs (incube pour les femmes et succubes pour les hommes…). Caelius Aurelianus[14] (Ve siècle) rapporte avoir senti qu'un lourd chien noir s'était posé sur sa poitrine, voulant appeler ses parents, il s'aperçut qu'aucun son ne sortait de sa voix… La peur partage avec le cauchemar une propension à générer une forme d'oppression, une sensation d'étouffement, susceptible d'occasionner une gêne mêlant des idées désagréables et une lourdeur affectant une partie du corps.

À ces différents états que sont les cauchemars, les terreurs nocturnes, les peurs, l'imagination y mêle son grain de sable. Or l'imagination, *a priori*, est un concept relevant davantage de la philosophie que de la médecine. Elle possède de multiples acceptions qui rentrent dans autant d'usages qu'en font les philosophes à partir de leurs systèmes : faculté de représentation, univers de la sensibilité, aptitude à créer, à inventer, ce qui en fait, selon les termes de Spinoza, une « puissance », imagination qui, selon le célèbre mot de Pascal est autant « maîtresse d'erreur et de fausseté », fourbe mais seulement de temps en temps. Néanmoins, l'imagination trouve tout de même une place dans la littérature médicale. Si la peur est une entité pathogène, à un plus ou moindre degré, et si l'imagination peut en être la source, cette dernière est elle-même un sujet de médecine. L'article « Imaginaire » du *Panckoucke* relie l'évocation de « maladies imaginaires » avec l'*hypocondrie*, encore décrite, au début du XIXe siècle, comme une vraie pathologie affectant bas-ventre et viscères :

---

13 *Vocabulaire de la nosologie de M. de Sauvages, contenant tous les termes techniques qui s'y trouvent, avec leur explication, leur étymologie, et leurs renvois au corps même de l'ouvrage*, Paris, 1775, p. 83.

14 Appelé aussi Cœlius Aurelianus.

> Il est donc vrai que les maladies imaginaires ou dans lesquelles l'imagination joue un rôle plus ou moins considérable, sont le plus souvent très réelles ; mais il faut en outre ajouter que les inquiétudes auxquelles s'abandonnent la plupart des hypocondres, sont exagérées ou déplacées, et que leurs discours comme leurs plaintes, sont également remarquables par un ton d'exaltation qui met en garde, non seulement contre leurs récits, mais contre l'expression exacte de la vérité, parce que l'exagération de leurs souffrances est aussi vraie dans la nature que la réalité de leurs maux.[15]

L'imagination se matérialise directement ou indirectement en produisant ou en induisant des états psychologiques : en ce sens, l'hypocondrie serait la matière et le versant pathologique de l'imagination ; or, l'hypocondrie, ou passion hypocondriaque, est « une maladie chronique, qui fait craindre la mort à celui qui en est attaqué, à cause des rapports, des palpitations de cœur, des borborygmes, et autres maladies semblables, légères, et qui changent sans un principe évident »[16] ; elle est (dixit *Panckoucke* qui y consacre plus de trente pages !) « une maladie de tous les temps et de tous les âges », traversant toutes les saisons, trouvant son origine dans les viscères, puis dans les nerfs, avant de devenir psychique… Voici donc l'exemple d'une maladie à l'interstice du moral et du physique, qui pose, à travers ses grilles de lecture, la question de l'évaluation même de l'état de maladie comme ressenti : quelle différence, quelle articulation entre *être malade* et se *sentir malade* ? Autre exemple tendant à faire de la peur, et de cette déclinaison particulière qu'en est la crainte, un état pathologique, lorsque celle-ci va jusqu'à provoquer des convulsions, comme l'écrit le médecin suisse Samuel Auguste André David Tissot dans son *Dictionnaire des pronostics* : « La peur et les autres passions de l'âme donnent souvent lieu aux convulsions […] Pour l'ordinaire, elles ne sont pas mortelles, à moins qu'elles ne soient fréquentes et très violentes […] (elles) sont à craindre, si elles sont un mal chronique, héréditaire : elles peuvent se terminer par l'épilepsie, la mélancolie, la paralysie ; elles font périr par l'apoplexie »[17].

Si la peur n'est pas immédiatement une maladie, elle est facilement inspirée par les maladies. Cet aspect préoccupe les médecins depuis longtemps. En 1792, Jouenne, préfaçant un ouvrage de Giuseppe Pasta sur la nécessité du courage et de la patience dans les maladies, montre comment la peur, associée à l'imagination, catalyse le développement de la maladie. Une telle analyse est développée à partir d'une conception vitaliste de la médecine et de la physiologie encore très prégnantes à la fin du XVIIIe

---

[15] *Dictionnaire des sciences médicales*, 1818, vol. 24, « Imaginaire », p. 86.
[16] Boissier de Sauvages, *Vocabulaire de la nosologie*, p. 61.
[17] S. A. A. D. Tissot, *Dictionnaire des pronostics ou l'art de prévoir les bons ou mauvais événements dans les maladies,* par . D. Tissot, Paris, Vincent, 1770, p. 34-37.

siècle, déterminant un principe vital à l'origine de tous les mouvements du corps :

> La plus grande de toutes nos maladies, c'est la crainte qu'elles nous inspirent, parce qu'elle détend tous nos ressorts. L'imagination d'un homme que son mal inquiète, détermine les humeurs dans la partie affligée, à laquelle il pense continuellement, et qui s'engorge de plus en plus : au lieu qu'une âme courageuse, en renforçant le principe vital, le rend capable d'exécuter avec vigueur toutes les fonctions, de surmonter tous les obstacles au dedans et au dehors.[18]

Un homme ainsi en butte à son imagination et aux peurs qu'elle provoque, pourrrait aussi consulter Spinoza qui, dans l'*Ethique*, écrit que « si l'esprit, en imaginant présentes des choses qui n'existent pas, savait en même temps que ces choses n'existent pas réellement, il regarderait cette puissance d'imaginer comme une vertu de sa nature, et non comme un vice ; surtout si cette faculté d'imaginer dépendait de sa nature seule, c'est-à-dire si la faculté d'imaginer de l'esprit était libre »[19]. Cependant, imagination et peur s'inscrivent elles-mêmes, bien souvent, dans un imaginaire, soit un ensemble de représentations produites et reproduites à travers les époques. Les peurs peuvent isoler les hommes, mais elles se partagent également, se communiquent, se propagent, ce qui amène à évoquer l'idée d'une contagion de la peur…

β. Peurs des épidémies et peurs épidémiques

Si les épidémies font peur, en témoigne une histoire féconde en exemples et en références, comment émergent et de quoi se nourrissent les phénomènes sociétaux et comportementaux liés à ce fléau ? Une partie de la réponse peut venir de la littérature. Relisons Poe ! Alors qu'une épidémie – la mort rouge – ravage une région entière, un prince, Prospéro, décide de convier les individus les plus beaux, en général les plus riches, toujours les plus jeunes, dans un vaste château, aménagé pour un long séjour, constituant ainsi une société autarcique qui fasse de l'épidémie un phénomène totalement extérieur et étranger à ce monde protégé. Celui-ci est animé par des fêtes, regorgeant de toutes sortes d'abus, étincelant de luxe et propice à toutes les luxures. L'apothéose en est une gigantesque fête, répartie en plusieurs salles, chacune avec sa couleur. Dans la plus sombre d'entre elles, sonne à chaque heure une horloge lugubre. Les coups de minuit sonneront

---

[18] Giuseppe Pasta, *Le médecin sans médecine ou Du courage et de la patience dans les maladies*, trad. de l'italien du docteur Pasta, 2ème édition, Paris, Lugan, 1829 ; *Del Coraggio nelle malattie, di Giuseppe Paste,…*, 1792, Préface du traducteur, A. F. T., Jouenne, préface, p. xxix-xxx.

[19] *Ethique*, II, Prop. 17, scolie.

aussi la fin de la fête, lorsque, parmi les fêtards costumés pour l'occasion, le masque de la mort rouge diffusera son mortel venin, tuant d'abord le Prince, et décimant à sa suite tous les convives[20]. Folie, imagination débridée, stratégies de déni et effroi convulsif ont été analysés par les auteurs depuis l'Antiquité. Ainsi Pierre-Édouard Lemontey relate les scènes de débauche qui accompagnent la propagation vertigineuse de l'épidémie :

> Le moraliste et le législateur, contemplent avec inquiétude ces rapides mutations, où les uns, lassés de leur longue soumission à des bienséances convenues, brûlent de faire, sous la faux de la mort, au moins un essai de cet état de nature, dont un vague désir vit peut-être à notre insu au fond de tous les cœurs ; pendant que d'autres, abandonnés jusqu'alors à leurs penchants individuels, s'élèvent d'un seul essor aux sacrifices les plus héroïques que se soit proposé l'émulation des sociétés. Ne dirait-on pas que ces temps monstrueux de souffrance et d'iniquité se plaisent dans une révulsion générale.[21]

Un tel désordre atteste à quel point la cité est devenue hostile à ses habitants qui n'ont plus que le ciel vers qui se tourner ; véritable symbiose entre rituel et débauche ou désorganisation. De la peur surgit parfois la haine. Pierre Mauriac évoque, dans sa *Libre histoire de la médecine française*, la recherche passionnelle du bouc-émissaire : « Pour fléchir la colère du ciel, hommes et femmes se livraient [face, par exemple, à la peste noire ou peste pulmonique qui, en 1348, a fait quelque soixante-quinze millions de victimes] à des exercices collectifs de pénitence, errant à moitié nus dans les carrefours, se flagellant réciproquement. Ailleurs, les Juifs étaient accusés d'être les fauteurs du mal, persécutés, brûlés vifs par les *Flagellants*, les *Bégards* et les *Turlupins* »[22]. Le visible prend toujours le pas sur l'invisible, les démonstrations excessives le sont d'autant plus que les causes du mal échappent à toute détermination, se refusent à toute reconnaissance explicite, comme si tout, dans la peste, du corps transformé au comportement méconnaissable, n'était qu'extériorité ; comme si la nature ou ses divinités décidaient à un moment donné de faire la guerre aux hommes. Cette image est d'autant plus accentuée dans les textes religieux, avec l'*Ancien Testament* relatant la peste des Philistins.

[20] Edgar Allan Poe, *The Masque of the Red Death*, Mai 1842 ; dans *Nouvelles histoires extraordinaires*, trad. Charles Baudelaire, .

[21] Pierre-Édouard Lemontey, *De la peste de Marseille et de la Provence pendant les années 1720, 1721*, éd. de 1821.

[22] Pierre Mauriac, *Libre histoire de la médecine française*, Stock, 1956, chap. I, Le Moyen Âge, p. 15.

Une perception diffuse, surtout confuse de l'épidémie explique en bonne part de telles réactions collectives à travers l'Histoire[23]. Chaque avènement d'un nouveau fléau repose l'insoluble question de savoir ce qui peut ou non être considéré comme *épidémique,* confrontant médecins et savants à un problème d'ampleur à l'échelle de l'histoire de la médecine, cela jusqu'au XIXe siècle. L'épidémie est bien l'une de ces thématiques qui peuvent faire l'objet d'une analyse critique, par le prisme de cette notion d'obstacle épistémologique chère à Bachelard. Comment, à des surgissements dont la nature événementielle reste alors indéterminée, s'impose en termes de réponses un ensemble d'arguments, de notions et de références appartenant au passé, à la tradition, ou encore à l'habitude ? « Quand il se présente à la culture scientifique, l'esprit n'est jamais jeune. Il est même très vieux, car il a l'âge de ses préjugés. Accéder à la science, c'est spirituellement rajeunir, c'est accepter une mutation brusque qui doit contredire un passé »[24]. Comment évaluer, et à partir de quels critères, ce qui est appelé *épidémie* ou *épidémique* au XIVe, au XVIIIe ou au XXe siècle ? D'autant qu'un certain point de vue, partagé par des historiens de la médecine, tend à caractériser l'histoire des maladies et de leurs représentations, comme celle du règne des épidémies jusqu'au XVIIIe siècle, approche générale qui trouve ses sources non seulement dans le domaine de la médecine, mais, plus largement, dans l'histoire culturelle à travers récits, chroniques, œuvres de philosophes et d'historiens[25]. D'autre part, *épidémie* est un terme qui dépasse le seul lexique médical : « L'étude des épidémies est ainsi au carrefour des disciplines : elle appartient, certes, à la médecine, mais aussi à la géographie humaine par ses modes de propagation et ses routes, à la psychologie sociale et à la démographie par ses effets, à l'histoire, enfin, dont elle accélère, ou freine, les transformations structurales et dont elle modifie les conjonctures »[26]. Un problème ne venant jamais seul, une autre diffculté complique d'autant le rapport scientifique, médical et culturel à cettte notion d'épidémie : celle de distinguer et d'appréhender, jusqu'à il y a un siècle et demi, la nature des liens entre la *contagion* ou la *contagiosité*, et l'*épidémie*, problème qui trouve une résonance hyperbolique dans les analyses portant sur la *peste* : que se transmet-il avec la peste ?

---

[23] Cf. Jean Delumeau, *La peur en Occident*, Paris, Hachette littérature, Librairie Arthème Fayard, 1978.

[24] *La formation de l'esprit scientifique*, 13.

[25] Claudine Herzlich et Janine Pierret proposent la répartition suivante, divisant l'histoire de l'humanité en trois phases inégales : l'épidémie qualifiée d'ancien régime du mal, s'étendant de l'Antiquité jusqu'à la fin du XVIIIe siècle – la tuberculose ou la maladie qui caractérise le XIXe siècle dans ses différentes couches sociales – le cancer et les maladies chroniques dégénératives pour le XXe siècle, dans *Malades d'hier, malades d'aujourd'hui*, Payot, 1984.

[26] J.-L. Miège, Art. « Épidémie » de l'*Encyclopédie Universalis*.

C'est souvent par le recours à une analyse de nature psychologique que se trouve évacuée l'hypothèse de la contagion de la peste. Une telle analyse a pour auteurs les médecins eux-mêmes, au moment ou peu après le surgissement de l'épidémie, comme c'est le cas pour la grande peste de Marseille des années 1720-1721. Combien de personnes ont trouvé leur arrêt de mort, combien sont mortes une seconde fois, avec les conclusions de l'enquête de quatre médecins venus inspecter et conclure de la non contagion de la peste, alors parvenue à son hyperbole épidémique : Chicoyneau, chancelier de l'Université, Deydier, Verny et Soulier, anatomiste : « Nous cherchons ici la contagion de la peste, nous n'y trouvons que la contagion de la peur »[27]. Peut être observé, dans ce contexte, un raisonnement qui part de l'idée générale, assez classique, qu'une épidémie sème la peur, à cette autre idée, que la cause première de la dite épidémie est la peur elle-même. Une telle analyse est justifiée par un fondement physiologique, avec l'exemple des écrits du médecin Pierre Chirac dans son *Traité des fièvres malignes et pestilentielles* :

> On verra bientôt que la peur fait souvent oublier les esprits les plus exacts et les plus géométriques, sur les matières triviales qu'on ne peut traiter exactement, qu'à la faveur des notions les plus communes et les plus généralement connues dans tous les arts [plus loin :] Et parce qu'une grande crainte et un grand saisissement arrêtent subitement le cours du sang dans le poumon et dans toutes les parties, et lui font perdre la chaleur et la fluidité ; il s'ensuit que le sang étant déjà disposé à l'épaississement par toutes les autres causes de la peste, celles qui surviendront seront capables de le porter au degré le plus proche de la coagulation, et par conséquent plus l'épaississement du sang est grand, plus l'engagement des vaisseaux est considérable dans les viscères, et plus les dispositions inflammatoires sont étendues, plus le danger de la gangrène des viscères doit être grand, surtout si une grande peur et un grand saisissement ont précédé l'attaque de la fièvre...[28]

Des raisons idéologiques et politiques peuvent présider aux positions affichées par Chirac, récusant le caractère contagieux, en termes de germes, de l'épidémie. Attaché à une raison d'État, il convient de faire cesser des mouvements de panique qui désorganisent les cadres économiques et politiques du pays[29]. Mais il y a bien une base physiologique et médicale à son argumentation générale sur ce problème, liée aux représentations du

[27] Pierre-Édouard Lemontey, *De la peste de Marseille et de la Provence dans années 1720-1721*, 1821, p. 20-21.

[28] *Traité des fièvres malignes, pestilentielles, et autres...*, Paris, Jacques Vincent, 1742, chap. VI, II, p. 236, et chap. VII, XVIII, p. 336.

[29] Attaché aux services du Duc d'Orléans à partir de 1715, puis surintendant du Jardin du Roi en 1718.

sang, des états substantiels de ce liquide et ce qu'ils disent de l'état général de la santé de l'individu. Ainsi, on ne tombe pas seulement malade par contamination physique, parce que l'air est malsain, putride, mais par ce que l'air du temps est également funeste ; cet air du temps, c'est la peur, la panique, le bouleversement brutal des habitudes et comme environnement social le plus commun, la misère. Il y a dans le texte de Chirac une anthropologie de la pathologie qui étend l'organique aux frontières tant du psychologique que du social : annonce de l'épidémie qui provoque un mouvement de panique. Les hommes ont peur et cette peur a la conséquence suivante : elle entraîne la maladie ; or, la peur et les passions de ce type épaississent le sang et ralentissent les esprits, autrement dit, au sens propre, le malade meurt de peur :

> La déclaration de la peste jette l'épouvante et la terreur dans tous les esprits, et cette terreur n'est pas d'un moment ni d'un jour ; elle dure pendant tout le temps que la maladie règne dans une ville ou dans un pays. Elle occupe l'esprit nuit et jour : elle trouble le sommeil, et la peur d'une mort prochaine, dont tout le monde est saisi occupant continuellement son esprit, suspendant et affaiblissant toutes les opérations de la machine, empêchant et ralentissant la distribution du sang dans toutes les parties, doit lui faire perdre à la longue la fluidité naturelle, et le disposer à un extrême épaississement, surtout et plus communément dans les personnes qui sont dans la disette, et qui se nourrissent de mauvais aliments ; et assez souvent dans les personnes qui vivent commodément, et qui sont nées avec une complexion timide et avec une grande vivacité d'esprit.[30]

Peut être souligné un parallèle entre combat pour éloigner la peste autant que pour agir sur les représentations populaires de la maladie, à l'instar de ce qu'en écrit, en 1722, le médecin Philippe Hecquet :

> Le premier et donc le plus grand préservatif en cette occasion, c'est de décréditer la peste dans les esprits des peuples en les persuadant de la peur qu'on leur a toujours fait de sa souveraine malignité, afin qu'en reprenant contenance, ils soient infiniment moins exposés à ces menaces : c'est pourquoi on fera regarder la peste comme une maladie, à la vérité, très dangereuse, mais envers laquelle il faut se gouverner comme on fait envers la petite vérole, pour maligne et meurtrière qu'elle puisse être, et pour laquelle on ne déplace rien dans les villes...[31]

À quoi sont dus l'empressement et l'opiniâtreté des médecins qui, comme Chirac, défendent vaille que vaille le caractère non contagieux de la

---

[30] P. Chirac, *ibid.*

[31] *Traité de la peste, où, en répondant aux questions d'un médecin de province... on fait voir le danger des barraques et des infirmeries forcées, avec un problème sur la peste, par un médecin de la Faculté de Paris*, Paris, G. Cavelier fils, 1722, 51.

peste, mais, en revanche, le caractère hautement contagieux de la peur ? Si l'article Contagion de l'Encyclopédie de Diderot et d'Alembert énonce que « Les maladies contagieuses se communiquent, soit par le contact immédiat, soit par celui des habits ou de quelques meubles ou autres corps infectés, soit même par le moyen de l'air qui peut transmettre à des distances assez considérables certains miasmes ou semences morbifiques »[32], insistant par la suite sur l'importance des miasmes, il stipule également que l'origine de ces miasmes étant généralement inconnue, les causes et donc, en bonne partie la nature même du phénomène « contagion » restent indéterminées et qu'il vaut mieux le silence ou un scepticisme prudent que des conjectures sulfureuses. On peut retenir, également, un réflexe de préservation des médecins et de leurs bases théoriques face à l'inconnu, comme l'écrit Jean-Charles Sournia : « Quel que soit l'angle sous lequel les médecins envisagent l'évolution de la médecine, elle les inquiète : d'abord parce qu'elle leur échappe, ensuite parce qu'une profession répugne à changer ses habitudes »[33].

Parmi les grandes peurs récurrentes de l'humanité, deux autres pandémies de l'effroi méritent d'être répertoriées : la peur de la transmission des maladies animales et les peurs alimentaires.

Les débats sur les épizooties se font l'écho de la peur de la transmission sous toutes ses formes, notamment la peur de la zoonose : maladies et dangers du bœuf hongrois amenés par troupeaux à travers un périple qui apparaît de plus en plus périlleux à travers toute l'Europe, pestes bovines sur lesquelles les médecins italiens Lancisi[34] et Ramazzini[35] se penchent plus particulièrement. Au-delà du problème de la viande consommable, ce qui est en jeu, c'est la question des rapports entre la bête malade et l'homme. Or, depuis l'Antiquité, il s'avère que, parfois jusqu'à un point extrême, ces rapports et leurs conséquences sont susceptibles de revêtir une tournure aussi agressive qu'effroyable. La rage reste un exemple incontournable : maladie évoquée dès Homère, reprise par Aristote, Galien, Fracastor, objet d'un traité de Boissier de Sauvages (*Dissertation sur la nature et la cause de la rage*, 1749), d'un autre encore d'Antoine Portal (*Observations sur la nature et le traitement de la rage*, 1779), en Italie, de Franco Falese (*Trattato della idrofobia*, 1739), de Vincenzo Malacarne[36],

---

[32] CONTAGION, vol. IV, p. 110.

[33] *Les épidémies dans l'histoire de l'homme, de la peste au SIDA*, en collaboration avec Jacques Ruffié, Paris, Champs Flammarion,1995, chap. 1, p. 15.

[34] Giovanni Maria Lancisi (1654-1720).

[35] Bernardino Ramazzini (1633-1714).

[36] Il s'agit, pour ce médecin qui a investi beaucoup de son énergie dans des recherches sur la structure du cerveau, d'un texte inédit qui a fait l'objet d'un séminaire intitulé « *Les querelles du cerveau au XVIIIe siècle* », à Paris, REHSEISS, le vendredi 7 mai 2004, et d'une communication, notamment, de Georgio Zanchini (Université de Padoue) : « *L'encéphalite due à la rage dans un texte inédit de Vincenzo Malacarne (1744-1816)* ».

etc. Récit imaginaire et relation authentique n'hésitent pas à se côtoyer pour évoquer les atteintes de rage, comme le note Boissier de Sauvages dans sa *Dissertation sur la rage* en évoquant des « voyageurs à qui un cabaretier fit manger d'un cochon enragé, devinrent furieux tout de suite, et se mordirent les uns les autres. Cette histoire est attestée par un auteur obscur, et n'est pas aisée à croire ; mais dans cette maladie, *Le vrai peut quelquefois n'être pas vraisemblable*. Despreaux »[37]. Nombreux sont les exemples d'épizooties dont la gravité se trouve démultipliée par les grandes transhumances alors habituelles à travers l'Europe. Bien avant le XIXe siècle, on assiste à une récurrence des peurs de la disette et de la famine en cas de perte de troupeaux avec des conséquences économiques catastrophiques à la clé, de la zoonose ou encore de l'empoisonnement, qui tend à occasionner une surveillance de l'animal afin de chercher le plus possible à séparer le sain du malsain. Mais cette vigilance envers la viande et toute autre alimentation, comme Vigarello le montre[38], n'empêche pas les plus pauvres de se nourrir de déchets, de viandes totalement avariées et d'en mourir.

Ces peurs rejoignent également l'épineuse question de l'alimentation carnée, question qui ne date pas des mouvements végétariens et végétaliens qui nous sont contemporains. Hier comme aujourd'hui, les soignants, et les médecins parmi eux, ne sont pas tous des adeptes de la consommation d'une telle nourriture. L'homme qui recherche l'obtention et le maintien d'une santé durable doit-il ou non manger de la viande ? Si les motifs diffèrent, des arguments traversent le temps ; la cruauté envers les animaux est évoquée à plusieurs reprises (même si cet argument est plus populaire et soutenu à notre époque), un régime dans lequel les viandes occupent trop de place, non seulement corromprait l'équilibre alimentaire, mais serait potentiellement dangereux pour la santé de l'individu, ou encore, la qualité des viandes est de manière récurrente sujette à une certaine méfiance. L'idée que cette nourriture n'est pas nécessairement recommandée imprègne la littérature médicale et philosophique. La consommation de viande mènerait, à un certain stade, à l'intempérance, comme l'énonce le médecin Tourtelle qui appelle Plutarque comme renfort de son plaidoyer : « Les animaux que vous dévorez, ne sont pas ceux qui dévorent les autres ; vous ne les mangez pas, ces animaux carnassiers, vous les imitez. Vous n'avez faim que des bêtes innocentes qui ne nuisent à personne, qui s'attachent à vous, qui vous servent, et que vous dévorez pour le prix de leurs services. Ô meurtrier

[37] François Boissier de Sauvages, *Dissertation sur la nature et la cause de la rage dans laquelle on recherche quels en peuvent être les préservatifs et les remèdes, dans Les chefs d'œuvres de M. de Sauvages ou recueils de dissertations qui ont remporté le prix dans différentes académies*... vol I., Lyon, 1770, première éd. 1748, Infection de la salive, p. 10.

[38] Georges Vigarello, *Le sain et le malsain, histoire des pratiques de santé*, Paris, Seuil, Points, série Histoire, 1999.

contre nature !... »[39]. Derrière les envolées lyriques existe un réel problème, celui de l'assimilation et de l'animalisation ; toutes les viandes, rouges, blanches, ne se laissent pas assimiler de la même manière. On ne peut nier l'importance d'une histoire des méfiances populaires tenaces particulièrement focalisées sur la viande dès le XIIIe siècle, en France, avec des tentatives de réglementation. L'acte de naissance de la réglementation du commerce des viandes se comprend en résonance avec le développement de l'urbanisation aux XIIIe et XIVe siècles. Parmi les éléments majeurs de cette méfiance très forte de l'alimentation carnée, peut être mentionnée la peur de la nourriture putréfiée issue de l'animal malade qui attise la vigilance de la population, qui conduit à réglementer les conditions d'abattage des bêtes. À partir du XVe siècle, elles doivent être tuées dans les villes, au vu et au su de tous ; c'est le mouvement inverse qui se produit au XVIIIe siècle : il s'agit d'expulser hors de l'enceinte de la ville un certain nombre d'industries et, plus particulièrement, les abattoirs. Madeleine Ferrière[40] constate en écho avec Alain Corbin une évolution de la perception de tels abattages : certaines scènes, jusque-là quotidiennes, sont devenues insupportables : « De quel œil on voit le massacre animal, de quel nez on le respire, de quelle oreille on l'entend : la perception n'est pas objective, elle évolue, et Alain Corbin a décelé combien à la fin du XVIIIe siècle le seuil de tolérance s'abaisse brutalement. Le spectacle est qualifié de hideux, bientôt il deviendra intolérable, si l'on en croit certains témoignages.... »[41]. C'est seulement vers le milieu du XIXe siècle que l'abattoir sera séparé de la boucherie. Se déroule une histoire des rapports entre viande et homme qui est donc, bien avant cette période, traversée par des peurs lancinantes et récurrentes : va-t-on devenir ce que l'on mange ? Va-t-on attraper la maladie dont tel mouton, tel bœuf était atteint ? Les peurs populaires et les préoccupations, les inquiétudes des sociétés de savants ne s'inscrivent pas toujours dans la même temporalité. On assiste à une consommation à deux vitesses, médicalement et politiquement justifiée par nombre de médecins eux-mêmes : les riches sont plus fragiles de constitution et ne sauraient supporter n'importe quel aliment, n'importe quelle viande ; les pauvres, habitués aux rudesses de l'air, endurcis, sont constitutivement beaucoup plus à même de supporter des nourritures plus douteuses. N'oublions pas qu'il fut un temps où la pomme de terre faisait peur, et qu'il fallait d'abord voir comment le peuple, en particulier celui des paysans, la supportait avant de décider d'une exploitation culinaire ou pharmaceutique.

---

[39] Étienne Tourtelle, *Éléments d'hygiène ou De l'influence des choses physiques et morales Sur l'homme, et des moyens de conserver la santé*, IIIème éd., vol. I, Paris, octobre 1815, Chap. II. Des substances alimentaires, p. 466.

[40] Madeleine Ferrière, *Histoire des peurs alimentaires, Du Moyen-âge à l'aube du vingtième siècle*, Paris, Seuil, L'Univers historique, 2002.

[41] *Ibid.*, p. 351.

La tentation serait forte de faire se rejoindre en une exacte symétrie les pages de cette histoire ancienne et celles que nous vivons aujourd'hui. Au-delà des scandales liés à la viande de cheval dans les plats cuisiné (France, 2013), rappelons brièvement l'autre traumatisme, celui qui date déjà d'une petite dizaine d'années. En 1986 est détectée en Grande-Bretagne l'encéphalite spongiforme (ESB), une maladie mortelle qui touche les bovins. Deux cent mille ruminants sont infectés ; en cause, la présence de farines animales dans l'alimentation des vaches. Mais c'est en 1996 que la crise atteint son apogée, qui oblige le secrétaire d'État à la Santé britannique à reconnaître que dix jeunes gens ont succombé à la maladie de Creutzfeldt Jakob, transmise par la consommation de viande infectée. Se retrouve posé, dans des termes contemporains, avec les outils techniques d'aujourd'hui, le problème de la trace. Entre la présentation d'une barquette plastifiée et inodore et la réalité du parcours des matières alimentaires, un grand voyage se fait à l'insu des consommateurs, et lorsque certaines étapes du voyage sont révélées au grand jour, quelques vertiges, voire quelques peurs nous rappellent des temps anciens. Outre l'appréhension d'attraper la maladie de l'animal dévoré – tremblante, fièvre – il y a toute la cohorte de produits dont on découvre, de temps en temps, une aptitude à provoquer des maladies à retardement : cancers, infarctus, etc. Quels faisceaux de menaces derrière les plats les plus aguichants ? « Lorsque je vois, disait Addison, ces tables à la mode couvertes de toutes les richesses des quatre parties du monde, je m'imagine voir la goutte, l'hydropisie, la fièvre, la léthargie, et la plupart des autres maladies cachées en embuscade sous chaque plat »[42].

χ. Institutions, relations : la peur de l'autre dans l'univers de la médecine et dans la société

Bien hasardeuse serait l'entreprise qui consisterait à répertorier toutes les formes de peurs qui affectent l'univers de la médecine et ses rapports avec la société. Nous retiendrons essentiellement les deux contextes suivants : les relations des médecins entre eux et avec leurs institutions, et les relations entre médecins et patients.

Le régime de la crainte a longtemps constitué l'ordinaire du quotidien des médecins les plus en vue, ceux qui servaient les plus hauts dignitaires : le médecin du roi craint autant qu'il n'est craint. Ce sont les monarchies qui dessinent l'horizon des premières codifications de l'institution médicale. Ce que ces médecins « privilégiés » ont de commun avec d'autres acteurs de la cité, c'est leur stature d'homme public. Chaque médecin doit, en tant que personnage public, s'astreindre à une politique contraignante, et ne jamais lui faire défaut. Au XVIIIe siècle, Friedrich Hoffmann (le jeune) publie ainsi une *Politique du médecin*, consistant dans l'observance rigoureuse de règles

[42] Tourtelle, *Éléments d'hygiène*, p. 282 à 287.

de prudence pour « acquérir promptement de la réputation, la conserver, et devenir un praticien heureux »[43]. Suit une liste de considérations sur ce que doit être un médecin « politiquement correct » : il doit être religieux (exclusion des déistes, des spinozistes…), il ne doit pas être superstitieux, il doit être philosophe, il doit avoir une vie équilibrée, modeste, il doit savoir composer avec les apothicaires (c'est-à-dire, tout en n'outrepassant pas son domaine, il ne doit pas laisser aux apothicaires la possibilité de s'ériger en médecins et de prendre leur place). Une ligne de conduite morale est ainsi fixée par ce type de bréviaire, source de multiples craintes : écarts, reproches, suspicions.

Le sort des médecins qui entrent au service du roi – objet d'études pour nombre d'historiens – reflète bien les dynamiques de la crainte. Il s'agit des médecins les plus réputés ou prestigieux pouvant être nommés premier médecin du roi. Ils sont auréolés d'une distinction honorifique, mais supportent en même temps un poids très lourd. La responsabilité qui leur est conférée est d'autant plus grande et leur poste d'autant plus précaire, dans la mesure où le moindre faux pas les rejette dans la répudiation, le moindre succès les confirme et les promeut d'autant. En décrivant le statut de médecin du roi, François Lebrun note qu' « Approchant la personne du roi de plus près que quiconque, il est susceptible, de ce seul fait, de jouer un rôle politique non négligeable »[44]. Un tel statut fait apparaître le médecin presque au-dessus du monarque sur un certain plan : il lui doit la santé ; il doit être en mesure de le guérir quelle qu'en soit l'affection ; en un mot, c'est le corps de la nation qui attend tout entier la main curative. Si la politique s'exprime, malheureusement et inexorablement par une certaine économie des passions, des désirs, des ambitions, c'est aussi de politique qu'il s'agit, concernant le milieu des médecins, parmi lesquels, comme La Mettrie l'a montré de manière mémorable, on attend qu'un Chirac, qu'un Chicoyneau, qu'un Fagon ou bien qu'un Lassone ou autre trébuche pour se précipiter à leur place[45].

Loin des intimidantes relations mondaines et hiérarchiques de la cour, où se logent, dans l'intimité de la relation entre le médecin et son patient, les motifs de crainte ? Quels éléments de cette relation peuvent faire de la crainte un argument thérapeutique ? Là aussi, les points de vue de l'histoire,

[43] Sous-titre de l'ouvrage évoqué de Friedrich Hoffmann le jeune, docteur à l'Académie royale d'Angers, trad. du latin par Jean-Jacques Bruhier, 1751.

[44] Jean Lebrun, *Se soigner autrefois. Médecins, saints et sorciers aux XVIIe et XVIIIe siècles*. Paris, Points histoire, 1983. Autre ouvrage, passionnant sur les rapports entre médecins et pouvoir politique : Anne-Marie Moulin, *Le médecin du Prince : voyage à travers les cultures*, Odile Jacob, 2010.

[45] Julien Offroye de La Mettrie, *Ouvrage de Pénélope, ou Machiavel en médecine, par Aletheius Demetrius*, Genève, 1748-1750 ; éd. récente : texte revu par Francine Markovits, Paris, Fayard, Corpus des œuvres philosophiques en langue française, 2002

de la littérature, du récit, apportent leur lot de témoignages, dont il n'est pas sûr qu'ils soient tous enfermés dans une histoire résolument dépassée aujourd'hui. Nombre de récits font état d'une posture accusatrice du médecin, usant alors du registre de la faute, de la culpabilité et mettant en cause le malade ou le patient. Les formes rhétoriques consistant à accuser ou à défendre s'inscrivent pleinement dans ces registres. « Vous avez eu tort de faire maigre pendant l'usage des remèdes »[46], se voit ainsi reprocher un malade qui s'était plaint auprès de son médecin d'avoir subi des attaques et éprouvé force faiblesses pendant le régime qui lui avait déjà été recommandé. Dans ce type de relations, intervient la question de l'usage de la responsabilité, tant envers le malade qu'envers le médecin. Le patient qui a « eu tort » de ne pas suivre à la règle les remèdes prescrits se trouve donc être le premier responsable de certains accidents qui se produisent et l'affectent en conséquence. Il lui incombe, en quelque sorte, d'être, en même temps que le ou les médecins qui le suivent, "médecin de lui-même" en se soignant, en transformant la consultation de papier en médecine effective et quotidienne. Le médecin refuse, quant à lui, de se voir imputer une faute qu'il avait, au moins implicitement, prévue, en recommandant un régime, une diète, des bains, tel remède chimique…

Mais c'est souvent dans le contexte d'une condamnation morale que l'usage de la peur peut trouver une place de choix. Quand il s'agit de prévenir des pratiques jugées contre-nature, rien de tel, aux yeux de bien des médecins que de manier les métaphores alliant mal moral et mal physique. C'est alors le vocabulaire de la dégénérescence qui est invoqué. Un exemple significatif de tels usages est celui des condamnations très vives de l'onanisme, particulièrement aux XVIIIe et XIXe siècles. Après avoir passé en revue toutes les maladies qu'entraîne cette pratique solitaire, l'article de l'*Encyclopédie* de Diderot et d'Alembert, portant sur ce sujet et s'inspirant des travaux du célèbre médecin suisse Tissot[47], amorce une réflexion plus générale sur ce sujet :

> Il semble qu'on ne saurait rien ajouter au déplorable état où se trouvent réduits ces malades, mais l'horreur de leur situation est encore augmentée par le souvenir désespérant des plaisirs passés, des fautes, des imprudences, et du

46 Pierre Chirac, Jean-Baptiste Silva, *Consultations médicinales*, Paris, Durand, 1744-1755, XVII, Mémoire, ou lettre du malade dont il s'agissait dans les deux précédentes consultations, 11 juillet 1733.

47 Samuel Auguste André David Tissot, (1728-1797), notamment : *Véritable traité sur les habitudes et plaisirs secrets, ou de l'Onanisme chez les deux sexes, dangers et maladies auxquels s'exposent les personnes qui se livrent à cette funeste passion, ainsi que celles qui usent avec excès des délices de l'amour, avec l'indication des moyens à mettre en usage pour en prévenir et arrêter les suites funestes, par Tissot. Nouvelle édition... augmentée de plusieurs chapitres...* par C.-T. Morel, Paris, Roy-Terry, 1830.

crime. Sans ressource du côté de la Morale pour tranquilliser leur esprit ; ne pouvant pour l'ordinaire recevoir de la médecine aucun soulagement pour le corps, ils appellent à leur secours la mort, trop lente à se rendre à leurs souhaits ; ils la souhaitent comme le seul asile à leurs maux, et ils meurent enfin dans toutes les horreurs d'un affreux désespoir.[48]

Comme pour tout ce qui touche à l'hermaphrodisme, c'est-à-dire à des contextes qui seraient propices au développement de pratiques sexuelles « déviantes », une double, voire une triple condamnation de ces formes de plaisir se trouve formulée : morale, médicale et philosophique ; ceux qui se livrent à de telles formes de plaisirs n'ont, alors, pas besoin d'être condamnés par la société, c'est la nature qui prononce leur condamnation en les rendant malades et en les faisant mourrir.

Les derniers exemples évoquent la peur plutôt dans le sens de la crainte, au sens d'un sentiment inspiré par une personne ou par un ensemble de représentations, crainte du médecin, crainte du pouvoir et crainte des conséquences de certains actes. Ce qui pose la question de l'usage de cette passion dans une entreprise pédagogique : dans quel contexte faudrait-il inspirer la crainte, et jusqu'à quel point ? Ainsi, dans ses réflexions sur l'éducation, Locke recommande l'usage modéré de la crainte dans l'éducation des enfants.

Peut-on conclure avec l'idée, qui s'est imposée à travers les deux derniers siècles, que progrès scientifique et médical ont conjuré les grandes peurs ? Épidémies ? Zoonoses ? etc. ? Revenons à Bachelard. Après avoir évoqué, dans la *Formation de l'esprit scientifique*, une scène du *Werther* de Goethe, scène de bal interrompue par les résonances furieuses du tonnerre affolant danseuses puis danseurs, Bachelard conclut :

> Je crois qu'il semblerait impossible d'inclure un tel récit dans un roman contemporain. Tant de puérilité accumulée paraîtrait irréelle. De nos jours, la peur du tonnerre est dominée. Elle n'agit guère que dans la solitude. Elle ne peut troubler une société car, socialement, la doctrine du tonnerre est entièrement *rationalisée ;* les vésanies individuelles ne sont plus que des singularités qui se cachent. On rirait de l'hôtesse de Goethe qui ferme les volets et tire les rideaux pour protéger un bal.[49]

Et si, malgré tout, on continuait quand même à avoir peur du tonnerre ?

Plutôt que de les annihiler, les connaissances d'aujourd'hui ne nourrissent-elles pas de nouvelles peurs ? Les capacité prédictive de nombre de sciences, à l'instar de la médecine, ne sont plus un secret. Mais

---

[48] MANUSTUPRATION, *Enc.* Diderot, vol. X, p. 52.

[49] Chap. II. Le premier obstacle : l'expérience première.

n'amènent-elle pas à une vigilance, une méfiance redoublée face à la connaissance accrue de nombre de facteurs de risques ? Est-il préférable de vivre en connaissance de cause, si cela signifie vivre en sachant tout ce que l'on risque en vivant ? Tel est l'un des débats lancé ces dernières années en médecine : la prévention, plutôt que d'aider le patient à envisager des risques pathologiques potentiels – hypertension, cancer, infarctus, etc. – ne conduit-elle pas à redoubler les troubles et à amputer la vie dudit patient à partir de risques encore potentiels ?

Pour vivre heureux, ne devons-nous pas préserver un peu d'ignorance, et agir parfois comme l'hôtesse de Goethe : tirer les rideaux ?

&

2. Merveilleux, prodiges et curiosités : illuminisme et lumières en médecine (XVIIe-XVIIIe siècles) : le cas d'une grossesse masculine

α. Curiosités embryologiques : entre futurisme et illiminisme

Le biologiste Henri Atlan a, parmi ses nombreux travaux, écrit une série de textes dont un ouvrage complet[50], sur les horizons que pourrait ouvrir l'invention d'un utérus artificiel. Grâce à une technologie qui s'inscrit encore dans le futur – l'ectogénèse – tout être humain peut devenir porteur d'un fœtus ; l'ectogénèse consiste dans la procréation d'un être humain qui permet le développement de l'embryon et du fœtus dans un utérus artificiel, assumant les diverses fonctions (nutrition, excrétion...) de l'utérus humain. Henri Atlan envisage qu'un homme puisse devenir porteur d'un fœtus, allégeant la femme de ces quelques mois caractérisés par une lourdeur croissante :

> Certains disent d'ici 10 à 20 ans. Je pense que cela prendra encore 50 ans, ou plus. Mais la mise au point de l'utérus artificielle semble inéluctable. Cette technique, appelée ectogenèse, développée au départ pour des raisons thérapeutiques dans le cadre des traitements de la stérilité, des avortements à répétition ou de la protection des grands prématurés, permettra de développer une nouvelle forme de procréation. Extérieure à la femme. Artificielle. [51]

L'utérus artificiel contribuerait à mener jusqu'à un terme jamais atteint jusqu'ici la possibilité d'une égalité significative des rôles entre les hommes et les femmes. Henri Atlan aurait pu joindre cette hypothèse encore

---

[50] *L'utérus artificiel*, Seuil, 2005.
[51] *Le Monde 2*, 16 mai 2005.

virtuelle d'un futur de l'embryologie avec quelques témoignages pris dans une histoire ancienne de la médecine. En effet, il aurait pu arguer que, par le simple prodige de la nature, cela s'est déjà produit. Eh oui ! Il y a eu, dûment répertoriés, des cas de grossesse masculine, comme au XVIIe siècle …

Comment comprendre les bizarreries qui jalonnent l'histoire de l'embryologie les siècles précédents au moins jusqu'au début du XIXe ? Georges Canguilhem évoquant le XVIIIe siècle, remarque qu'« On sait assez, et pourtant on oublie trop que le dix-huitième siècle est, à la fois, celui des Lumières et celui de l'illuminisme »[52]. La bizarrerie réside, ici, dans le nombre d'écarts très sensibles qui imprègnent la logique de la découverte en physiologie, comme en médecine, du point de vue des mécanismes exacts de l'embryogenèse ; cela signifie également, dans une lecture plus épistémologique de telles situations, que les bizarreries trouvent leur développement dans un cadre théorique et scientifique qui n'est pas clos, qui reste ballotté entre différentes hypothèses et qui autorise autant de conjectures. Ce qui est plus intéressant, c'est de saisir ce cheminement fort discontinu, au travers de cas qui ont eu valeur d'exemples : on a véritablement affaire à un capital de fables, d'histoires, de récits entourant des cas de monstruosités transmis de documents en documents, de témoignages en reprises de ces témoignages au fil des époques. La plupart des médecins, jusqu'à la toute fin du XVIIIe siècle au moins, n'échappent pas à cette somme de récits rapportant le cas d'un monstre qu'on aurait aperçu dans tel village et sur lequel, par ouïe dire, on produirait une littérature abondante. Ce procédé, l'historien des sciences Jacques Roger en montre la fréquence et l'habitude :

> Encore faut-il remarquer que le médecin n'est pas toujours le témoin oculaire du fait qu'il rapporte ou qu'il utilise. La plupart des enfants monstrueux qui ornent la littérature tératologique du dix-septième siècle, sont nés à la campagne, loin de tout médecin. Ils sont entrés dans le monde scientifique avec, pour tout passeport, un certificat signé par le curé du village ou le seigneur du lieu, sur les indications d'une matrone faisant office de sage-femme, ou, au mieux, d'un barbier-chirurgien.[53]

De témoignage en témoignages, de chirurgiens barbiers à curés, de ceux-ci à médecins, des campagnes aux villes, se perpétuent d'improbables récits finissant par pénétrer l'enceinte des Facultés : un enfant à tête de loup, un accouplement de serpent et de poule et bien d'autres réjouissances ; avec une constance aussi remarquable que résiduellement compréhensible se de tels récit se trouvent reconduits au fil de siècles.

---

[52] *Études d'histoire et de philosophie des sciences concernant les vivants et la vie*, art. Biologie, p. 213.

[53] Jacques Roger, *Les sciences dans la pensée française du dix-huitième siècle*, L'esprit médical avant 1650, p. 33.

Certains aspects de cette histoire méritent d'être étudiés à partir de ce qui apparaît comme une incongruité absolue au premier abord : un cas de grossesse masculine, rapporté dans le *Le progrès de la médecine*, journal datant de l'année 1697. Quels sont les différents facteurs qui ont pu laisser accroire une telle hypothèse : celle d'une grossesse masculine ? Dans quelle mesure est-il tout à fait invraisemblable, à la lumière de l'état des connaissances médicales et physiologiques de cette fin de XVIIe siècle, d'évoquer un tel phénomène ou bien, quels sont les éléments contextuels, physiologiques, philosophiques, qui permettent que soit formulé publiquement, dans un journal de savants, un tel événement ?

Ce récit se trouve inséré dans un recueil qui comprend d'autres textes, document riche en références implicites comme explicites à différents aspects de la pensée médicale et de la physiologie de cette fin de XVIIe siècle.

β. Quelques précisions sur les recueils médicaux (XVIIe-XVIIIe siècles)

Le recueil contenant notre récit est donc intitulé *Le progrès de la Médecine*, et le titre complet, est : *Le progrès de la Médecine contenant un recueil de tout ce qui s'observe de singulier par rapport à la théorie et à la pratique, avec un jugement sur toute sorte d'ouvrages de physique : et de nouvelles explications des principaux phénomènes de la Nature.* L'idée de totalité, d'ensemble qui est exprimée dans le titre, justification synthétique du projet lui-même, renvoie bien plus à l'idée de diversité, de collection. Ce que confirme la disposition des textes. Le premier article de ce journal consiste dans la relation des *Discours et démonstrations anatomiques* de M. Méry et M. Bourdelin. Le second article porte sur un enfant à face monstrueuse. Le troisième porte sur le cas grossesse d'homme qui fait l'objet central de notre texte. Suivent d'autres articles, le suivant sur une nouvelle explication de la formation de l'univers, un autre sur un cas de grossesse extraordinaire, féminine celle-ci, etc. pour comprendre la place et les fonctions d'un récit apparemment aussi fantasque dans une revue qui prétend s'intéresser au « progrès de la médecine », il importe de regarder de plus près comment de tels recueils sont conçus, en quoi consiste cette forme récurrente et majeure de la littérature médicale de la période considérée : la collection – composition dans laquelle les textes se suivent sans ordre apparent – laissant au lecteur un sentiment de bigarure extrême ou d'éclectisme parfois déconcertant. Il est vrai que toute collection, d'abord inconnue aux yeux du visiteur, apparaît déconcertante : un amas d'objets bien dont l'ordre paraît insaisissable. On peut recourir à l'image utilisée par le philosophe Étienne Bonnot de Condillac pour venir au secours du visiteur ; le philosophe, tant attaché à définir avec pédagogie la méthode de l'analyse comme outil incontournable pour raisonner en toutes choses, a recours à un scénario mettant en scène un homme arrivé en pleine nuit dans un lieu qui lui est inconnu. C'est donc à l'occasion du lever du soleil que ce voyageur se familiarise avec son nouvel environnement. Il commence par apercevoir un ensemble de choses indistinctes, une masse confuse. C'est seulement par la suite qu'il devient en mesure d'en saisir toutes les composantes de manière distincte. Progressivement, il découvre chacun des arbres les plus proches, chacune des collines environnantes. Condillac reprend ici une analogie très usitée chez les philosophes : la vue et l'esprit. Il souligne, dans ce passage de son livre, *La Logique, ou les premiers développements de l'art de penser*[54], l'idée que le regard et, bien plus encore, l'esprit, décomposent les phénomènes pour les recomposer. Regarder c'est toujours décomposer et recomposer. Du voyageur de Condillac au visiteur qui découvre une collection d'objets, le même procès de familiarisation doit prendre le temps de se faire. L'observation attentive permettra de repérer un ordre, de déceler une organisation, ou encore de deviner un dessein.

Pour autant, aucune science ne résulte du seul effort de la collection. L'éclectisme – posture vantée et revendiquée, plus particulièrement au XVIIIe siècle[55] – ne mène pas nécessairement à l'analyse ; la collection ne suffit pas à faire ordre. Il reste à comprendre pourquoi l'éclectisme désigne un mode d'être de la médecine, non seulement au XVIIIe siècle mais depuis l'Antiquité. D'une part, le caractère imprévisible des découvertes accuse au fil du temps la dimension empirique de la constitution d'un savoir, et la médecine n'a pas échappé à cette dynamique de la contingence. D'autre part, l'éclatement de la médecine en de multiples sectes, écoles, dès l'Antiquité et en de nombreux domaines d'activité – qui sont autant de divisions – entretiennent et même renforcent la forme éclectique que prend la collection indéfinie des contributions et des productions

C'est sans aucun doute la presse – journaux, gazettes, recueils – qui exprime le mieux cette caractéristique du savoir et de la littérature médicale. La presse médicale complète ou prépare ce qui se trouve ou bien se retrouve dans les livres. Elle agit comme un lieu dynamique dans la mesure où elle permet le foisonnement et la circulation des informations, des idées, découvertes et inventions. Laignel-Lavastine fait paraître, en 1936, une *Histoire de la presse médicale aux XVIIe et XVIIIe siècles*. L'ordre qu'il propose est intéressant, car il souligne l'équilibre très fragile et surtout mobile entre lumières et illuminisme. En effet, dans cette littérature souvent populaire tout en ayant une vocation scientifique, on trouve autant

---

[54] *La Logique, ou les premiers développements de l'art de penser*, Paris, 1780, Chap. II. Que l'analyse est l'unique méthode pour acquérir des connaissances. Comment nous l'apprenons de la nature même.

[55] Cf. l'article ÉCLECTISME (VOL. V, p. 270) dans l'*Encyclopédie* de Diderot et d'Alembert, écrit par Diderot, faisant de l'éclectisme une qualité philosophique qui peut être opposée au dogmatisme.

d'informations fantaisistes (comptes-rendus de monstres qui n'ont jamais vu une seconde de jour, cas de grossesses masculines, etc.) que de comptes-rendus d'expériences réelles et réellement utiles (comptes-rendus d'inoculation de la petite vérole, de transfusions, etc.). Laignel-Lavastine développe en conclusion de son ouvrage une idée qui entre en résonance positive avec notre cas de grossesse masculine :

> Il ne faut pas oublier que, jusqu'au *Journal de Médecine* (1754), le lecteur de ces feuilles est n'importe qui, le grand public, comme le médecin. Aussi lui fournit-on ce qui peut flatter sa curiosité : les monstres, les ingestions d'objets disparates, les grossesses extraordinaires voire masculines, les phénomènes de la génération, quelques histoires scabreuses, etc. Des conseils thérapeutiques sont également donnés, souvent remèdes de bonnes femmes empruntés à quelque ecclésiastique ou dame de qualité. Le public d'ailleurs participe à la rédaction par ses demandes souvent saugrenues (*Gazette d'Epidaure, Gazette de Médecine*). Quelques questions sérieuses sont cependant traitées avec une prédilection pour les sciences exactes : l'anatomie, la botanique, la physique, la chimie que l'on ne sépare point de la médecine[56].

χ. Le récit de la grossesse masculine

À Sisteron, au mois de juin de l'année 1696, un abbé dans l'embonpoint, et en humeur d'en conter, étant allé rendre visite à une dévote de ses amies, trouva l'occasion favorable d'avoir avec elle un entretien long et secret ; la conversation roulant sur les matières qui s'agitent depuis quelques années avec chaleur entre les dévots spirituels, le galant théologien et la belle illuminée y poussèrent fort loin les sentiments de Molinos : élevant leur esprit à la contemplation d'un ordre suprême et immuable, et s'imaginant dans le calme où met la vue de la nécessité indispensable des événements atteindre au but de l'amour divin, ils réservaient toute leur sensibilité et leur goût à la créature ; et leur concupiscence enflammée tenant lieu dans l'un et dans l'autre d'un zèle de charité pour le prochain, ils laissaient aller leurs corps aux plus ardentes inspirations de la chair ; de sorte que ces deux personnes, mutuellement chéries mettant déjà le quiétisme en pratique, commençaient à jouir d'une félicité pleine et entière par les plus vifs chatouillements de la partie inférieure, et par la paix profonde qui se répandait dans leurs âmes à couvert des remords qu'une justice qu'on applique sur soi-même a coutume de causer, lorsqu'un respect humain vint rompre à contretemps tous ces charmants accords. L'abbé qui n'était pas encore assez parfait quiétiste, se défia de la Providence, en faisant réflexion, que s'il restait des marques d'un commerce trop familier, son bénéfice serait exposé au dévolu ; ainsi la raison toujours chagrine réprimant en lui l'émotion de ses sens, et réunissant l'esprit avec le corps qui avaient fait

56 Laignel-Lavastine, *Histoire de la presse médicale aux XVIIe et XVIIIe siècles*, p. 42.

divorce, elle les remit à leur train ordinaire. Mais la Nature se vengea sévèrement de cet indiscret, qui abandonnait pour de frivoles considérations de Morale une œuvre qu'elle avait si fort avancée, les canaux qui devaient porter la liqueur propre à éteindre les feux allumés, firent révulsion vers la source, et dès lors il sentit au testicule droit une douleur aiguë, qui s'émoussa au bout de deux heures, et passa entièrement dans le reste de la journée ; mais la fermentation des principes séminaux produisit insensiblement à cette partie une tumeur qui parvient peu à peu à la grosseur d'un œuf de poule d'Inde le 8 décembre de la même année. Elle s'augmenta de plus en plus durant l'hiver, malgré tous les cataplasmes et les autres remèdes qu'on peut suggérer, de manière que les bourses ne pouvant souffrir une extension plus grande, car cette grosseur occupait toute l'aine, on résolut d'en venir à l'amputation vers le commencement du mois de mars 1697, c'est-à-dire, environ neuf mois après l'action qui se passa. On lia, non sans peine, les vaisseaux spermatiques du côté droit contre les anneaux des muscles du bas-ventre, et on fit une longue incision au scrotum du même côté. On découvrit la tumeur, qui était presque aussi grosse que la tête d'un adulte, faisant comme partie du testicule, dont la chair était vermeille et saine ; on les emporta ensemble, et quand on vint à les ouvrir, on trouva une masse de chair ferme et blanche, qui couvrait un crâne très solide, et d'autres os très durs dispersés en divers endroits de cette masse, qui était toute contenue dans un arrière-faix avec quantité d'eau. Les veines et les artères spermatiques de l'homme, lesquels faisaient fonction de vaisseaux ombilicaux à l'égard de la masse charnue, s'étant grossis fort au-delà du naturel, achevèrent de persuader toute l'assemblée des médecins, des chirurgiens et des curieux qui se trouvèrent présents, que c'était le corps d'un enfant, dont les parties avaient été confondues et dérangées par la compression et par l'application des drogues. Mrs les Médecins de la Cour ont reçu des attestations authentiques de cette histoire ; et M. Donat, qui a fait l'opération, et qui est connu à Paris de plusieurs, a réservé toutes ces parties desséchées pour les faire voir à tout le monde.[57]

Cette relation, concentrée en un récit de quatre pages, se trouve insérée au milieu d'un texte (format in-8°) qui en fait dix de plus. Les pages qui précèdent la relation du cas annoncent plutôt un traité général, comme il en a été écrit beaucoup, sur les mécanismes de la génération, en partant des végétaux pour arriver à l'homme. Quant aux pages qui suivent la relation du cas, elles font l'objet d'une argumentation scientifique et philosophique justifiant le fait de croire à la réalité de cet événement.

On ne saisira les fonctions d'un tel récit qu'à la condition de regarder les raisons scientifiques, médicales et philosophiques qui rendent possible qu'un tel cas soit relaté dans un journal de médecine (« progrès de la

[57] M. Brunet, *Le progrès de la Médecine contenant un recueil de tout ce qui s'observe de singulier par rapport à la théorie et à la pratique, avec un jugement sur toute sorte d'ouvrages de physique : et de nouvelles explications des principaux phénomènes de la Nature*, Paris, 1697.

médecine ») sans, nécessairement, provoquer l'ire ou le rire des confrères de l'auteur de cet article.

δ. La teneur scientifique et philosophique du texte de Brunet

Quatre points vont structurer notre étude du récit et du texte dans lequel il s'insère. Le premier point porte sur les mécanismes généraux qui, dans la nature, peuvent autoriser un tel phénomène. Le second point, tel un effet de zoom, insiste sur les canaux précis par lesquels une grossesse aussi extraordinaire est rendue possible. Le troisième point évoque les analogies organiques entre organes masculins et féminins. Et le quatrième et dernier point convoque la part du moral dans la production d'un tel phénomène.

a. Les inombrables ressources de la nature pour produire de la vie

Les pages qui précèdent le récit de la grossesse masculine consistent en un exposé général des mécanismes de la nature évoluant depuis une série de remarques sur le développement de toutes les créatures, végétales et animales, jusqu'à en venir à l'homme lui-même. Cette structure pyramidale – partir des êtres organisés les plus rudimentaires jusqu'à l'homme – se retrouve dans la plupart des traités proposés par les naturalistes depuis l'Antiquité juqu'au XIXe siècle, avant la révolution darwinienne, laquelle, comme on le sait, consuit à briser cette échelle de normes. L'idée d'une infinité des possibilités de la nature reste, en elle-même une approche assez conventionnelle que savants et philosophes accordent parfaitement avec l'idée d'une volonté divine toute puissante. Ainsi, dans un très beau chapitre de ses *Essais*, Montaigne passe au crible de son jugement l'usage abusif de l'appellation « monstrueux » dès lors qu'un être – un enfant en l'ocurrence – diffère très sensiblement de la conformité physiologique commune et habituelle : « Ce que nous appellons monstres, ne le sont pas à Dieu, qui voit en l'immensité de son ouvrage, l'infinité des formes, qu'il y a comprinses. Et est à croire, que cette figure qui nous estonne, se rapporte et tient, à quelque autre figure de mesme genre, incognu à l'homme. De sa toute sagesse, il ne part rien que bon, et commun, et reglé : mais nous n'en voyons pas l'assortiment et la relation »[58]. La nature se présente ainsi comme un effort universel de multiplication de tous les êtres : animaux, végétaux, mais également minéraux : « Les métaux mêmes et les autres mixtes n'ont subsisté jusqu'à présent que par un mouvement intérieur, qui rassemble toutes leurs parties sous de pareilles modifications, qu'il communique encore à la matière qui s'applique contre eux »[59]. Cette idée d'universalité

[58] *Essais*, Livre II, Chap. XXX. D'un enfant monstrueux

[59] M. Brunet, op. cité.

caractérisant ce mouvement, ce *conatus* de la nature tout entière, sert à mieux mettre en avant une grande étendue des différents modes de cette multiplication : « il était de la magnificence de l'auteur de la Nature de le seconder en établissant ou mille moyens de produire tout différents, afin que les uns pussent suppléer aux autres, ou peu qui fussent et très simples et très généraux, afin que toutes sortes d'êtres les emploient très facilement »[60]. On retrouve des références relatives aux mécanismes de reproduction tels que ceux de la germination (plantes), mais aussi de compensation avec la régénération : la nature tente la régénération des membres dès lors que la vigueur n'a pas été vidée de toute sa sève. Le présent texte est contemporain des premières observations de régénération, avant l'invention même du mot qui date du milieu du XVIIIᵉ siècle[61]. Ces différentes évocations se trouvent articulées à une idée assez traditionnelle que l'on retrouve au moins dès Aristote, reconnaissant la possibilité de génération des êtres sans origine sexuée : « chez certains animaux, il n'est nul besoin du principe mâle »[62]. Que le présent cas de grosssesse, que plusieurs cas aussi extraordinaires se trouvent dûment répertoriés dans des recueils d'observations et des gazetttes médicales reflète l'extrême sensibilisation du monde des savants, entre l'âge classique et les Lumières, aux questions liées à la génération : les rôles respectifs du mâle et de la femelle, la reproduction sexuées et la reproduction non sexuée, les accidents ou causes de mauvaises conformations des êtres à leur naissance.

b. Les mécanismes de l'embryologie et ses exceptions

Après avoir développé les inombrables possibilités visibles et cachées que recèle dame nature pour répandre la vie, le texte de Brunet cible plus particulièrement les mécanismes par lesquels la liqueur séminale produit un embryon. Peut être évoqué, ici, un *modèle mécanique* pour expliquer la formation de l'embryon dont nous proposons un résumé : une dynamique enchaînant causes et effets détermine le fonctionnement d'une machinerie qui, à quelques égards et par la terminologie choisie – tuyaux, canaux, bulles, fluidité – rappelle les modèles hydrauliques fréquemment convoqués pour rendre compte des mouvements animant les corps qui composent la nature. La liaison de l'humeur séminale s'effectue en plusieurs endroits, idée qui rend compte de l'indétermination concernant les mécanismes précis de la fécondation. Des vésicules et des filaments d'une structure singulière caractérisent ce premier stade de cette embryogénèse, quoiqu'il s'agisse,

---

[60] *Ibid.*

[61] Cf. texte suivant dans la même section du présent ouvrage : Les discours de la régénération et leur influence sur l'anthropologie médicale.

[62] Aristote, *De la génération des animaux*, texte établi et traduit par Pierre Louis, Les Belles Lettres, Paris, 1961, Livre III, XI, p. 132.

précise l'auteur, d'une structure très simple, propre à se dilater et à se resserrer alternativement par le bouillonnement du liquide qui les pénètre. On a alors affaire à une série de phénomènes de grossissement et d'allongement, avec un processus de production de quantité de bulles et de fibres engendrant de « nouveaux arrangements », de nouvelles parties, de nouveaux tissus. Il y a alors augmentation des parties s'effectuant par degrés, une ébauche de « quelque viscère principal » ; ces viscères ne cessent jamais de s'imbiber d'une fertile rosée qui lui viendra par un million de canaux dispersés tout autour ; elle se couvrira de plus en plus de fiels charnus, qui en s'affermissant se rendront capables de contractions assez fortes pour communiquer à la liqueur qui les excite par sa fluidité et son agitation un mouvement de transport dans des pores qu'elle formera en autant de tuyaux capillaires ; ces tuyaux s'abouchant les uns dans les autres, lui permettront de circuler, et de se purifier par la filtration. Ces projets d'organes s'augmentant toujours et se fortifiant, s'uniront mieux les uns aux autres dans les endroits par lesquels ils pourront se conserver davantage, ou s'entre-soutenir, et devenus susceptibles de mouvements plus vigoureux, plus constants, plus distincts : « on reconnaîtra manifestement ici un cœur, là un cerveau, ailleurs une épine, etc. qui par la composition de leurs mouvements conspirent à représenter un ensemble au bout d'un temps limité un animal parfait »[63]. On assiste à la fabrication progressive du fœtus : assez loin d'épouser un modèle préformiste – idée que l'animal est déjà entièrement formé dès le départ et qu'il n'a qu'à se développer –, approche qui sera aussi très prisée au siècle suivant, l'auteur décrit un processus de développement par adjonction des parties, rendu possible par un phénomène d'irrigation des tissus.

c. *Organes mâle et femelle : les analogies*

C'est par une *analogie organique* entre l'homme et la femme que l'idée d'une grossesse masculine est rendue possible. Une telle appréhension des organes de l'homme et de la femme, se focalisant sur la ressemblance des parties, imprègne fortement la physiologie contemporaine du texte. Il apparaît nécessaire de restituer à ce stade le mouvement de cette partie du texte, qui précède la relation de l'événement

> Comme il est constant que des fœtus se sont déjà trouvés dans ovaires de femmes exactement clos, l'analogie qui est entre ces organes vésiculaires et les testicules des hommes, fait assez juger que ceux-ci sont capables de la même production. Un testicule est un corps ovalaire, dont la substance est toute distribuée en un million de cellules par des toiles très fines, qui s'étendent et s'entrecroisent en divers sens, et chaque cellule est occupée par

---

[63] Brunet, *Ibid.*

des paquets de tuyaux serpentins propres à séparer du sang le plus pur par une humeur séminale, qui ne diffère de celle qui est contenue dans les ovaires que par des qualités accidentelles de raréfaction et de subtilité, qui la font passer au travers des filtres dans le reste de la capacité de ces petits laboratoires, et s'écouler par différents ruisseaux dans des canaux qui la portent en de plus gros troncs qui traversent le corps du testicule suivant la longueur par le milieu.

O*vaire* (du latin *ovum*, œuf) est d'abord un terme de botaniste désignant la partie la plus grosse et la plus inférieure du pistil, et désigne, en zoologie, les organes des animaux ovipares formant les œufs. « Les naturalistes, précise l'article *Ovaire* de Murat dans le *Dictionnaire des sciences médicales*, ont par analogie donné ce même terme aux deux corps blanchâtres situés sur les côtés de l'utérus, de forme légèrement ovale, et d'un volume variable. [...] Les Anciens [cf. Galien] appelaient ces corps *testicules* (*testes mulieres*) parce qu'ils croyaient qu'à l'instar de ces mêmes organes chez l'homme, ils secrétaient et fournissaient une liqueur prolifique dans l'acte de la reproduction (Galien *De Utero Dissert*) [toujours dans le même article] Hippocrate croyait que les enfants mâles provenaient de la liqueur préparée dans le testicule droit chez l'homme, et de l'ovaire du même côté chez la femme, tandis que les femelles tiraient leur origine des mêmes organes situés au côté gauche »[64]. Ces références convoquent une histoire de l'anatomie et de la physiologie du corps de la femme entée sur celle de l'homme en bonne partie, histoire qui maintient une dimension analogique prononcée jusqu'au beau milieu du XVIIIe siècle au moins. Une telle analogie se trouve corroborée par toute une série de textes, prorogeant cette tradition jusque tard dans le XVIIIe siècle. Ainsi, le *Dictionnaire de chirurgie* de Le Vacher de La Feutrie en 1767, distingue bien deux sortes de testicules : masculins, faisant l'objet de la définition centrale de l'article portant sur cet objet, et féminins : « *Testicules des femmes :* On a donné ce nom à deux petits corps aplatis, placés de chaque côté de la matrice. Ils sont remplis de petites vésicules, pleines d'une liqueur limpide, que l'on a prises pour des œufs, ce qui les a fait nommer *ovaires* »[65]. Mais il n'y a pas que les champs de la médecine, de la physiologie et de la chirurgie à user de cette analogie ; comme autres textes témoins d'un usage du terme de testicule pour désigner les organes de la femme, s'impose la contribution de Diderot, faisant dialoguer Bordeu et Julie de l'Espinasse dans le *Rêve de d'Alembert* : « les molécules qui devaient former les premiers rudiments de mon géomètre étaient éparses dans les jeunes et frêles machines de l'une et de l'autre, se filtrèrent avec la lymphe, circulèrent avec le sang, jusqu'à ce qu'enfin elles se

---

[64] *Dictionnaire des sciences médicales*, Paris, Panckoucke, 1819, vol. 39, p. 1.

[65] Levacher de la Feutrie, *Dictionnaire de chirurgie*, Paris, Lacombe, 1767, Vol. II, p. 590.

rendissent dans les réservoirs destinés à leur coalition, les *testicules* de sa mère et de son père »[66] et, plus loin, toujours dans la bouche de Bordeu :

> Je gage, mademoiselle, que vous avez cru qu'ayant été à l'âge de douze ans une femme la moitié plus petite, à l'âge de quatre ans encore une femme la moitié plus petite, fœtus une petite femme, dans les *testicules* de votre mère une femme très petite[67], vous avez pensé que vous aviez toujours été une femme sous la forme que vous avez, en sorte que les seuls accroissements successifs que vous avez pris ont fait toute la différence de vous à votre origine, et de vous telle que vous voilà.[68]

On assiste à une éclosion de contributions, venant des médecins, anatomistes ou philosophes, donnant un peu plus de grain à moudre aux Écoles en confrontation durant ce même XVIIe siècle : les *spermatistes* et les *ovulistes.* Le texte de Brunet se présente comme une contribution dont le caractère polémique potentiel ou avéré ne doit pas échapper au lecteur ; il s'agit, dixit l'auteur, de constater à quel point, dans ces deux hypothèses – spermatiste et ovuliste – qui divisent toute l'École, on néglige de rechercher les causes de ce que la Physique a de plus essentiel et de plus beau à découvrir : la première origine de tout ce qu'il y a sur terre ; en effet, « tous les animaux se forment mécaniquement à mesure qu'ils sont prêts de paraître ; que les commencements n'en font presque rien, et que toutes les augmentations s'y font dans la suite par des lois encore plus indispensables et plus faciles à accorder »[69]. Le raisonnement de l'auteur insiste sur le développement et tend à relativiser voire à négliger l'ensemble des conjectures sur la cause et sur les origines : en ce sens, le mouvement est tout, la cause n'est rien... Raison est rendue, ici, à une association entre un *créationnisme* doctrinaire et un *préformisme* traditionnellement retenu ; en poussant le raisonnement dans ses limites extrêmes : si chaque être est tout entier formé dans l'embryon, à la limite, peu importe qui le porte (mâle ou femelle) ?... Il reste un point d'importance ici : l'impact de l'imagination et des sentiments sur la génération.

d. La part du moral, la part de la morale

Il reste donc à examiner la part du *moral*, non réellement dissociable de celle de la morale, et son impact sur le physique dans le déclechement de cette embryogénse hors norme.

---

66 *Le rêve de d'Alembert*, *Œuvres philosophiques*, Paul Vernière, Paris, Bordas, 1990, p. 266.
67 C'est la théorie de la préexistence, de la préformation et de l'emboîtement des germes, à laquelle Diderot substitue l'épigénèse.
68 Diderot, *Ibid.*
69 Brunet, op. cité.

> Cette semence pourra donc acquérir dans les embrassements, ou même dans un rêve amoureux, un degré de fermentation, qui la rendra prolifique sans sortir de ses réservoirs ou du testicule. L'on ne doit pas recevoir ceci encore comme une simple conjecture, si les relations qui nous ont été faites d'une nouvelle aventure sont fidèles. L'on en raconte diversement les circonstances ; tous conviennent néanmoins des points principaux, et voilà ce que j'en ai recueilli de plus suivi.[70]

Se pose avec force la question de l'impact des affections, des passions ou encore de l'imagination sur le physique, exprimée par une littérature philosophico-médicale conséquente à travers nombre de *Traités des passions*… Il est reconnu que toutes les passions, parmi elles les plus vives et les plus basses, peuvent causer des accidents et qu'il s'impose, comme le note par exemple le *Dictionnaire de santé* de l'abbé Chomel, de les « dompter »[71]. On sait à quel point les embrasements de l'imagination sont montrés du doigt quand il s'agit de prévenir les débordements de la chair ; le corps semble se venger dans l'exemple de ce pauvre abbé ; toute une série de développements peuvent être occasionnés sur les vengeances du corps : n'aurait-on pas affaire à une histoire de psychosomatisation avant la lettre dans ce récit ? Le caractère remarquable de ce cas – ce qui ne saurait échapper aux lecteurs – réside évidemment dans le choix des deux protagonistes : un abbé et une dévôte, « le galant théologien et la belle illuminée ». Le récit n'hésite pas à les dépeindre sous des traits un tantinet outranciers (« ces deux personnes, *mutuellement chéries mettant déjà le quiétisme en pratique* »), penchant parfois du côté de la verve rabelaisienne, et dont un certain Georges Brassens aurait pu en faire une chanson. Le ton utilisé par l'auteur dans cette partie du texte et le choix des personnages posent aussi la question du degré de liberté et d'insolence que peut se permettre une gazette ou un recueil médical à la fin du XVIIe siècle. Jusqu'à quel point évaluer, aussi, le degré de sérieux, et le crédit que l'auteur accorde à ce qu'il écrit lui-même ? Un autre récit, extrait du même article du *Progrès de la Médecine*, pousse le récit, au-delà de la fable, à une forme de carricature :

> En 1330, un homme d'un village d'auprès de Dixmude en Flandre, voyant sa femme fort embarrassée dans les travaux d'un accouchement, se moquait de

---

[70] *Ibid.*

[71] « toutes les passions déréglées sont très dangereuses, c'est pourquoi l'on tâchera de les dompter par la considération des accidents qu'elles peuvent causer », *Dictionnaire œconomique contenant divers moyens d'augmenter son bien et de conserver sa santé par M. Noël Chomel,... 3ème édition, revûë, corrigée et augmentée d'un très grand nombre de nouvelles découvertes et secrets utiles à tout le monde*, Paris, E. Ganeau, 1732, p. 44.

> ses douleurs, et imitait par dérision ses grimaces et ses postures gênantes : mais après avoir insulté à la misère de cette pauvre souffrante, il sentit à la cuisse droite une émotion qui y causa une tumeur très douloureuse qui se grossit durant neuf mois, au bout desquels on en tira un enfant vivant, qui porta le nom de son père, *Louis Roessel.* Apparemment que la semence, dont une partie est toujours reprise par les veines pour circuler dans tout le corps, aura trouvé dans la partie de ce membre, irritée par l'effet de l'imitation, plus de disposition à fermenter. Quoiqu'il en soit, le bruit inouï de cette naissance se répandit partout, et se confirma assez, pour obliger nos Docteurs de s'assembler, afin de décider si un enfant venu par une voie si extraordinaire, était compris dans la Loi d'Adam, qui nous soumet au péché originel. Quelques-uns crurent qu'il suffisait d'être sorti de la substance d'un homme pour participer à la corruption de la masse : mais les autres jugèrent qu'un enfant qui ne tirait point son origine d'une copulation charnelle, devait être innocent et sans péché.

Alors, la grossesse masculine est-elle l'avenir de la grossesse féminine ? *Le progrès de la Médecine* au XVIIe siècle est-il l'avant-garde innocente des propos de Henri Atlan sur l'utérus artificiel ? Pas exactement, si l'on en lit la conclusion du deuxième exemple : « Mais avec quelque soin qu'on traitât les hommes dans leur grossesse, cet état serait toujours beaucoup plus incommode qu'aux femmes ; elles sont par la disposition de leurs organes, et par leurs affections, toutes propres à concevoir et à former ce qui est du corps, et nous ce qui appartient à l'esprit ». Dieu merci, L'honneur, la morale et la nature sont sauvés !

&

3. Les discours de la régénération et leur influence sur l'anthropologie médicale

α. Nul ne sait ce que peut un corps

Le terme de *régénération* désigne, en biologie, l'aptitude de corps ou d'organismes à reconstituer des parties perdues, décrivant une aptitude remarquable à l'adaptation aux agressions de l'environnement. Elle est également considérée par les biologistes comme une aptitude à la reprogrammation du développement chez l'adulte, capable dans les meilleurs cas de générer une embryogénèse somatique quasi complète, assurant la reproduction uniparentale de l'espèce à partir d'un fragment de l'ascendant. Elle exprimerait, dans ce cas, la mémoire des temps reculés qui ne connaissaient pas le sexe comme moteur incontournable de la reproduction à deux. Elle opèrerait ainsi comme une sorte d'*arkhè*, au sens de fondement du vivant, de ses modes de reproduction, développement et réparation. Au-delà de la biologie et des sciences, un champ de définitions et de significations beaucoup plus large suggère des mondes imaginaires ou improbables : ceux de la mythologie la plus ancienne, ceux qui sont habités par de multiples prodiges qu'on a décelés ou cru déceler dans la nature au fil des siècles… Commençons par le constat suivant : la difficulté à départager, dans l'histoire des résurgences de la thématique de la *régénération* – et elles sont quelques-unes – le *mythe* et la *science*. Le *mythe*, en un sens général de ce qui se dit, se raconte, s'édifie et remplit une fonction d'explication, et la *science*, là aussi en un sens général, comme ensemble de connaissances fondées sur des observations, des expériences, propose une approche systématique des faits étudiés.

Lorsque un certain philosophe nommé Spinoza écrit dans son ouvrage *l'Ethique*, paru pour la première fois en 1677, « Personne, il est vrai, n'a jusqu'à présent déterminé ce que peut le corps »[72], il est sans doute assez loin de son esprit de conjecturer sur les capacités régénératives de certaines espèces animales, capacités découvertes environ un siècle plus tard. Il est encore plus loin des hypothèses et des conjectures que nous voyons se formuler aujourd'hui, à partir des observations portant sur l'infiniment petit, car c'est bien dans l'infiniment petit de la matière vivante elle-même que la biologie contemporaine connaît d'intenses expériences avec des enjeux très conséquents. Cet infiniment petit nous fait entrer dans tous les pores des cellules du vivant. Si la biologie cellulaire est une science reconnue depuis déjà longtemps, l'événement récent réside dans l'aptitude propre à certaines cellules à se régénérer : les *cellules souches*.

D'abord, qu'appelle-t-on « cellule souche » ? Ce sont des cellules qui possèdent, comme propriété fondamentale, celle de l'autorenouvellement, à l'exemple des cellules souches hématopoïétiques de la moelle osseuse et du sang placentaire ; c'est le mécanisme de division cellulaire qui exprime le début d'un processus de différenciation et de spécialisation, par exemple en cellule du sang. Les cellules souches constituent une famille assez complexe : cellules *totipotentes*, aptes à produire des cellules de types très différents, cellules *pluripotentes*, plus spécialisées, cellules *multipotentes*, encore plus spécialisées. Plus on revient à des cellules premières, plus apparaît étendu le champ de leur manipulation :

> Seuls la cellule-œuf et les premiers blastomères sont des cellules souches totipotentes ; les cellules souches embryonnaires sont multipotentes et peuvent être à l'origine de tous les tissus d'un organisme, y compris la lignée germinale ; les cellules souches adultes, préposées aux mécanismes fondamentaux de régénération tout au long de la vie, sont généralement pluripotentes, parfois unipotentes. Pour l'essentiel, que ces dernières soient à

---

[72] *Éthique*, trad. Charles Appuhn, Paris, Garnier, 1929, IIIème partie. De l'origine et de la nature des affections, Prop. II, scolie.

l'origine d'un seul type ou de plusieurs types de cellules, les cellules souches adultes appartiennent chacune à l'organe dont elles assurent la régénération.[73]

Plus on remonte aux cellules premières de l'organisme, plus le champ d'intervention et de modification s'avère étendu. Le développement cellulaire se lit lui-même comme un processus inexorable de spécialisations. En ce sens, « fabriquer » un embryon, « faire » du vivant, c'est se spécialiser en produisant d'incessantes divisions, en provoquant autant de différenciations. Génétique et biologie cellulaire sont conduites à remonter les chaînes du mécanisme de la vie : programmation génétique, développement cellulaire, avec comme finalité, non la seule, la possibilité du retour et de la réparation. Rajoutons encore que les recherches actuelles, portent sur des cellules souches embryonnaires (cellules CESh) et des cellules modifiées, en quelque sorte reprogrammées (cellules IP). Jusqu'à quel point ces cellules sont-elles capables de régénérer un organisme, un tissu ? Quelles espérances sont permises ?

On entend régulièrement parler – ce dont la presse scientifique à grande diffusion se fait l'écho – de réparer le cœur, d'en finir avec les cancers ou de réunir les conditions d'une jeunesse quasi éternelle... Autant d'articles sensationnalistes qui nous ramènent quotidiennement vers cette autre réalité, celle de l'impatience humaine, celle du désir de faire, d'utiliser et d'exploiter trop souvent avant de comprendre et d'anticiper. Il n'y a qu'à lire les impressionnantes liste de titres sur les cellules souches proposées par les moteurs de recherche sur internet pour en saisir cette dimension. Ces titres agitent fréquemment le spectre de la vie éternelle : « les cellules souches porteuses d'immortalité », ou, « le gène de l'immortalité des cellules souches identifié », ou bien encore, « La course vers l'immortalité » ; pourtant, l'immortalité ne supposerait-elle pas que l'on a tout son temps ?

En amont de cet événement dont la portée et la progression ne sont, pour le moment, que partiellement et prudemment envisagées dans les milieux scientifiques les plus avisés, une impressionnante histoire de la régénération de la matière vivante mérite d'être connue, à la lumière des débats contemporains animant une biologie en pleine régénération elle-même.

L'idée de régénération suggère la capacité propre à un être de reprendre vie à partir de quelque funeste accident. Idée, image ou encore mythe avant d'être objet d'observation et de spéculation scientifique, la régénération connaît une histoire aussi longue que tortueuse. Le Phénix ne cesse de renaître de ses cendres, ne serait-ce que pour alimenter le lexique métaphorique d'autant de discours. La frontière entre *mythe* et *science* attise

[73] Axel Kahn, Fabrice Papillon, *Le secret de la salamandre, La médecine en quête d'immortalité*, Nil éditions, Paris, 2005., p. 219-220.

l'ambiguïté, quand le récit du mythe entre en forte résonance avec l'observation d'un fait scientifique : ce qui ne signifie aucunement que le premier serait le précurseur du second. Souvenons-nous du sort cruel de Prométhée qui est condamné à voir son foie éternellement dévoré par les oiseaux, comme si cet organe possédait – qualité biologique effectivement existante – une aptitude à la régénération… Le foie, dans l'Antiquité, est perçu comme l'un des organes majeurs de la vie. Il serait le mieux placé pour assurer une fonction régénératrice. Pour que Prométhée connaisse un supplice éternel, seul son foie peut en assurer l'exécution. C'est ainsi qu'il devient la nourriture de ces oiseaux, pour le malheur éternel de celui qui a voulu sauver les hommes. Ce mythe n'a pas lieu de faire sourire les médecins qui ont appris, depuis, la capacité régénératrice de cet organe. Les manuels contemporains destinés aux étudiants en première et deuxième années de médecine intègrent cette dimension comme une donnée de l'histologie confirmée par plusieurs expériences importantes. Ainsi, les rats ont fait l'objet d'hépatectomies (ablation du foie) de soixante-dix pour cent de leur masse hépatique ; une récupération intégrale en sept à dix jours a été observée. Les expériences répétées ont donc montré une fantastique capacité de régénération du foie. Cette régénération exprime une propriété de cet organe à s'adapter à son environnement, conclusion qui a ouvert des possibilités thérapeutiques expérimentales significatives : le foie d'un gros chien transplanté chez un petit chien diminue de taille pour se conformer à son nouvel environnement. En revenant à l'univers des mythes, ne peut-on pas dire de l'éternel retour qu'il est susceptible de se lire comme une philosophie de la régénération, comme un mode d'être ? Les religions ont très tôt compris le parti à tirer de cette aptitude à renaître : la résurrection allie en une même signification aptitudes à la régénération et à l'éternité. Régénération, résurrection, palingénésie[74] maintiennent vaillante l'opiniâtre flamme de ce désir d'immortalité, désir, rappelons-le, que le sage Épicure caractérisait comme un désir vain et dangereux.

Mais, au-delà des mythologies et des religions, il y une histoire scientifique de la régénération, relevant autant des sciences du vivant que de celles de l'Homme. C'est précisément ce moment qui fera, ici, l'objet d'un arrêt sur image, dans la mesure où cette histoire de la régénération nourrit les trois domaines suivants : la *physiologie*, la *chirurgie* et l'*anthropologie*.

---

[74] « Mot grec qui signifie nouvelle naissance, et qui pourrait être rendu par le mot français de *Renaissance*. Quelques auteurs modernes, plus alchimistes que physiciens, ont soutenu qu'en échauffant un peu les cendres d'une plante ou d'un animal selon certaines règles, ces cendres devaient s'élever en fumée, et représenter ainsi la figure et la couleur de la plante ou de l'animal. C'est cette sorte de résurrection ou de nouvelle naissance qui a reçu le nom de palingénésie... », Charles Bonnet, *La palingénésie philosophique ou Idées sur l'état passé et sur l'état futur des êtres vivants*, Amsterdam, 1769.

β. La découverte des polypes : de nouveaux horizons pour la physiologie

L'idée de régénération dans le domaine de la *physiologie* – êtres vivants, matière, sensibilité – prend corps au XVIIIe siècle, avec deux naturalistes importants : le premier, un suisse du nom de Abraham Tremblay (1710-1784) découvre de curieuses créatures mi-animales mi-végétales, le second, René Antoine Ferchaut de Réaumur (1683-1757), les fait entrer dans la nomenclature zoologique, en leur conférant le nom de *polype* (*poulpe* : plusieurs bras). Pour en arriver à la reconnaissance de ces curiosités d'eau douce, et conclure de leur nature animale plutôt que végétale, il a fallu bousculer l'ordre des distinctions au sein de la nature : les plantes n'auraient pas le monopole de la régénération, certains animaux pourraient, en quelque sorte, bouturer… Et si les bras de ces « poulpes » se reconstituent, ne pourrait-il en être de même pour d'autres créatures dont l'existence est alors ignorée ? Un formidable engouement, une authentique curiosité s'expriment alors : jusqu'où les êtres sont-ils capables de régénération ? Jusqu'où la matière vivante, que l'on décomposait en fibres, en tissus, qu'on était encore loin de penser en termes de cellules, est susceptible d'autonomie ? Enfin, jusqu'où les frontières entre les différents règnes de la nature peuvent-elles être bousculées ? « Deux découvertes rendront principalement notre siècle mémorable dans les siècles à venir : l'électricité et les polypes d'eau douce », constate Claude Le Cat en 1750 à l'Académie Royale des Sciences de Rouen.[75]

C'est au donc début des années 1740 que le naturaliste suisse Abraham Tremblay découvre de curieux animaux qui vont révéler une espèce et un aspect du monde animal jusque-là ignoré. Ces curiosités de la nature – les polypes – sont comme fondues dans le décor constitué de plantes discrètes et d'insectes plus ou moins camouflés dans le décor végétal, autant de choses que l'œil attiré vers des phénomènes de plus grande envergure dédaigne. L'idée que c'est dans l'infiniment petit que les mystères de la vie trouvent leur explication fait son chemin grâce, notamment, au perfectionnement des microscopes depuis Leeuwenhoek[76].

---

[75] Claude Le Cat, *Dissertation sur les polypes d'eau douce, prononcée dans l'une des séances de l'Académie Royale des Sciences de Rouen*, dans *Le Nouveau Magasin Français ou Bibliothèque instructive et amusante*, éd. Londres 1750-1752, janvier 1750, p. 7.

[76] Antoni van Leeuwenhoek (1632-1723) ; naturaliste néerlandais ; il lui est attribué, un peu rapidement, la découverte des spermataozoïdes ; néanmoins le naturaliste a eu l'intuition de voir dans les animalcules observées les prémisses du développement de la vie au sein des corps organisés ; il s'est égalment intéressé à la circulation du sang.

Tremblay manifeste, pour ainsi dire, une curiosité d'abord mathématique pour l'infiniment petit, en commençant par soutenir une thèse sur le calcul infinitésimal, avant d'entamer une longue histoire avec ces espèces dont il ne peut encore s'assurer de leur nature : végétale ou animale. À l'unisson des scientifiques de son époque, Tremblay pense que si la faculté de se mouvoir spontanément est l'un des caractères distinctifs de l'animal, la propriété de se reproduire par bouture est particulière aux végétaux ; il suppose donc que si ces petits êtres se meuvent spontanément, c'est qu'ils sont des animaux et que, par conséquent, ils cesseraient de vivre si on les coupait.

Indiscutablement, ces êtres sont doués de mobilité. Or, le mouvement est bien l'un des attributs qui déterminent la notion même d'animal. Voltaire, se moque des conclusions de Tremblay et de Réaumur et, en une gestuelle qui lui est coutumière, persiffle, à l'image de ce qu'il écrit dans son *Dictionnaire philosophique* : « Nous pensons que pour être réputé animal il faut être doué de la sensation. Que l'on commence donc par nous faire voir que ces polypes d'eau douce ont du sentiment, afin que nous leur donnions parmi nous droit de bourgeoisie »[77]. Voltaire, avec ceux qui ont du mal à prendre au sérieux ces découvertes et les hypothèses de leurs auteurs, oppose le fait que nombre de plantes sont régulièrement mues par des causes qui leur restent extérieures et qu'on pourrait se plaire à penser qu'une île peut alors être considérée comme un animal si elle est amenée à dériver de quelques mètres. Si le mouvement, comme l'énonce Diderot dans l'article ANIMAL de l'*Encyclopédie*, constitue bien un attribut distinctif entre mondes végétal et animal, une observation aussi conséquente que minutieuse demande de nuancer une telle assertion et de faire de cette distinction seulement un caractère parmi d'autres :

> La différence la plus apparente entre les animaux et les végétaux, paraît être cette faculté de se mouvoir et de changer de lieu dont les animaux sont doués, et qui n'est pas donnée aux végétaux. Il est vrai que nous ne connaissons aucun végétal qui ait le mouvement progressif : mais nous voyons plusieurs espèces d'animaux, comme les huîtres, les galle-insectes, etc. auxquelles ce mouvement paraît avoir été refusé. Cette différence n'est donc pas générale et nécessaire.[78]

Lorsque Tremblay découpe dans tous les sens possibles ces êtres encore sans nom, il constate leur formidable capacité de régénération. Peut-on parler d'animaux qui prospèreraient par boutures ? Cette question, il la pose au célèbre Réaumur, avec lequel il établit une correspondance qui embrasse une période de dix-sept ans (1740-1757) et consiste en un échange de près de deux cents lettres entre les deux savants. Ayant envoyé des

[77] *Dictionnaire philosophique*, édition de 1765, 1e édition, 1764, article « Polype ».
[78] Vol. I, p. 471.

spécimens à Réaumur, ce dernier, après avoir procédé aux mêmes expériences, lui répond le 25 mars 1741 : « Ce sont certainement des animaux. Je leur ai même déjà donné un nom sous votre bon plaisir, celui de *polipes*, et en attendant que vous l'ayez agréé, ou rejeté, je ne laisserai pas de m'en servir pour épargner la longue phrase [*corps organisés des plantes*] que vous et moi avons employée jusqu'ici pour les désigner ». Ces êtres hybrides ont désormais un nom et une identité. Il reste à déchiffrer l'énigme de leur développement. S'ils se régénèrent, y a-t-il d'autres espèces susceptibles d'une performance analogue ? « Si le développement des corps organisés ou leur simple accroissement ne peut être que l'effet de la plus belle mécanique, constate le naturaliste genevois Charles Bonnet, cousin d'Abraham Tremblay, combien cette mécanique doit-elle être plus belle encore, lorsqu'elle n'est point bornée à procurer simplement l'extension graduelle des parties en tout genre, et qu'elle s'élève jusqu'à procurer la régénération complète d'un membre, ou d'un organe, et même l'entière réintégration de l'animal ! »[79]. L'abbé Spallanzani, dans son *Prodrome*[80], publié en 1768, décrit la régénération des cornes et de la tête toute entière du limaçon. De même évoque-t-il celle de la salamandre aquatique, régénération plus fascinante encore puisqu'il s'agit d'un quadrupède, avec des os et un système sanguin. L'*Encyclopédie* de Diderot et d'Alembert, ne boudant nullement la modernité résultant des dernières découvertes dans les sciences, profite de la publication d'observations de plusieurs de ces créatures et restitue elle-même une description conséquente de la reproduction de la patte de l'écrevisse…

χ. Régénération, génération et matière vivante

De telles découvertes et observations alimentent les questions, parmi d'autres qu'il serait trop long d'évoquer ici, de la *génération*, de la *nature vivante de la matière* et des *conséquences concernant la nature biologique*

---

79 Maurice Tremblay, *La découverte des polypes d'eau douce*, d'après la correspondance inédite de Réaumur et d'Abraham Tremblay, Genève, 1902.

80 *Prodrome* : Ici, au sens de préface, d'avant-texte ; Lazzaro Spallanzani (1729-1799), auteur, notamment, des ouvrages qui sont autant de contributions importantes aux recherches de l'époque sur les micro-mondes : *Expériences pour servir à l'histoire de la génération des animaux et des plantes, par M. l'abbé Spallanzani, avec une ébauche de l'histoire des êtres organisés avant leur fécondation,* trad. de J. Senebier, Genève, B. Chirol, 1785, *Nouvelles recherches sur les découvertes microscopiques et la génération des corps organisés, ouvrage traduit de l'italien de M. l'abbé Spalanzani par M. l'abbé Regley, avec des Notes, des Recherches physiques et métaphysiques sur la nature et la religion, et une nouvelle théorie de la terre, par M. de Needham,* Paris, Lacombe, 1769.

de l'homme[81]. C'est sous une forme résumée qu'elles seront restituées ici, d'autant que ce n'est que de manière indirecte, que les observations de régénération des polypes d'eau douce renvoient aux débats académiques sur les mécanismes de la génération ou sur la nature de la matière.

Pourquoi la *régénération* questionne-t-elle la *génération* ? Au XVIIIe siècle, la question de la répartition des rôles entre mâle et femelle, du développement de l'œuf et des modalités précises à partir desquelles un être vivant se constitue est encore loin d'être tranchée. Le débat oppose ainsi *épigénétistes* – qui énoncent que le vivant se développe par un processus d'adjonction des parties qui le constituent – et *préformistes* – qui pensent que le premier germe contient déjà l'être tout entier (ce qui renvoie à la théorie de l'emboîtement des germes). Charles Bonnet utilise la découverte des polypes pour argumenter en faveur du préformisme. Il existerait des germes minuscules qui, en quelque sorte, contiendraient l'animal en tout petit. Il ne manquera pas d'être réfuté. Notons que ce sont souvent les exceptions à une règle prétendument établie qui viennent relancer des questions fondamentales : les prodiges, merveilles et curiosités de la nature surgissent pour interroger la norme. Monstres, grossesses extraordinaires et polypes susceptibles de régénération spontanée contribuent ainsi à remettre plus ou moins brutalement en cause les représentations traditionnelles du vivant et des mécanismes de la vie. Comme le monstrueux, l'expression choisie par Canguilhem d'un « merveilleux à rebours »[82] peut aussi être attribuée à nos polypes.

Autre interrogation soulevée à l'occasion de ces découvertes : à partir de quel stade une matière est-elle dite vivante ? Plusieurs doctrines, dont la doctrine vitaliste, s'attachent à expliquer, au XVIIIe siècle, que le corps n'est pas seulement une machine, comme se plaisaient à le dire philosophes et médecins du siècle précédent (exemple des philosophes mécanistes à l'instar de Descartes), et que le mouvement et l'animation se distribuent dans les différentes parties du corps à partir d'un principe vital. Sensibilité et irritabilité, formulées par Glisson[83] auparavant, puis sans cesse reprises, travaillées, amendées par Stahl[84] (animisme), Haller[85], ou encore l'École

---

[81] Ces idées ont été développées dans un ouvrage que j'ai publié : *Philosophie de la régénération : médecine, biologie, mythologies*, L'Harmattan, coll. Hippocrate et Platon. Études d'histoire de la médecine, Paris, 2009.

[82] « Le monstrueux est du merveilleux à rebours, mais c'est du merveilleux malgré tout », Georges Canguilhem, La monstruosité et le monstrueux, dans *La connaissance de la vie*, Paris, Vrin, 1992, p. 173.

[83] Francis Glisson (1599-1677), auteur, notamment, d'une *Anatomia hepatis cui praemittuntur quidam ad rem anatomicam universae spectantia*, 1654.

[84] Ernst Georg Stahl (1659-1734), médecin et chimiste allemand, auteur d'une *Theoria medica vera, physiologiam et pathologiam, tanquam doctrinae medicae partes vere contemplativas, e naturae et artis veris fundamentis... sistens, Halae, literis Orphanotrophei*, 1708.

vitaliste de Montpellier, sont deux notions qui vont alors contribuer à déterminer les différents degrés du vivant dans la matière : réactivité, mobilité, etc. Ce qui peut être retenu de ces brèves évocations, c'est que les polypes, dans la mesure où ils expriment la possibilité d'une régénération partielle ou entière d'êtres vivants, à partir de la nature de leur matière, rencontrent un public ouvert à une telle éventualité. En effet, la matière change de nature au fur et à mesure des investigations et hypothèses scientifiques de toute cette période ; à partir du moment où la matière même des êtres vivants n'est plus un bloc inerte, mû de manière strictement mécanique par quelque force motrice extérieure, l'idée qu'elle soit capable de se déployer par elle-même n'est plus absolument choquante. Tout cela, à condition que l'on en reste à des êtres de petite taille, loin de ressembler, de près ou de loin, à l'homme. Même si un certain Diderot se plaît à faire imaginer aux protagonistes du *Rêve de D'Alembert* l'existence de polypes humains sur Saturne :

> MADEMOISELLE DE LESPINASSE. — Il a continué : " Eh bien ! Philosophe, vous concevez donc des polypes de toute espèce, même des polypes humains ?... Mais la nature ne nous en offre point. "
> BORDEU. — Il n'avait pas connaissance de ces deux filles qui se tenaient par la tête, les épaules, le dos, les fesses et les cuisses, qui ont vécu ainsi accolées jusqu'à l'âge de vingt-deux ans, et qui sont mortes à quelques minutes l'une de l'autre[1]. Ensuite il a dit ?...
> MADEMOISELLE DE LESPINASSE. — Des folies qui ne s'entendent qu'aux Petites-Maisons. Il a dit : " Cela est passé ou cela viendra. Et puis qui sait l'état des choses dans les autres planètes ? "
> BORDEU. — Peut-être ne faut-il pas aller si loin.
> MADEMOISELLE DE LESPINASSE. — " Dans Jupiter ou dans Saturne des polypes humains ! Les mâles se résolvant en mâles, les femelles en femelles, cela est plaisant.[86]

Pourtant, l'interrogation est bien présente, traversant l'esprit de curiosité de nos chercheurs de cette seconde moitié de XVIIIe siècle : si les polypes sont animés, peuvent-ils nous apprendre quelque chose sur le compte d'un être d'une complexité autrement vertigineuse, l'homme ? Car derrière toutes ces expériences plane, comme une interrogation lancinante, l'ombre de de l'homme et de sa perfectibilité biologique... Or, nul ne se risquera à énoncer que l'on peut couper un bras et voir ce dernier repousser,

---

[85] Albrecht von Haller (1708-1777), brillante et incontournable figure des Lumières scientifiques, influent dans l'élaboration de l'*Encyclopédie* de Diderot et d'Alembert, auteur, notamment, *d'Éléments de physiologie, ou Traité de la structure et des usages des différentes parties du corps humain*, traduit par Pierre Tarin en1752, de *Mémoires sur la nature sensible et irritable des parties du corps animal*, traduit par Samuel Auguste André David Tissot en 1756.
[86] Vernière, p. 296.

sauf, peut-être, dans les comptes-rendus fantaisistes que des gazettes ne manquent jamais de rapporter[87].

δ. La régénération : une question pour les chirurgiens

Si la découverte des polypes n'offre aucun débouché thérapeutique, il existe cependant une déclinaison *médicale* et *chirurgicale* du terme *régénération.* L'*Encyclopédie* de Diderot et d'Alembert en parle comme d'un « *terme de Chirurgie,* fort usité dans les traités des plaies et des ulcères, pour exprimer la réparation de la substance perdue »[88]. Ici, il s'agit en fait de cicatrisation, un phénomène connu et exploité depuis déjà longtemps. Peut-on faire du processus de cicatrisation (déjà décrit de manière méticuleuse par Ambroise Paré au XVIe siècle), un phénomène analogue à celui de la régénération ? Les savants se disputent les arguments. Des chirurgiens qui sont connus pour avoir fait leurs preuves du point de vue de la connaissance anatomique et physiologique du corps humain, tels que Fabre et Louis (auteur de l'article REGENERATION de l'*Encyclopédie* de Diderot et d'Alembert), contribuent, au XVIIIe siècle, à nourrir de manière approfondie les *Mémoires de l'Académie Royale de Chirurgie*, en distinguant nettement cicatrisation et régénération. Ils s'opposent à d'éminents collègues chirurgiens, à l'exemple de Croissant de Garengeot qui, au début du XVIIIe siècle, prend le modèle des plantes dont les extrémités coupées connaissent une renaissance, observation qui offre nombre d'expériences connues, comme celle du bouturage. Ce type d'analogie est explicitement critiquée par Louis, qui constate que l'« On s'est cependant servi de l'exemple des végétaux, pour expliquer comment il se fait dans le tissu de nos parties, un développement et une extension de vaisseaux, capable de remplir le vide des plaie, et pour réparer les pertes de substance : mais il aurait fallu s'assurer du fait, avant que d'en chercher l'explication »[89].

On observe donc que la matière vivante – ce qui est constitué , à cette époque, des fibres et des tissus muqueux – se montre capable de reconstitution partielle (phénomène de cicatrisation), de régénération partielle ou totale chez certains animaux. Cependant, dès lors que trop de questions restent irrésolues, observations et conclusions n'apparaissent pas en mesure de fournir les clés de ce qui reste, à cette époque, l'énigme du vivant.

C'est ainsi que cette thématique encore nouvelle, au XVIIIe siècle, de la régénération, appuyée sur une série d'expériences et d'observations, en

---

[87] À l'exemple du texte précédent de la présente section : Merveilleux, prodiges et curiosités : illuminisme et lumières en médecine (XVIIe-XVIIIe siècles) : le cas d'une grossesse masculine.

[88] Vol. XIII, p. 912.

[89] Mémoire sur la consolidation des plaies avec perte de substance, dans *Mémoires de l'Académie Royale de Chirurgie*, 1768, vol. IV, p. 130.

physiologie surtout mais également en chirurgie, offre un horizon prometteur à la dynamique des conjectures. On repense alors à Diderot se plaisant à imaginer des polypes humains évoluant sur Jupiter ou sur Saturne. De l'homme au polype, on passerait de l'ordre de la *continuité* à celui de la *contiguïté*. Chez le premier, c'est l'unité qui fait l'animal à travers toutes les molécules qui le composent ou, pour reprendre une métaphore largement filée durant tout ce siècle, les abeilles qui constituent la grappe[90] organique de son être ; chez le dernier, c'est au contraire, l'éclatement occasionnant la bouturation qui apparaît vital, chaque abeille occasionne un nouvel essain ou, pour se rapprocher du végétal, une nouvelle grappe destinée à éclater elle-même en de nouveaux regroupements. Dans les deux cas, c'est toujours le vivant qui s'exprime en de multiples facettes qui ne cessent de surprendre l'observateur attentif et curieux de la nature. Qu'est-ce qui fait, alors, que l'on passe d'une facette à une autre ? Qu'est-ce qui fait, au fond, que l'on soit un animal développé sur le mode de la continuité ou bien sur celui de la contiguité ? Que l'on soit un être de nature polypeuse ou bien de nature animale distincte, unique, individuelle ? Émerge, sous forme de conjectures discrètement provoquantes aux yeux de bien des penseurs et savants de cette fin de XVIIIe siècle, une idée qui fera son chemin au sein de théories biologiques beaucoup plus contemporaines : la distinction originaire de ce que devient un être vivant ne tiendrait qu'à un fil, fil qui peut bouger en fonction des circonstances, des accidents, loin de toute prédétermination ou, plus encore, de prédestination : « Dérangez l'origine du faisceau, vous changez l'animal », constate l'un des protagonistes du *Rêve de D'Alembert*, le médecin Bordeu[91]....

---

[90] Le terme de grappe se trouve utilisé par l'auteur du *Rêve de d'Alembert*, et ne saurait relever d'une ignorance pour un philosophe aussi bien documenté sur les questions de botanique, de zoologie et de physiologie. La grappe est un terme qui s'applique au végétal (grappe de raisins) alors que l'essaim désigne le regroupement d'insectes et, surtout, d'abeilles. Mais lorsque le végétal rejoint si étroitement l'animal, avec le cas des polypes, la continuité de la grappe se fond avec la discontinuité de l'essaim comme pour ne faire plus qu'un. C'est de cette fantasmagorie propre aux jeux de la nature que naissent certaines conjectures, comme celles qui occupent la deuxième partie du célèbre dialogue de Diderot : Mlle de l'Espinasse, Bordeu et d'Alembert.

[91] « BORDEU. - Ce sont des gravures, les planches de M. Sulzer sur les insectes, d'après le système de Linnaeus. Je connaissais ce fait ; il est arrivé dans le canton de Zurich en Suisse, et il y a nombre d'exemples pareils. Dérangez l'origine du faisceau, vous changez l'animal ; il semble qu'il soit là tout entier, tantôt dominant les ramifications, tantôt dominé par elles.

MADEMOISELLE DE LESPINASSE. - Et l'animal est sous le despotisme ou sous l'anarchie.

BORDEU. - Sous le despotisme, fort bien dit. L'origine du faisceau commande et tout le reste obéit. L'animal est maître de soi, *mentis compos*.

En un mot, la découverte du potentiel régénérateur des tissus à partir de l'observation des polypes ne permet, au beau milieu du XVIIIᵉ siècle, aucun débouché thérapeutique ni même aucune hypothèse sérieuse dans ce domaine, mais étend sensiblement l'horizon du vivant, ses possibilités et ses modalités.

L'idée de régénération connaît également un succès qui ne se dément pas dans la médecine, quand il s'agit d'aller puiser dans le sang des moyens thérapeutiques tout azimut. Les thérapeutiques du sang, même après la découverte de William Harvey au début du XVIIᵉ siècle, continuent à être entées sur une compréhension cyclique et régénérationnelle. Loin d'être rejetée sans être pour autant unanimement appréciée, la pratique de la saignée fait l'objet de justifications reposant sur des arguments aussi bien physiologiques, thérapeutiques, *hygiéniques* que *politiques*.

ε. *Régénération citoyenne, régénération politique*

La fin du XVIIIᵉ siècle connaît un regain de la métaphore de la régénération pour invoquer un sang nouveau, frais, opposé à celui qui, putride et corrompu, étouffe la France de l'ancien régime : rien de tel, en effet, qu'un sang régénéré pour irriguer la fibre citoyenne et contribuer à forger une ère nouvelle. Le citoyen régénéré commence par cet acte vanté comme patriotique : la saignée… Médecins suisses et français, notamment, contribuent haut et fort à vanter les vertus de l'acte régénérateur. Tissot insiste sur une telle gestuelle dans son célèbre *Avis au peuple sur sa santé*, expliquant qu'une bonne partie des maladies du peuple se traitent par l'usage de la saignée. Cabanis, dans ses ouvrages d'anthropologie médicale, mène de front un discours sur l'exigence de régénération par un certain nombre d'actes médicaux simples des individus – actes qui incluent, bien entendu, la saignée –, et un discours portant sur le perfectionnement de la race humaine dans son ensemble, toujours avec ce spectre de l'Homme régénéré. Dans un article datant de 1820, Guersent donne seize raisons pour justifier l'usage de la saignée, fournissant par là-même un tableau efficace de cette pratique médicale, parcourant toute une gamme d'arguments, depuis la facilitation de la circulation sanguine jusqu'à l'apaisement des propriétés vitales en passant par les vertus curatives contre le cancer[92]. Mais la saignée aurait

---

MADEMOISELLE DE LESPINASSE. - Sous l'anarchie, où tous les filets du réseau sont soulevés contre leur chef et où il n'y a plus d'autorité suprême.
BORDEU. - À merveille. Dans les grands accès de passion, dans le délire, dans les périls imminents, si le maître porte toutes les forces de ses sujets vers un point, l'animal le plus faible montre une force incroyable », Vernière, p. 346.

[92] Voici les seize raisons données par Guersent : 1. facilite les mouvements des artères et du cœur, dont les contractions sont plus souples ; 2. facilite l'absorption ; 3. favorise alors la nutrition : la saignée fait grossir ; 4. ralentit le pouls, qui devient moins dur ; 5. rend les inspirations plus rares et plus profondes, facilite la

aussi des vertus morales et politiques. On sait à quel point le discours politique fait, depuis longtemps déjà (au moins depuis Aristote), usage de nombreuses et récurrentes références au corps pour penser l'État, les Lois, les institutions, les corps intermédiaires, la circulation économique.

L'exemple du sang régénéré apparaît particulièrement instructif, tel qu'il se trouve évoqué et invoqué pendant la Révolution française. Partisans de la monarchie déchue et partisans d'une république moderne usent de cette métaphore. Précisément, la métaphore de la France régénérée est filée tout au long du siècle suivant. L'usage de cette métaphore se retrouve dans la formulation de nombreux titres d'ouvrages, de gazettes, de pièces de théâtre, à partir, au moins, de 1789, et tout au long du siècle suivant[93]. Surtout, l'usage de cette métaphore est variable : les révolu-tionnaires évoquent la régénération de la France pour la sortir de l'état de putréfaction engendré par la monarchie, les nostalgiques ou soutiens de l'ancien régime voient dans la figure de Dieu et dans la personne du roi les seules clés possible de cette régénération de la France. Cette opposition récurrente tout au long de la fin du XVIIIe siècle, atteste d'une conscience assez générale de l'état de crise, d'affaiblissement auquel est arrivé le royaume : la putréfaction est assez unanimement ressentie. Le terrain de la presse et du livre devient un lieu privilégié pour un combat par régénérations interposées. Et, souvent, à la pointe de ces affrontements, se retrouvent ou des médecins ou des hommes forts d'une culture physiologique et médicale solide. Cabanis dresse une anthropologie de la régénération qui combine considérations physiques et physiologiques, et considérations morales et politiques ; c'est de la combinaison de ces deux ordres de considérations que peut naître l'homme nouveau, l'homme régénéré. Un passage particu-lièrement dense et intense

---

respiration ; 6. réagit, par l'impression sur la circulation et sur la respiration, sur tous les organes ; 7. fait baisser la chaleur de la peau ; 8. fait baisser la température dans tout le corps ; 9. provoque des vomissements et de la diarrhée, c'est-à-dire, une dérivation salutaire ; 10. favorise les excrétions, urines et sueurs ; 11. provoque une impression débilitante sur le cerveau et sur les organes des sens ; 12. prévient les maladies inflammatoires épidémiques ; 13. retarde les effets du cancer et de la tuberculose ; 14. fait baisser la fièvres dans les maladies inflammatoires et scrofuleuses[92] ; 15. atténue, voire supprime la douleur ; 16. affaiblit les solides et calme les propriétés vitales. On retrouve cette liste dans le livre de Chantal Beauchamp, *Le champ et l'imaginaire médical*, préface de Marc Ferro, Desclée de Brower, 2000.

[93] Voici un petit échantillon de titres comportant les termes « France régénérée » dont la parution est ou contemporaine ou juste postérieure à la Révolution française : *La France régénérée, et les traîtres punis*, 1789 ; *La France régénérée par la plus juste répartition de l'Impôt*, Paris : Bossange, 1789 ; *La France régénérée, ouvrage publié par numéros*, par M. Brun de La Combe, jusqu'en 1799 ; *La France régénérée, poëme civique en un chant*, par Alexandre-Louis Baudin, Cherbourg, impr. de P. Clamorgan, 1790.

de l'un de ses ouvrages majeurs, les *Rapports du physique et du moral de l'homme*, réunit par ce nœud si fécond de la régénération monde politique et monde naturel ; l'homme régénéré est devenu l'homme généreux par excellence :

> Il est temps, à cet égard comme à beaucoup d'autres, de suivre un système de vues plus digne d'une époque de régénération ; il est temps d'oser faire sur nous-mêmes ce que nous avons fait si heureusement sur plusieurs de nos compagnons d'existence, d'oser revoir et corriger l'œuvre de la nature. Entreprise hardie ! qui mérite véritablement tous nos soins, et que la nature semble nous avoir recommandé particulièrement à elle-même. Car n'est-ce pas d'elle, en effet, que nous avons reçu cette vive faculté de sympathie en vertu de laquelle rien d'humain ne nous demeure étranger ; qui nous transporte dans tous les climats où notre semblable peut vivre et sentir ; qui nous ramène au milieu des hommes et des actions des temps passés ; qui nous fait coexister fortement avec toutes les races à venir ? C'est ainsi qu'on pourrait, à la longue, et pour des collections d'hommes prises en masse, produire une espèce d'égalité de moyens qui n'est point dans l'organisation primitive, et qui, semblable à l'égalité des droits, serait alors une création des Lumières et de la raison perfectionnée.[94]

À l'opposé d'un auteur qui prône une instruction publique visant à remédier définitivement à la corruption et aux multiples visages qu'offre cet hydre funeste, à l'exemple de François Xavier Lanthenas[95], on a quelques années plus tard un autre auteur, Pierre Simon Ballanche. Disciple de Charles Bonnet, et s'inspirant des travaux de cet illustre naturaliste au sujet de la palingénésie et des mécanismes de régénération à l'échelle de la nature, Ballanche prône une palingénésie sociale, formule qui se rapporte, chez cet auteur, à un projet de restauration monarchiste… Là où Cabanis, Lanthenas et quelques autres figures d'une régénération politique placent l'homme au cœur de ce projet, l'homme citoyen, l'homme devenu responsable et imputable de ses agissements au sein d'un espace public organisé sous le sceau de l'universel, Ballanche place la société au cœur du principe de régénération, privilégiant ainsi l'espèce à l'individu. Une partie de la thèse de Ballanche (*Essais de palingénésie sociale*, 1827) réside dans le fait qu'il faut du temps à une société pour se régénérer, de la même manière qu'il faut – ce que ne démentira aucun naturaliste sérieux – beaucoup de temps à une espèce pour se régénérer, pour renouveler son existence en tant qu'espèce.

---

[94] *Rapports du physique et du moral de l'homme*, Sixième Mémoire. De l'influence des tempéraments sur la formation des idées et des affections morales, p. 481-482.

[95] François Xavier Lanthenas (1754-1799), médecin, législateur, auteur de plusieurs ouvrages dont *Bases fondamentales de l'instruction publique et de toute constitution libre ou Moyens de lier l'opinion publique, la morale, l'enseignement, l'instruction, les fêtes, la propagation des lumières, et le progrès de toutes les connaissances au gouvernement national républicain*, Paris, 20 mars 1793.

Ballanche reprend en l'infléchissant dans une direction nouvelle, la métaphore du corps politique, celle-là même que Rousseau avait largement exploitée, tant dans le *Contrat social*, que dans son article de l'*Encyclopédie* ÉCONOMIE POLITIQUE : la vie d'un organisme s'inscrit dans un temps déterminé, et cette notion de temps doit être intégrée quand on évoque la vie du corps politique, avec le souci de sa longévité. En usant de cette métaphore, Ballanche contribue – procédé qui est bien antérieur à cet auteur – à naturaliser le corps politique constitué par la monarchie. Celui-ci doit donc être envisagé comme étant un état naturel, qui respecte un temps déterminé, un peu à l'image des médecins hippocratiques qui énonçaient qu'il faut respecter le temps de la maladie pour favoriser celui de la guérison. Qu'est-ce que l'Histoire pour Ballanche ? Un processus évolutionniste, précisément au sens d'un déroulement de ce qui se trouvait déjà en germes. La position préformiste de Ballanche s'expose de manière assez systématique, en prenant comme référence valable pour l'ensemble de son ouvrage, la tragédie grecque, expression paradigmatique de l'enroulement. Rappelons que *enroulement* se comprend dans la signification du verbe latin *evolvere*, qui a donné *évolution* :

> Si l'analogie intime des divers ouvrages qui composent mon épopée cyclique m'a engagé à chercher un titre général, j'ai ensuite, par la même raison, été conduit à faire des prolégomènes, pour diriger le lecteur dans une route où ses propres pensées doivent servir de complément aux miennes, et j'oserai dire, de lumière pour les éclairer, pour leur donner de la vie et du relief. On le sait, un livre n'a de réalité qu'autant qu'il ne fait que dévoiler ce qui existe ; il n'a d'influence qu'à proportion qu'il développe dans chaque lecteur ce qui déjà est en lui plus ou moins obscurément ; tant il est vrai qu'un homme n'est rien par lui-même, qu'il n'est rien tout seul, qu'il n'est quelque chose que par les sympathies qui sont en lui, et par celles qu'il réveille dans les autres ! tant il est vrai enfin qu'il faut que l'homme consente à faire partie d'un tout, et que ce n'est qu'à ce prix qu'il peut entrer en pleine jouissance de son individualité morale ![96]

Toujours au sujet de cette idée d'*enroulement* en lien avec celle d'*évolution*, rappelons que *évolution*, avant une certaine année 1859 (parution de l'*Origine des espèces* de Charles Darwin) est un terme en quelque sorte réactionnaire, désignant la révélation de ce qui est déjà là...

L'idée d'un citoyen régénéré renvoie à l'éclosion d'une série de normes dont l'une des conséquences se trouve être un processus d'exclusion : l'homme *régénéré* contre l'homme *dégénéré*. Derrière l'usage métaphorique de l'idée de régénération en politique, de la fin du XVIIIe siècle jusqu'à celle du siècle suivant, seront véhiculés des discours contra-

---

[96] Pierre-Simon Ballanche (1776-1847), *Essais de palingénésie sociale*, Paris, Didot, 1827, préface, p. 10.

dictoires : émancipation du citoyen mais aussi éradication des mauvaises herbes. Un certain usage de la régénération des peuples fera école dans le champ des discours et des pratiques eugénistes : homme régénéré contre homme décadent, pureté contre impureté, sain contre malsain, profil normatif contre profil déviant, etc.

ϕ. Le spectre de l'eugénisme

Cette évocation conduit à considérer un autre versant de la régénération, qui trouve un terrain favorable pour s'étendre au XIXᵉ siècle : l'eugénisme. L'éugénisme est « la science de l'amélioration des lignées », selon Galton qui, en 1883, propose le néologisme *eugenics*. François Jacob définit l'eugénique comme « la science permettant d'améliorer l'espèce humaine en donnant aux meilleures « races », au meilleur sang une plus grande chance de l'emporter rapidement sur les moins bons »[97]. Si l'eugénisme désigne simplement et globalement une vision hiérarchisée des groupes humains réunis par clans, sociétés ou races, l'Antiquité est déjà imprégnée par un tel esprit. François Jacob note, dans le même ouvrage, que

> L'idée d'améliorer la reproduction humaine est une vieille histoire. Elle remonte à l'Antiquité. Platon voulait limiter les naissances chez les pauvres qu'il estimait peu intelligents. À Sparte, on précipitait du haut d'une falaise les nouveaux-nés qu'un comité de vieillards avaient jugés malformés. Il y avait encore, il n'y a pas si longtemps, des cultures, des États marqués par une forte prévention contre les naissances de filles et qui, à la naissance, se débarrassent des bébés filles, ou du moins d'une partie d'entre eux. Cette eugénique négative, par élimination, s'oppose à l'eugénique positive, par sélection, par effort pour avoir les enfants les plus satisfaisants possible.[98]

Si l'eugénisme désigne l'art, en imitant ce qui se pratique pour les animaux domestiques tels que les chevaux ou les vaches, d'accoupler des individus dont on juge les caractéristiques propres à faire des enfants beaux et surtout vigoureux, les théoriciens de la callipédie[99] à l'instar de Claude Quillet, auteur d'un poème intitulé *La callipédie ou l'art d'avoir de beaux enfants* à la fin du XVIIᵉ siècle, et de la mégalanthropogénésie, avec Louis

---

[97] François Jacob, *La souris, la mouche et l'homme*, éditions Odile Jacob, 1997, p. 183.

[98] *Ibid.*, p. 183. En effet, la politique de Sparte préconisait de jeter les nourrissons contrefaits dans un gouffre voisin du mont Taygète, afin de préserver la vigueur et la suprématie lacédémoniennes.

[99] Claude Quillet (1602-1661), *La callipédie ou l'art d'avoir de beaux enfants*, traduit du latin en 1665 ; à noter que dès sa parution, cette œuvre rencontra beaucoup de succès, et les éloges de ce livre ont prospéré jusqu'au XVIIIᵉ siècle ; aussi, sur cette notion, Jean-Louis Fischer, *L'art de faire de beaux enfants. Histoire de la callipédie*, Albin Michel, 2009.

Joseph Marie Robert auteur d'un *Essai de mégalanthropogénésie*[100] paru au tout début du XIXe siècle, sont déjà des partisans d'un eugénisme. Cependant, la question de l'eugénisme nécessite que lui soit consacrée, dans le cadre d'une étude sur les liens entre pensée eugénique et pensée médicale au travers de mouvements significatifs à l'échelle de l'Histoire, une étude à part entière.

Enfin, de telles évocations, entre régénérations biologique, médicale et représentations politique, économique et sociale de l'Homme, se rencontrent dans le creuset d'une notion qui n'échappe jamais à une multitude de conflits d'interprétation : celle d'*idéologie.* Peut-on éviter ce passage qui semble si évidemment se produire entre un usage scientifique et un usage idéologique d'un terme désignant un mouvement mettant en œuvre une force vitale inépuisée, inépuisable, et qui, décidément, ne cesse de fasciner les hommes, les observateurs comme les expérimentateurs ?

Sans se référer précisément à la thématique de la régénération, Canguilhem contribue indiscutablement, dans *Idéologie et rationalité dans les sciences de la vie,* à apporter un jugement aussi avisé que prudent sur les usages de « idéologie » et leurs abus. Qu'un travail scientifique exprimé sous la forme d'une découverte majeure engendre un mouvement intellectuel d'anticipation apparaît inévitable au regard de l'Histoire, celle des sciences comme l'Histoire en général. Mais l'anticipation, devenue précipitation, ne se fait-elle pas impasse ? Ici encore, un problème de frontière, de limite, se pose en termes épistémologiques comme politiques : comment déterminer avec précision la ligne de démarcation entre *idéologie* et *science* ? Ou encore, dans quelle mesure une science produit-elle une idéologie, qui ne soit pas une idéologie politique ? La première des prudences consiste, bien entendu, à cibler le sens de ce terme d'idéologie, quand on énonce qu'il existe, ou qu'il aurait existé un usage idéologique de l'idée de régénération. S'impose alors avec une pertinence et une force redoublées la démarche de Canguilhem cherchant à cibler la trajectoire d'un concept si chargé de sens et de contre-sens. Un retour s'avère nécessaire, non seulement aux idéologues, non seulement à Destutt de Tracy, mais à l'usage que Marx en a fait au XIXe siècle :

> La fortune, aujourd'hui, de la notion d'idéologie a des origines non douteuses. Elle tient à la vulgarisation de la pensée de Karl Marx. Idéologie est un concept épistémologique à fonction polémique, appliqué à ces systèmes de représentations qui s'expriment dans la langue de la politique, de la morale, de la religion et de la métaphysique. Ces langues se donnent pour l'expression de ce que sont les choses mêmes, alors qu'elles sont des moyens

---

[100] Louis Joseph Marie Robert (1771-1850), *Essai sur la mégalanthropogénésie, ou l'Art de faire des enfants d'esprit, qui deviennent des grands hommes ; suivi des traits physiognomoniques propres à les faire reconnaître, décrits par Lavater, et du meilleur mode de génération,...* par Robert le jeune, Paris, Debray, 1801.

de protection et de défense d'une situation, c'est-à-dire d'un système de rapports des hommes entre eux et des hommes aux choses.[101]

La place de cette notion d'idéologie est d'autant plus difficile à cerner de manière assurée qu'elle se situe à une intersection critique. Elle dessine d'improbables orientations, elle offre, en apparence, de séduisantes passerelles entre différents champs de la connaissance et de la pensée. Elle génère aussi d'incessantes confusions ou amplifie celles qui existent déjà. Il semble justement que cet ensemble de questions trouve sa place dans une étude des usages d'une idée conceptualisée par les sciences de la nature telle que celle de régénération. Ce qui ne saurait revenir à dire qu'il existe, pire encore, qu'il devrait exister une *idéologie de la régénération*, mais que cette notion, même ciblée dans le cadre du terrain des sciences du vivant, peut se voir remplir une certaine fonction idéologique, ou bien renforcer ce que serait une idéologie de la science.

Forçant toutes sortes de limites – entre règnes végétal et animal, entre réparation, cicatrisation et réincarnation, entre politique, idéologie et biologie, ou encore, entre puissance de la nature et pouvoir de l'Homme – la régénération interroge de manière exigeante autant que surprenante, dans l'Histoire comme dans une actualité très contemporaine l'état des corps. Ce bref coup d'œil sur les discussions animées qui marquent le XVIIIe siècle à propos des phénomènes de régénération peut-il nous apporter, ne serait-ce que de manière minimale, quelque enseignement destiné aux débats qui nous sont contemporains ? On retrouve sans doute cette habituelle tension entre précipitation, conjecture populaire et séduisante d'un côté, prudence, doute et précaution de l'autre. N'a-t-on pas cherché de manière abusive à surinterpréter les processus observés d'après les schèmes qui gouvernent notre entendement, d'après les idéaux qui façonnent notre âme ? Ainsi a-t-on voulu, de manière assez récurrente, rapprocher la régénération d'une aptitude à l'immortalité en forçant par l'interprétation les lois de la nature. Puisqu'il nous faut certainement rechercher une éthique pour faire face à de telles tensions, terminons par où l'on a commencé. Après avoir constaté l'étendue de l'ignorance humaine au sujet de ce que peut un corps, Spinoza précise sa pensée : « [c'est-à-dire] l'expérience n'a enseigné à personne jusqu'à présent ce que, par les seules lois de la Nature considérée en tant seulement que corporelle, le corps peut faire et ce qu'il ne peut pas faire à moins d'être déterminé par l'âme »[102].

---

[101] G. Canguilhem, *Idéologie et rationalité dans les sciences de la vie*, Vrin, 1988, 2ème éd. Revue et corrigée, Problèmes et controverses, I. Qu'est-ce qu'une idéologie scientifique ? II, p. 35.
[102] Spinoza, Op. cité en introduction.

&

Bibliographie de la section 3. Médecine et physiologie entre mythe et idéal

ARISTOTE, *De la génération des animaux*, texte établi et traduit par Pierre Louis, Les Belles Lettres, Paris, 1961

BALLANCHE, PIERRE-SIMON, *Essais de palingénésie sociale*, Paris, Didot, 1827

BARROUX, GILLES, *Philosophie de la régénération : médecine, biologie, mythologies*, L'Harmattan, coll. Hippocrate et Platon. Études de philosophie de la médecine, Paris, 2009

BEAUCHAMP, CHANTAL, *Le champ et l'imaginaire médical*, préface de Marc Ferro, Desclée de Brower, 2000

BOISSIER DE SAUVAGES, FRANÇOIS, *Dissertation sur la nature et la cause de la rage dans laquelle on recherche quels en peuvent être les préservatifs et les remèdes*, dans *Les chefs d'œuvres de M. de Sauvages ou recueils de dissertations qui ont remporté le prix dans différentes académies…* vol I., Lyon, 1770, première éd. 1748

BRUNET, M., *Le progrès de la Médecine contenant un recueil de tout ce qui s'observe de singulier par rapport à la théorie et à la pratique, avec un jugement sur toute sorte d'ouvrages de physique : et de nouvelles explications des principaux phénomènes de la Nature*, Paris, 1697

CABANIS, PIERRE-JEAN-GEORGES, *Rapports du physique et du moral de l'homme et Lettres sur les causes premières*, par P.-J.-G. Cabanis, avec une Table analytique par Destutt de Tracy. 8ème édition augmentée de notes et précédée d'une Notice historique et philosophique sur la vie, les travaux et les doctrines de Cabanis, par L. Peisse, Paris, J.-B. Baillière, 1844

CANGUILHEM, GEORGES, *Idéologie et rationalité dans les sciences de la vie*, Vrin, 1988, 2ème éd. revue et corrigée, Problèmes et controverses

CHIRAC, PIERRE, SILVA, JEAN-BAPTISTE, *Consultations médicinales*, Paris, Durand, 1744-1755

CONDILLAC, ÉTIENNE BONNOT DE, *La Logique*, Paris, J. Vrin, 1981, reprod. en fac-sim. d'un extrait des *Œuvres choisies*, Paris, C. Houel, 1796

DELUMEAU, JEAN, *La peur en Occident*, Paris, Hachette littérature, Librairie Arthème Fayard 1978

DIDEROT, DENIS, *Le rêve de d'Alembert*, dans *Œuvres philosophiques*, Paul Vernière, Paris, Bordas,1990

DIDEROT, DENIS, D'ALEMBERT, JEAN LE ROND, *Encyclopédie, ou Dictionnaire raisonné des sciences, des arts et des métiers, par une société de gens de lettres*, 1751 – 1780

HERZLICH, CLAUDINE, PIERRET, JANINE, *Malades d'hier, malades d'aujourd'hui*, Payot, 1984

JACOB, FRANÇOIS, *La souris, la mouche et l'homme*, éditions Odile Jacob, 1997

FERRIÈRE, MADELEINE, *Histoire des peurs alimentaires, Du Moyen-âge à l'aube du vingtième siècle*, Paris, Seuil, L'Univers historique, 2002

KAHN, AXEL, PAPILLON, FABRICE, *Le secret de la salamandre, La médecine en quête d'immortalité,* Nil éditions, Paris, 2005

LA METTRIE, JULIEN OFFROYE DE, *Ouvrage de Pénélope, ou Machiavel en médecine*, par Aletheius Demetrius, Genève, 1748-1750 ; éd. récente : texte revu par Francine Markovits, Paris, Fayard, Corpus des œuvres philosophiques en langue française, 2002

LANTHENAS, FRANÇOIS XAVIER, *Bases fondamentales de l'instruction publique et de toute constitution libre ou Moyens de lier l'opinion publique, la morale, l'enseignement, l'instruction, les fêtes, la propagation des lumières, et le progrès de toutes les connaissances au gouvernement national républicain*, Paris, 20 mars 1793

LAIGNEL-LAVASTINE, MAXIME, *Histoire de la presse médicale aux XVIIe et XVIIIe siècles*, extrait de *Acta medica latina*, Paris, L'expansion scientifique française, 1936

LE CAT, CLAUDE, *Dissertation sur les polypes d'eau douce*, prononcée dans l'une des séances de l'Académie Royale des Sciences de Rouen, *Le Nouveau Magasin Français ou Bibliothèque instructive et amusante,* éd. Londres, 1750-1752

LEBRUN, JEAN, *Se soigner autrefois. Médecins, saints et sorciers aux XVIIe et XVIIIe siècles*, Paris, Points histoire, 1983

LEMONTEY, PIERRE-ÉDOUARD, *De la peste de Marseille et de la Provence, pendant les années 1720 et 1721*, chap. extrait d'un ouvrage inédit, intitulé, Histoire critique de la France, depuis la mort de Louis XIV, Paris, Impr. de Didot, 1821

LEVACHER DE LA FEUTRIE, THOMAS (ou ACHILE-FRANÇOIS), *Dictionnaire de chirurgie*, Paris, Lacombe, 1767

MONTAIGNE, MICHEL EYQUEM DE, *Essais*, édition conforme au texte de l'exemplaire de Bordeaux, Pierre Villey, Paris, Presses Universitaires de France,1965

PASTA, GIUSEPPE, *Le médecin sans médecine ou Du courage et de la patience dans les maladies,* trad. de l'italien du docteur Pasta, 2ème édition, Paris, Lugan, 1829

QUILLET, CLAUDE, *La Callipédie, ou l'Art d'avoir de beaux enfans*, trad. nouvelle du poème latin de Claude Quillet, par J.-M. Caillau, 1799

TREMBLAY, MAURICE, *La découverte des polypes d'eau douce, d'après la correspondance inédite de Réaumur et d'Abraham Tremblay*, Genève, 1902

ROBERT, LOUIS JOSEPH MARIE, *Essai sur la mégalanthropogénésie, ou l'Art de faire des enfants d'esprit, qui deviennent des grands hommes ; suivi des traits physiognomoniques propres à les faire reconnaître, décrits par Lavater, et du meilleur mode de génération,...* par Robert le jeune, Paris, Debray, 1801

ROGER, JACQUES, *Les sciences dans la pensée française du dix-huitième siècle : La génération des animaux de Descartes à l'*Encyclopédie, Paris, Armand Colin, 1963, Albin Michel, 1993

SOURNIA, JEAN-CHARLES, RUFFIE, JACQUES, *Les épidémies dans l'histoire de l'homme, de la peste au SIDA*, Paris, Champs Flammarion,1995

SPINOZA, BARUCH, *Éthique*, trad. Charles Appuhn, Paris, Garnier, 1929

TISSOT, SAMUEL AUGUSTE ANDRE DAVID, *Véritable traité sur les habitudes et plaisirs secrets, ou de l'Onanisme chez les deux sexes, dangers et maladies auxquels s'exposent les personnes qui se livrent à cette funeste passion, ainsi que celles qui usent avec excès des délices de l'amour, avec l'indication des moyens à mettre en usage pour en prévenir et arrêter les suites funestes,* Nouvelle édition... augmentée de plusieurs chapitres... par C.-T. Morel, Paris, Roy-Terry, 1830

TOURTELLE, ÉTIENNE, *Éléments d'hygiène ou De l'influence des choses physiques et morales Sur l'homme, et des moyens de conserver la santé*, Troisième édition, Paris, octobre 1815

VIGARELLO, GEORGES, *Le sain et le malsain, histoire des pratiques de santé*, Paris, Seuil, Points, série Histoire, 1999

4. Les oscillations de la vie : entre science et vie, entre normal et pathologique[1]

L'oscillation : le mouvement de la vie

Comment rendre cette idée d' « oscillations de la vie » ? Quelles ima sont propices à rendre compte d'une telle idée ? C'est d'abord une peinture qui se présente à notre esprit pour en proposer une première illustration. Il s'agit d'une nature morte de Jean-Siméon Chardin, *La raie* peinte en 1728. On y voit une raie suspendue, comme dans un étal de poissonnerie, avec, parmi les différents éléments exposés, quelques coquilles d'huîtres. Cette scène est rendue très vivante par l'instabilité des objets placés au premier plan de la scène, une sorte de nappe et un couteau au bord d'une table, prêt à glisser, des aliments prêts à dégringoler sous l'effet du mouvement d'un chat. Comme dans d'autres toiles de ce même peintre, se trouve représenté un état, instable, oscillant, un peu comme, pour emprunter un vocabulaire qui appartient au cinéma, un arrêt sur image : un état toujours au bord de devenir un autre état... Une telle peinture est sujette à exprimer une idée étroitement liée à celle de vie, historiquement et philo-sophiquement : l'idée d'*équilibre*. La vie – ne serait-ce que dans son acception biologique – est bien loin de rejoindre l'idée d'un équilibre au sens de statique, comme en physique par exemple, mais elle apparaît bien plus proche d'un équilibre au sens où les objets – à l'image du tableau de Chardin – sont en équilibre : idée d'un équilibre instable, d'une sorte de précarité, de fragilité. Ainsi, on pourrait radicaliser la formulation de ce titre et, au lieu de parler des oscillations de la vie, énoncer que la vie elle-même est fonda-mentalement oscillation, oscillation perpétuelle. Mais d'abord, qu'est-ce que la vie ? Quelle définition pour une notion aussi vaste ?

La vie relève-t-elle d'abord d'une valeur affective et sensible, ou bien est-elle principalement et avant tout un objet de connaissance ? Est-il vraiment possible de l'appréhender d'une manière qui soit purement objective ? Nous partirons de cette réflexion par laquelle Denis Diderot, philosophe presque contemporain du peintre Chardin et grand connaisseur en la matière, commence sa *Lettre d'un citoyen zélé, qui n'est ni médecin ni*

[1] Ce texte reproduit une communication dans le cadre d'un colloque international organisé par l'East China normal university of Shanghai, en octobre 2012, et développe un certain nombre d'idées exposées dans le dernier séminaire que j'ai donné au Collège international de philosophie en mai 2016.

chirurgien, en 1748 : « J'aime la vie […] La philosophie qui nous apprend à la quitter de bonne grâce, ne nous défend pas d'en connaître le prix »[2].

α. Qu'est-ce qu'une vie normale *?*

La vie – notion autant universelle que générale – recoupe une pluralité de champs de savoirs et une infinité d'expériences. Autant dire qu'il apparaît bien difficile d'en cerner un profil conceptuel arrêté et déterminé. Une telle indétermination en fait une richesse en termes d'investigations, un vivier d'idées, de concepts et de représentations dans lequel ne se sont pas privés de puiser les philosophes de toute époque. Elle est également à la source d'une difficulté relative au choix de modèles : y a-t-il, et quelle serait-elle, une vie normale ? Pourquoi ma vie serait-elle plus normale que celle de mon voisin ? Au nom de quelle norme, de quel concept ou encore de quelle valeur chaque expérience de vie peut-elle prétendre produire sa normalité ? Aussi, lorsqu'une vie est marquée par une situation de handicap lourd, ou bien de maladie chronique affaiblissante, la normalité a-t-elle droit de cité ? Et quelle normalité ? S'il est malaisé, dès le départ, de déterminer ce que serait une vie normale, qu'en est-il de ce qu'on appelle une vie bonne ou encore une vie heureuse, accomplie ? Sur ce point, il est loisible de se rendre compte à quel point l'idée d'une *vita beata* remplit les bibliothèques historiques, témoignant d'une indéniable boulimie textuelle, fruit de la rencontre des courants de pensée hérités de la philosophie antique et des courants théologiens qui se sont emparés de la thématique de la vie comme modèle. Dans quelle mesure une vie peut-elle être qualifiée d'exemplaire (vie de Saints, vie de martyrs, etc.) ? Toutes ces vies montrées comme exemplaires s'opposent alors à autant de contre-modèles : vices et vertus n'ont cessé d'être ainsi opposés pour mesurer la valeur morale d'une vie[3].

Une interrogation d'importance, dans ce contexte, concerne le difficile rapport entre la notion de vie et le concept de norme. Dans quelle mesure ce dernier peut-il permettre d'appréhender la vie, tant du point de vue de l'expérience individuelle que d'une vision théorique fondée sur les sciences et sur la philosophie ? Ainsi, dans quelle mesure une norme, telle qu'elle est posée dans le contexte des sciences du vivant ou encore dans le contexte de la pensée médicale, peut-elle constituer un outil fiable et pertinent pour mesurer la valeur de la vie ?

[2] *Lettre d'un citoyen zélé qui n'est ni chirurgien ni médecin A M. D. M. Maître en chirurgie Sur les troubles qui divisent la médecine et la chirurgie*, 1748, in *Œuvres complètes* de Diderot revues sur les éditions originales ; J. Assézat ; 1875 ; t. 9, p. 219 à 221.

[3] Cf. le beau livre de Marie Gaille, *La valeur de la vie*, paru en 2010, interrogeant une nécessaire intersection entre champs disciplinaires, en particulier médecins et philosophes, pour appréhender ce qui fait ou non « valeur » dans la vie.

L'intérêt d'une notion comme celle de norme réside, comme pour beaucoup d'objets philosophiquement intéressants, dans son ambivalence. Cette ambivalence, Paul Ricœur la restitue efficacement, lorsqu'il écrit, dans son livre intitulé *le Juste 2*, à propos de ce qu'on appelle *normal* que « Deux lectures du normal se proposent : on peut identifier la norme à une moyenne statistique ; le critère est alors de fréquence, l'écart n'est que déviance par rapport à la moyenne ; mais on peut aussi entendre par norme un idéal, en un sens lui-même multiple : réussite, bien-être, satisfaction, bonheur. De cette ambiguïté de l'idée de norme résulte celle attachée à la notion de santé »[4]. Cette distinction proposée par Ricœur donne l'occasion de rappeler que la norme désigne d'abord l'équerre, la règle (du latin : *norma*). Ce sont autant de figures géométriques de délimitation. On voit donc que la norme évoque donc autant la limite, la frontière que le modèle.

Aussi, une appréhension philosophique de la vie par le prisme de la norme s'avère-t-elle féconde en investigations et représentations, parce qu'elle occasionne une série de choix, plutôt, de possibilités ou d'orientations. Comment répondre à des questions du type : la vie est-elle normale ? Que veut dire, dans le contexte d'une telle question, la normalité, outre le fait que nous avons, pour ainsi dire, l'habitude de la vie, bien que cette habitude se décline en fonction des expériences de chacun ? La vie peut-elle être érigée en modèle, comme, par exemple, certains préconisaient de faire de leur vie une œuvre d'art ? La vie peut-elle, doit-elle avoir son sort lié à la recherche d'un idéal ? Qu'est-ce alors qu'un idéal de vie ?

β. La notion de santé comme critère fondamental d'évaluation de la vie

Toutes ces questions restent fort ambitieuses, et pourraient facilement donner lieu à un développement aux contours indéfinis, qui chercherait désespérément ses repères, un centre, une gravité. Dans la mesure où la vie est d'abord une affaire de viabilité – organisme, être vivant viable – des critères de nature biologique et physiologique apparaissent prédominants. La vie, en cette acception, renvoie à l'idée d'un nécessaire équilibre du vivant : équilibre interne au sein du corps lui-même, équilibre externe, en lien avec l'environnement immédiat. Aussi, entre les notions de *vie* et de *norme*, se loge une autre notion, qui est comme intimement liée à celle de vie, et qui est voisine de celle de norme : la *santé*. Que la vie soit d'abord et avant tout affaire de santé, il n'y a nullement besoin d'être philosophe pour s'en apercevoir, pour en accepter le constat. Mais jusqu'à quel point l'évaluation de la santé, qu'elle parte d'une approche purement subjective ou bien tendant à une forme d'objectivité, imprègne-t-elle l'évaluation des représen-

---

[44] Paul Ricœur, *Le Juste 2*, Esprit, 2001, La différence entre le normal et le pathologique, p. 218.

tations de la vie ? Là encore, en évoquant le rapport entre *vie* et *santé*, il semble qu'on retrouve cette tension, cette ambivalence qui caractérise la définition de la *norme*. Un exemple référent et célèbre se trouve dans la définition de la santé donnée par l'O.M.S., en 1948 : « La santé est un état complet de bien être, physique et social, ne consistant pas seulement en l'absence d'infirmité et de maladie ». Cette définition figure parmi les grands énoncés à vocation universelle, à l'exemple de l'article premier de la *Déclaration des droits de l'homme et du citoyen*, que l'on rencontre également dans les écoles, aussi dans les commissariats ou les mairies de France.

Sans établir un raccourci qui serait justifié par une formule du type « Dis-moi quelle santé tu as, et je te dirai quelle vie tu auras », on pourrait commencer par montrer que les modalités à partir desquelles se trouvent institutionnellement, culturellement, médicalement et philosophiquement réfléchis les critères de la santé, déterminent en bonne part les représentations mêmes de la vie.

Si l'on en revient à la définition de la santé donnée par l'O.M.S., on peut remarquer qu'une telle définition évoque, en première lecture, une conception optimiste et généreuse de la santé, en en faisant un enjeu culturel et non exclusivement médical. La seconde moitié des années 1940 voit ainsi l'émergence d'une approche de la santé qui dépasse une vision purement médicale : elle devient un projet universel, un projet civilisationnel. Sa formulation exprime d'abord l'idée qu'aucune forme de discrimination – sociale, raciale, sexuelle… – ne peut être acceptée concernant cet objectif d'une bonne santé, correspondant à un certain niveau de dignité auquel tout être humain doit pouvoir aspirer. Elle ouvre la porte à une humanité régénérée, bénéficiant des derniers progrès de la médecine et des sciences en général. Une telle définition a longtemps été critiquée – et l'est toujours – dans la mesure où cet établissement normatif de la santé présenterait, en outre, un caractère utopique qui la rendrait improbable du point de vue de sa mise en œuvre. Si la santé en soi n'est pas aisée à définir, est-ce parce qu'il faudrait, *a priori*, la définir comme bonne, comme si toute santé se devait d'être bonne santé ? Se repose la question du statut de la norme, en résonance avec le questionnement que soulève Paul Ricœur, quand il évoque une notion insolente de la santé qui tend à ériger la norme au sens d'idéal impliquant l'idée de « se glorifier de la « bonne santé » ; le sentiment de puissance fait dire : je peux ceci, je peux cela. La maladie, dès lors, ne peut se définir qu'en termes d'impuissance : ce que je ne peux pas, ce que je ne peux plus »[5]. Aussi, apparaît-il malaisé de produire une définition médicale de la santé, sinon qu'elle serait absence de maladie ou, pour reprendre la célèbre formule de René Leriche, chirurgien, professeur à la Faculté de

---

[5] *Le Juste II*, Esprit, 2001, p. 219.

médecine, de 1925 à 1940 : « La santé, c'est le silence dans la vie des organes ». Fait écho à cette réflexion de René Leriche, comme l'évoque Georges Canguilhem dans une conférence faite à l'université de Strasbourg en 1988[6], une autre pensée, cette fois-ci de Paul Valéry : « La santé est l'état dans lequel les fonctions nécessaires s'accomplissent insensiblement ou avec plaisir »[7]. Cette idée de silence est séduisante par l'évidence immédiate qu'elle suscite : qu'y a-t-il à dire de ce qui ne se fait pas entendre, qui échappe à toute perception, voire à toute conscience ? De la vie, comme de la santé, il n'y a alors rien à en dire puisque c'est si évident, c'est tout simplement là, et c'est tout… Il va sans dire qu'il y a des formes de silence auxquelles nous sommes très attachés et que nous nous mettons à regretter amèrement quand nous les perdons, quand fait irruption le bruit de la maladie, ce dérangement non désiré, voire redouté.

χ. Présences de la maladie

L'expérience commune délivre à chacun d'entre nous, et confirme l'enseignement suivant : toute vie se compose d'états passagers de santé et de maladie à des degrés différents ; et toute vie se construit avec comme objectif d'être le moins malade possible, donc le mieux portant. Ainsi, toute vie se conçoit, de manière générale, comme un jeu d'états soit contraires si l'on oppose radicalement santé et maladie, soit d'états en tout cas différenciés. À la différence de notions aussi vastes, aussi diversifiées du point de vue des critères retenus que sont celles de vie et de santé, la maladie apparaît plus facile à déterminer, elle peut même être conceptualisée dans le contexte du discours médical. Ainsi, peut-on constater facilement, notamment en puisant dans le corpus médical des siècles passés, que sont produites d'importantes définitions principielles de la maladie – déséquilibre, lésion organique, phénomène contre-nature ou encore effort de la nature pour repousser la mort, etc. –, tandis que la médecine contemporaine se montre plus soucieuse de produire des étiologies relatives à toutes les sortes d'affections existantes, émergentes, plutôt que d'élaborer une définition conceptuelle relative à l'entité « maladie »[8]. Alors, peut-être conviendrait-il de distinguer la santé comme objet de soin, de prévention ou encore de « *care* », de la maladie comme objet de traitement thérapeutique,

---

[6] *La santé : concept vulgaire et question philosophique*. Édition Sables, 1998.

[7] *Mauvaises pensées et autres*, 1942.

[8] Une telle évolution dans le choix des critères pour définir la maladie peut se vérifier en comparant les grandes classifications des maladies, depuis, par exemple, le XVIIIe siècle juqu'à notre époque avec l'établissement régulier des classifications internationales des maladies, cf. sur ce thème dans le présent ouvrage : 1. L'évaluation des maladies : classer, repérer, soigner et agir, 1. La médecine comme science des maladies : classer pour soigner.

de « *cure* ». Une autre déclinaison de l'idée d'oscillation se retrouve, ici, dans l'univers de la médecine, avec un jeu permanent de va-et-vient entre l'action de prévenir et celle de guérir.

La prévention et la diminution de nombreuses maladies constitue une préoccupation majeure des sociétés modernes, l'état de la santé dans le monde est ainsi scruté et analysé par les épidémiologistes, faisant l'objet d'observations portant sur l'évolution des multiples facteurs pathogènes. Cette prévention peut être comprise, de manière qui reste certes générale, comme le geste entrepris par les sciences, la médecine, et nombre d'institutions régulant la société, pour déterminer une possibilité générale de vie « acceptable », « supportable », voire une possibilité universelle de vie : ce qui est possible, en théorie, pour toute personne vivant au sein de ladite société. Nous savons également à quel point les maladies, à l'échelle du monde, dessinent un tableau inquiétant des inégalités devant la santé, devant la vie. Non seulement ce tableau s'applique au monde dans sa globalité, mais reproduit ces schémas inégalitaires à l'échelle d'un seul pays : nombre d'études laissent apparaître à quel point les facteurs économiques, sociaux et environnementaux contribuent à fragiliser dans plusieurs régions d'un même territoire les individus devant un certain nombre de maladies chroniques. Si l'on prend l'exemple de la France, le fait que les études les plus récentes indiquant qu'il y a un taux de mortalité de plus de soixante pour cent pour les cancers de l'œsophage et des voies aérodigestives dans le Nord Pas de Calais contre vingt pour cent dans la région Midi Pyrénées ne saurait s'expliquer par un seul type de cause ; le travail de l'enquêteur se doit alors de prendre en compte les habitudes alimentaires, les conditions de travail, l'environnement affectif, les antécédents familiaux, le niveau de vie, etc. Ce sont autant de facteurs qui posent la question d'une évaluation complexe de la santé – évaluation qui s'effectue par une détermination scrupuleuse de tout ce qui relève du pathologique –, à l'échelle individuelle comme à l'échelle de l'humanité. La santé consiste-t-elle à apprendre à vivre avec la maladie, ou bien à se débarrasser de son spectre par l'adoption d'un mode de vie qui respecterait un certain nombre de normes hygiéniques ? Quelle actualité donner à cette santé, cette « grande santé » que, d'après Friedrich Nietzsche, dans le *Gai savoir*, l'on ne saurait se contenter seulement d'avoir, mais qu'« il faut aussi conquérir sans cesse, puisque sans cesse il faut la sacrifier !»[9] ? De quelle quête, de quel combat relève la santé aujourd'hui ?

Il convient, cependant, de commencer par considérer que la santé – notion médicale et plus généralement anthropologique – possède une histoire féconde, encore aujourd'hui, en archétypes normatifs. Le désir d'acquisition d'une santé durable et vigoureuse trouve ses premières expressions dans

[9] *Gai savoir*, 1882, trad.. Henri Albert, Paris, Mercure, 1901, Livre cinquième, Nous qui sommes sans crainte, 382.

l'Antiquité, portée autant par les premières médecines que par les grandes sectes philosophiques qui ébauchaient un portrait de l'homme et une éthique de vie. D'Hippocrate à Celse, d'Épicure à Aristote sans oublier les grandes figures du Stoïcisme, la santé constitue indéniablement un enjeu non seulement physique, moral mais également politique, car c'est aussi la santé de la cité au travers des conditions de vie individuelles et collectives qui est en jeu. Et tous ces ensembles de considérations sur la santé s'inscrivent bel et bien dans une authentique éthique de vie : comment atteindre le plaisir ? Comment maîtriser ses désirs ? Comment supporter la souffrance à laquelle il n'est pas possible de se soustraire, etc. ?[10]

Ethique et morale entremêlent leurs enjeux et leurs thématiques au sein d'une histoire de la santé qui n'est pas – loin s'en faut – la seule préoccupation des médecins[11]. La préoccupation de la santé rejoint également un désir qui est celui d'une vie digne d'être vécue : vieillir, mais en restant pleinement maître de toutes ses facultés, repousser l'âge de la décrépitude[12].

---

[10] Pour prendre un seul exemple, il ne saurait y avoir de compréhension des éthiques stoïcienne et épicurienne, sans prise en compte de l'importance que revêt *le souci de soi* en termes de médecine, en termes de soin, thématique qui parcourt le présent ouvrage. Quel soin prendre de soi, à travers les différents contextes de son existence ? Comment mettre en œuvre une économie des désirs qui ait comme finalité d'éviter au mortel de tomber malade, c'est-à-dire, de ne pas se rendre malheureux (cf. le célèbre *tetrapharmakon* préconisé par Épicure) ? Ou encore, comment rester maître de soi, exploiter au mieux ses ressources intérieures et produire, par cette expression rigoureuse du souci de soi, la vertu, à l'image de ce que préconise un Sénèque par exemple ? On doit également, prendre en compte des actualisations riches de l'idée de soin de soi comme *souci de soi*, thématique développée par M. Foucault (*Histoire de la sexualité*, III, et articles) : idée que le sujet, (comme l'énonce par exemple Frédéric Gros) « est compris comme transformable, modifiable : c'est un sujet qui se construit, qui se donne des règles d'existence et de conduite, qui se forme à travers des exercices, des techniques, etc. » dans : Perrine Galand-Hallyn et Carlos Lévy, dir., *Vivre pour soi, vivre dans la cité : de l'Antiquité à la Renaissance*, Paris, Presses de l'Université Paris-Sorbonne, 2006.

[11] Exemple de Luigi Cornaro, évoqué à plusieurs reprises dans le présent ouvrage, qui a inspiré pendant des siècles toute une littérature du soin, de la santé, du souci de soi. Mort à quatre-vingt dix-neuf ans, en pleine santé, en 1566, Luigi Cornaro a écrit un ouvrage de référence : *De la sobriété. Conseils pour vivre longtemps*, 1558, texte présenté par Georges Vigarello, Grenoble, Grenoble, éd. Jérôme Millon, Mémoires du corps, 1991.

[12] En référence aux quatre âges de la vie évoqués à la même époque que Cornaro et jusqu'au début du XIXe siècle : enfance, jeunesse, âge de la virilité ou âge adulte, vieillesse, et décrépitude. Exemple avec Louis Charles Henry Macquart, *Dictionnaire de la conservation de l'homme, ou d'hygiène, et d'éducation physique et morale, Ouvrage élémentaire et à la portée de tous les citoyens ; dans lequel on*

δ. Le désir d'une vie durable et supportable

Dans un environnement caractérisé par la montée en puissance, à l'instar de pays comme la France, de préoccupations de nature gérontologique en ce début de XXIe siècle – vieillissement des populations, extension de la durée de vie –, la santé apparaît être un enjeu majeur sous la forme suivante : plutôt que de ne pas être malade, mieux vaut apprendre à vivre avec des pathologies chroniques et maîtrisées. L'intention fortement intéressée d'une telle démarche ne saurait échapper à l'attention de qui se penche sur cette thématique, dans la mesure où un vieillissement qui serait en même temps signe de maladie tendrait à affaiblir les économies des pays concernés, à une époque de critique récurrente de toute forme d'« assistanat ». D'où ce constat que, de préoccupation résiduelle, de souci authentique, la santé deviendrait une sorte d'obsession, revenant de manière récurrente sous la forme de discours, d'injonctions, de slogans, de publicités… L'une des déclinaisons relatives à l'injonction de se bien porter, de vivre raisonnablement est de nature économique, lorsque se trouve montré du doigt le patient qui, par son comportement et son mode de vie, mettrait « en danger » les systèmes de protection sociale, de prise en charge des soins… On sait à quel point les périodes de crise économique ravivent ce genre de discours. Ainsi, deux catégories générales de vie seraient départagées par ce type de discours : une vie « normale », et une vie « pathologique », c'est-à-dire, une vie acceptable, convenable aux yeux des acteurs politiques et économiques de la société, et une vie non acceptable (exemple de ce qui est appelé : comportements à risque par exemple).

Le désir d'une santé durable et résistante se heurte à des ambiguïtés. Quel ensemble de normes détermine l'espace de cette santé ? Quelle vie doit convenir à un tel projet ? Jusqu'à quel point peut-on intervenir dans cette logique du souci de soi qui est aussi le souci pour l'autre ? Jusqu'à quel point doit-on se soucier de la santé d'autrui, lui prescrire un régime de vie ? De telles interrogations trouvent à se décliner dans plusieurs domaines qui sont autant de creusets problématiques de notre époque. Les règlementations sur la consommation du tabac en sont, évidemment, une expression majeure : implicites (hausse du prix du paquet), explicites (interdictions de fumer dans les lieux publics). De telles mesures affichent leur ambivalence : s'agit-il de prévenir et/ou de punir ? Les incitations à vivre de manière hygiénique, les discriminations envers l'obésité expriment encore une autre forme de l'ambivalence de ce type de discours. À ce type d'intervention-

s'applique à détruire les préjugés, a fournir des précautions utiles aux différents états de la société, et à donner des avis pour les accidents qui exigent les plus prompts secours, an IX, 1801, article « décrépitude ».

nisme déguisé ou non envers la manière dont chacun gouverne sa propre vie, fait écho un autre interventionnisme bien connu et qui fait aujourd'hui publiquement débat, non sans soulever des tabous : à propos du choix de mourir, celui du malade, celui de ses proches[13]. Derrière ces préoccupations visant à formuler les limites relatives à la santé de chacun se retrouve une logique normative mêlant arguments économique, moral, éthique ou encore politique, comme si se jouait dans cet espace de réflexions et de préoccupations toute une conception de la société.

L'obsession d'une jeunesse durable, d'une régénération des corps, des peaux, des esprits, ne cesse d'alimenter une littérature quotidienne abondante et prolixe, lue par une population significative. La science elle-même, plus ou moins intentionnellement, vient au secours d'une telle recherche, lorsqu'elle laisse à penser que les découvertes et les expériences récentes concernant les cellules souches pourraient ralentir les processus cellulaires du vieillissement[14]. La santé deviendrait alors espoir d'une jeunesse éternelle… On voit alors quelle métamorphose de la vie se profile dans un tel contexte… Autour d'un tel sujet, un vaste mouvement de vulgarisation sans véritable garde-fou envahit les moteurs de recherche sur internet. En effet, la seule lecture des entrées et des titres concernant les cellules souches et leurs potentialités permet d'en avoir un aperçu positivement convaincant. Ces titres, pour certains d'entre eux, n'hésitent pas à agiter le spectre de la vie éternelle : « les cellules souches porteuses d'immortalité », ou, « le gène de « l'immortalité » des cellules souches identifié », ou bien encore, « La course vers l'immortalité »[15]. De telles entreprises et les combinaisons qu'elles ne cessent de produire tendent à susciter ou à réveiller le rêve d'une forme d'humanité débarrassée de tous les stigmates de la vieillesse, et ce – pourquoi pas ? – jusqu'à bien au-delà de cent ans. Une dimension de cet ensemble de projections trouve un faisceau

---

[13] En juillet 2012, une nouvelle commission de réflexion sur la fin de vie a été nommée par le président de la République française, commission présidée par Didier Sicard, médecin et ancien président de la commission d'éthique. Didier Sicard a eu l'extrême amabilité de venir rendre compte des travaux de sa commission dans l'un de mes séminaires, le mercredi 27 mars 2013. Un rapport de ces travaux a été publié à la *Documentation française* à cette même date.

[14] Cf. dans le présent ouvrage : 3. Médecine et physiologie : entre mythe et idéal, Les discours de la régénération et leur influence sur l'anthropologie médicale

[15] Autre exemple, dans le cadre d'une revue autrement plus recommandable que les exemples donnés à partir d'internet, la revue *Science et vie*, N° 1103, août 2009, dans un dossier consacré à « La science aux portes de l'impossible », nous pouvons trouver un article consacré à l'éventualité d'une jeunesse éternelle grâce à l'utilisation du pouvoir des cellules souches. Y sont relatés les propos de Aubrey de Grey, prophète de la « sénescence négligeable », préconisant une théorie « selon laquelle les processus du vieillissement pourraient être maîtrisés au point de prolonger l'existence, tout en gardant la pleine possession de ses moyens », p. 45.

commun de significations dans le terme anglais de « *human enhancement* », entendu comme tout ce qui contribue à mettre en œuvre un « transhumanisme » qui vise autant un but esthétique, que sportif ou encore neurologique : toujours plus de force, toujours plus d'intelligence, toujours plus d'attrait physique… À l'opposé d'un surhomme nietzschéen, se projette à travers des horizons techniques, médicaux ou paramédicaux un homme transformé, renforcé, embelli, mais pour quoi faire ? Dans une telle perspective, s'agit-il encore de soigner ou bien de perfectionner ? L'histoire la plus récente témoigne de quelle manière l'industrie médicamenteuse connaît régulièrement des déboires quand les héros du sport deviennent de simples escrocs à la suite de la découverte de tel ou tel anabolisant. C'est toute une conception de l'effort et de la performance qui se trouve, sur un mode juridique comme sur un mode culturel plus général, mis en cause ; et la santé, de préoccupation légitime, tend à devenir l'obsession de la performance.

Au-delà des conceptions philosophiques désormais classiques de la santé et de la maladie, il est intéressant et utile de se demander comment ces approches évolutives de la santé – individuelle et universelle – contribuent à façonner des modèles de société et de vie.

On a tenté de montrer, à l'aide de brèves évocations, comment les sciences, la médecine, les institutions politiques, l'État, mais aussi les forces économiques, tendent, à l'échelle d'une histoire récente, à conjurer les oscillations de la santé et, par là-même, de la vie : vieillir en restant jeune et vigoureux, c'est comme s'assurer une longévité prolifique, pour soi et pour la société… De manière générale, ce qui est recherché dans les sciences et en médecine, c'est le fait de conjurer au maximum l'imprévisibilité qui imprègne de manière parfois inconfortable nos existences. Assurer, garantir, vivre avec l'assurance que... C'est un tel esprit qui se retrouve, par exemple, dans les propos suivants du célèbre médecin Claude Bernard quand il écrit qu'« À l'aide de ces sciences expérimentales actives, l'homme devient un inventeur de phénomènes, un véritable contremaître de la création ; et l'on ne saurait, sous ce rapport, assigner de limites à la puissance qu'il peut acquérir sur la nature, par les progrès futurs des sciences expérimentales »[16].

ε. Les oscillations de la vie : entre improvisation et invention

Mais peut-on véritablement – le faut-il par ailleurs ? – empêcher que la vie, dont la santé se trouve être la base, soit le jeu d'oscillations, ou soit elle-même oscillation ? Le célèbre médecin physiologiste de la toute fin du XVIIIe siècle, Xavier Bichat, qui n'a pas vraiment eu le temps de goûter aux

[16] *Introduction à la médecine expérimentale*, 1865, IV. De l'observateur et de l'expérimentateur. Des sciences d'observation et d'expérimentation.

privilèges de la vieillesse[17], définit, au début de ses *Recherches physiologiques sur la vie et la mort* (1802) la vie comme étant « l'ensemble des fonctions qui résistent à la mort »[18]. Si la vie est résistance, c'est qu'elle est sans cesse plongée dans une sorte d'épreuve de sa fragilité. Tout une pensée transversale dans le vitalisme présentera, de manière plus ou moins scientifique avec Bichat et ses successeurs, de manière philosophique avec Henri Bergson au XXe siècle, la vie comme ce qui se heurte, s'affronte à ce qui lui est opposé : l'inertie, par exemple, en allant jusqu'à conférer à la vie, en tant que fonction, « d'insérer de l'indétermination dans la matière » comme il l'écrit dans son livre *L'évolution créatrice* en 1907.

Ce sont autant de réflexions qui incitent à conclure, au sujet de l'équilibre de la vie, qu'il ne peut être qu'un équilibre oscillant, hésitant, mobile. Pour appuyer ce constat, ces quelques réflexion que Georges Canguilhem, auteur d'une célèbre thèse sur le normal et le pathologique[19], propose sur la vie dans un recueil de textes intitulé *La connaissance de la vie*, sont de nature à pousser encore plus loin dans la même logique conclusive. S'appuyant, précisément, sur les conceptions vitalistes du vivant, Canguilhem commence par distinguer les attributs de la machine de ceux du vivant : « La machine, produit d'un calcul, vérifie les normes du calcul, normes rationnelles d'identité, de constance et de prévision, tandis que l'organisme vivant agit selon l'empirisme. La vie est expérience, c'est-à-dire improvisation, utilisation des occurrences; elle est tentative dans tous les sens ». Il continue ce raisonnement, en montrant en fait pourquoi les notions de normal et de pathologique sont les marques mêmes de toute forme de vie – « Il y a une distinction du normal et du pathologique à l'intérieur des êtres vivants » alors qu'il ne saurait y avoir « de distinction du normal et du pathologique en physique et en mécanique »[20].

Que conclure sinon, *a minima*, que nous ne sommes pas des machines ? Cela fait, sans aucun doute, du bien de le rappeler parfois, dans toute une série de contextes. Autrement, cette idée de fragilité, d'oscillation entre normal et pathologique, on pourrait aussi dire de sensibilité – encore un attribut qui ne saurait convenir à l'univers de la machine et de ses équilibres statiques – occasionne, bien sûr, une forme irréductible d'imprévisibilité, mais aussi de richesse. La vie est invention, disait Canguilhem, Claude Bernard caractérise, en 1865, la vie dans les termes suivants : « S'il fallait

---

[17] Xavier Bichat (1771-1802).

[18] *Recherches physiologiques de Xavier Bichat sur la vie et la mort, Additions aux Recherches sur la vie et la mort, De la division la plus naturelle des phénomènes physiologiques*, par M. F.-R. Buisson, Expériences sur le principe de la vie, notamment sur celui des mouvements du cœur et sur le siège de ce principe, Paris, bureau de l'Encyclopédie, 1835.

[19] *Le normal et le pathologique*, Paris, Presses universitaires de France, 1966.

[20] *La connaissance de la vie*, Paris, Vrin, 1965, éd. Poche, 1992.

définir la vie d'un seul mot, qui, en exprimant bien ma pensée, mît en relief le seul caractère qui, suivant moi, distingue nettement la science biologique, je dirais *la vie, c'est la création* »[21].

Il est possible, en guise de conclusion, de rapprocher l'idée de *création*, telle qu'elle est évoquée par Claude Bernard, de celle d'*improvisation*, au sens de la citation que nous avons proposée de Canguilhem. C'est sans doute ici – dans ce creuset fait d'invention, de création et d'improvisation – que réside ce que Diderot appelait le prix de la vie, qui a ouvert et qui conclue notre texte : « J'aime la vie […] La philosophie qui nous apprend à la quitter de bonne grâce ne nous défend pas d'en connaître le prix ».

&

Bibliographie de la section 4. Les oscillations de la vie entre normal et pathologique

BERGSON, HENRI, *L'évolution créatrice*, Paris, 1907

BERNARD, CLAUDE, *Introduction à la médecine expérimentale*, avec une préface et des notes par Maurice Dorolle, Paris, Delagrave, 1978, Reprod. en fac-sim. de l'éd. de Paris, J.-B. Baillière et fils, 1865

BICHAT, XAVIER MARIE FRANÇOIS, *Recherches physiologiques sur la vie et la mort*, 1800, 2ème éd., Paris, Briasson, 1802, *Recherches physiologiques de Xavier Bichat sur la vie et la mort. - Additions aux Recherches sur la vie et la mort. De la division la plus naturelle des phénomènes physiologiques*, par M. F.-R. Buisson, *Expériences sur le principe de la vie, notamment sur celui des mouvements du cœur et sur le siège de ce principe*, Paris, bureau de l'Encyclopédie, 1835

CANGUILHEM, GEORGES, *La santé : concept vulgaire et question philosophique*. Édition Sables, 1998

CORNARO, LUIGI, *De la sobriété. Conseils pour vivre longtemps*, 1558, texte présenté par Georges Vigarello, Grenoble, Grenoble, édition Jérôme Millon, Mémoires du corps, 1991

DIDEROT, DENIS, *Lettre d'un citoyen zélé qui n'est ni chirurgien ni médecin A M. D. M. Maître en chirurgie Sur les troubles qui divisent la médecine et la chirurgie*, 1748, in Œuvres complètes de Diderot revues sur les éditions originales ; J. Assézat ; 1875 ; vol. 9

GAILLE, MARIE, *La valeur de la vie*, Les belles lettres, 2010

LERICHE, RENE, *Recherches et réflexions critiques sur la douleur, sur ses mécanismes de production et sur les voies de la sensibilité*

[21] *Introduction à la médecine expérimentale*, 1865.

douloureuse, extrait de la Presse méde de 3 janvier 1931, Paris, Masson éditeur

MACQUART, LOUIS CHARLES HENRY, *Dictionnaire de la conservation de l'homme, ou d'hygiène, et d'éducation physique et morale, Ouvrage élémentaire et à la portée de tous les citoyens ; dans lequel on s'applique à détruire les préjugés, a fournir des précautions utiles aux différents états de la société, et à donner des avis pour les accidents qui exigent les plus prompts secours*, an IX – 1801

NIETZSCHE, FRIEDRICH, *Gai savoir*, 1882, trad.. Henri Albert, Paris, Mercure, 1901

RICŒUR, PAUL, *Le Juste 2*, Esprit, 2001

VALERY, PAUL, *Mauvaises pensées*, 1942, Rivages Poche, 2016

&

TABLE DES MATIERES

Par quoi commencer : la médecine, la maladie, les malades ?.. 7

α. Une médecine philosophe 10

β. Hétérogénéité du concept de maladie 12

χ. Une anthropologie à l'œuvre au croisement de la médecine et de la philosophie 14

δ. Nature et norme dans la pensée et les pratiques médicales 17

ε. Un parcours au sein des sources médicales de la connaissance de l'homme 20

1. L'évaluation des maladies : classer, repérer, soigner et agir 21

1. La médecine comme science des maladies : classer pour soigner 21

α. Ce que veut dire « la médecine : science des maladies »....21

β. Classer les maladies, pour quoi faire ? 24

χ. Aux origines des classifications en médecine 27

δ. Dimensions scientifique et philosophique des grandes nosologies du XVIIIe siècle 30

ε. La dimension analogique des classifications en médecine 35

ϕ. Nosologie et histoire des maladies 38

γ. Enjeux généraux des classifications : « élever les murs » ?40

2. Incertitude et décision en médecine : quelques éléments sur l'histoire d'un dilemme médical.......................................45

α. Agir dans l'incertitude...45

β. Primum non nocere 47

χ. Jusqu'à quel point s'immiscer dans le cours de la nature ? L'exemple des crises dans le cours des maladies...........................50

δ. La crise à l'intersection des pensées et des pratiques médicales...52

ε. Certitude et incertitude dans l'affirmation d'une médecine scientifique 58

ϕ. L'incertitude dans les questionnements éthiques : exemple des pratiques expérimentales 68

γ. Face à l'incertitude : une éthique du consentement 78

3. Normalité et anormalité de la maladie dans le discours médical historique et contemporain 83

α. La maladie : une émergence de l'anormalité...........................85

β. Maladie, nature et équilibre 91
χ. La monstruosité comme maladie et comme miroir de la normalité 97
δ. Ce qui est anormal en-deça des Pyrénées 108

2. L'économie des relations humaines à travers quelques points d'histoire de la médecine 113

1. La relation médecin-malade aux temps d'Hippocrate et de Galien 113

α. Les contours d'une pratique médicale aux temps d'Hippocrate et de Galien 113
β. Quelques précisions et interrogations sur le statut du *Traité du Médecin* attribué à Hippocrate 114
χ. Les codes d'une gestuelle médicale dans le Traité du Médecin d'Hippocrate 122
δ. La relation d'un cas clinique avec l'exemple d'une consultation écrite de Galien 133

2. Un portrait du médecin de l'âge classique au XVIIIe siècle : entre expérience, empirisme et charlatanerie 141

α. Portrait et carricature du médecin dans les genres de la littérature et du théâtre 142
β. Du portrait à l'auportrait du médecin : la figure du charlatan 147
χ. Derrière le spectre de la charlatanerie, le problème épineux de l' empirisme 150
δ. L'exemple du secret dans la confection des remèdes 155
ε. Les usages rhétoriques de la critique dans la littérature médicale 158
φ. L'invocation de l'expérience et de l'observation comme préservatif à l'empirisme et à la charlatanerie 162
γ. Contre les charlatans et autres empristes : l'affirmation d'une médecine réglementée 164
η. Entre charité et soin : l'existence d'une médecine populaire 169

3. Être son propre médecin : paradoxe, impossibilité ou idéal ? 176

α. Le régime et l'hygiène : deux notions au centre d'une éthique de vie et d'une auto médecine 182
β. Le soin de soi ou le gouvernement de soi-même 189
χ. Que reste-t-il du libre soin de soi ? 192

3. Physiologie et médecine entre mythe et idéal 203

1. Peur des malades, des médecins de la maladie : quelques points pour ébaucher une histoire de la peur dans l'univers médical 203
Dans quelle mesure la peur constitue-t-elle un objet de médecine ? 203
α. Les maladies comme source de peur 205
β. Peurs des épidémies et peurs épidémiques 210
χ. Institutions, relations : la peur de l'autre dans l'univers de la médecine et dans la société 218
2. Merveilleux, prodiges et curiosités : illuminisme et lumières en médecine (XVIIe-XVIIIe siècles) : le cas d'une grossesse masculine 222
α. Curiosités embryologiques : entre futurisme et illiminisme 222
β. Quelques précisions sur les recueils médicaux (XVIIe-XVIIIe siècles) 224
χ. Le récit de la grossesse masculine 226
δ. La teneur scientifique et philosophique du texte de Brunet 228
3. Les discours de la régénération et leur influence sur l'anthro-pologie médicale 234
α. Nul ne sait ce que peut un corps 234
β. La découverte des polypes : de nouveaux horizons pour la physiologie 238
χ. Régénération, génération et matière vivante 240
δ. La régénération : une question pour les chirurgiens 243
ε. Régénération citoyenne, régénération politique 245
ϕ. Le spectre de l'eugénisme 249
4. Les oscillations de la vie : entre science et vie, entre normal et pathologique 255
L'oscillation : le mouvement de la vie 255
α. Qu'est-ce qu'une vie *normale* ? 256
β. La notion de santé comme critère fondamental d'évaluation de la vie 257
χ. Présences de la maladie 259
δ. Le désir d'une vie durable et supportable 262
ε. Les oscillations de la vie : entre improvisation et invention 264

SANTÉ ET MÉDECINE
AUX ÉDITIONS L'HARMATTAN

Dernières parutions

MALADIES AUTO-IMMUNES
Quand notre système de défense nous trahit
Tron François
Le système immunitaire nous protège contre les virus, les bactéries et les parasites. Il peut parfois tourner ses armes contre l'organisme qu'il est censé défendre et y induire des lésions. Les maladies qui en résultent sont dites auto-immunes. Elles sont fréquentes et ensemble constituent la troisième cause de morbidité derrière les maladies cardiovasculaires et cancéreuses. Ce livre parcourt aussi les voies que la recherche emprunte pour corriger les désordres cellulaires et moléculaires observés au cours de chaque maladie auto-immune.
(Coll. Acteurs de la Science, 22.50 euros, 212 p.)
ISBN : 978-2-343-07769-7, ISBN EBOOK : 978-2-336-39806-8

LE DROIT DE LA GÉNÉTIQUE
À la recherche d'une branche du droit
Bricker Guillaume - Préface de Gérald Teboul
En matière de génie génétique, les questions éthiques et polémiques se multiplient à mesure que la technique évolue et embrasse de nombreux sujets : reproduction, OGM, tests génétiques, clonage... Le droit est-il suffisamment en avance pour y répondre ? Cet ouvrage permet de mieux connaître les règles et en assure la promotion, tout en mettant en garde contre les glissements éthiques. Il offre un panorama complet du cadre juridique applicable à la génétique. L'ensemble des textes permet de mieux comprendre les enjeux et quelquefois les limites de la législation.
(Coll. Le Droit aujourd'hui, 65.00 euros, 852 p.)
ISBN : 978-2-343-06705-6, ISBN EBOOK : 978-2-336-39860-0

BIOÉTHIQUE ET TRANSDISCIPLINARITÉ
Brelet Claudine, Patrick Curmi, Fatima Zhora Elkebir, Salwa Hamrouni, Mourad Merdaci - Préface de Christian Byk
Réflexion transdisciplinaire sur les rapports entre les sciences de l'homme et son environnement, cet ouvrage défend une bioéthique ouverte à la société civile. Il reflète les défis moraux auxquels sont maintenant confrontées les biotechnologies, depuis les OGM jusqu'à la PMA. Les chercheurs rappellent que la révolution biotechnologique peut et doit contribuer à améliorer la qualité de la vie, présente et future. La bioéthique questionne finalement la nature même de l'être humain et offre la perspective d'un nouvel avenir.
(Coll. Cultures et Médecines, 17.00 euros, 154 p.)
ISBN : 978-2-343-07225-8, ISBN EBOOK : 978-2-336-39901-0

TRANSGRESSIONS DES FRONTIÈRES DU CORPS
La chirurgie esthétique
Mitz Vladimir
Les frontières de la chirurgie esthétique délimitent, avec difficulté, une spécialité chirurgicale qui est expansive. Cette chirurgie transgressive dérange les concepts philosophiques du «accepte-toi

tel que tu es», elle bénéficie d'innovations tumultueuses telles les homogreffes du visage ou des membres, elle est constamment soumise à l'œil éveillé des médias. Cet ouvrage se propose d'en exposer les facettes en explorant ses mythes, ses bases conscientes et inconscientes et ses limites.
(Coll. Eidos série Retina, 16.50 euros, 156 p.)
ISBN : 978-2-343-07729-1, ISBN EBOOK : 978-2-336-39759-7

VERS LA CÉCITÉ
Un étrange parcours – Récit
Abbadie-Douce Paulette
Dans son précédent ouvrage « Voyage vers la cécité », l'auteur se penchait sur le choc éprouvé à l'annonce du verdict de cette maladie des yeux qui l'affecte : la « DMLA ». Dans ce nouvel ouvrage, elle nous dévoile d'étranges phénomènes qui l'assaillent et la troublent. À la suite de recherches, elle découvre avec stupéfaction que ces phénomènes sont une conséquence prévisible de la maladie des yeux qui l'affecte. Alors pourquoi ce silence autour de ces phénomènes reconnus par les spécialistes ?
(8.00 euros, 50 p.)
ISBN : 978-2-343-07608-9, ISBN EBOOK : 978-2-336-39792-4

MÉDECINE À TRAVERS LES SIÈCLES
Entre rencontres et découverte
Sous la direction de Xavier Riaud
Si la médecine et ses acteurs ont contribué incontestablement au bien-être de l'humanité, les dérives de quelques-uns ou les zones d'ombre amènent inévitablement à une discussion à propos de l'éthique qui doit la régir. Forts de ce postulat, les auteurs de cette collection ont souhaité décrire les avancées et les évolutions des sciences médicales.
(Coll. Médecine à travers les siècles, 19.00 euros, 182 p., Illustré en couleur)
ISBN : 978-2-343-07425-2, ISBN EBOOK : 978-2-336-39465-7

LA DÉPRESSION
Une pathologie à visage multiple
Lamessi Alain - Préfaces du docteur Thierry Malassiné et du professeur Michel Dieudonné Vohito
Le présent ouvrage tente de présenter les multiples visages de la dépression. Pour cela, Alain Lamessi retrace la longue histoire de cette maladie qui n'a cessé de se métamorphoser au fil des ans, avant de questionner la problématique de la classification. Passant ensuite en revue les facteurs, corrélats et autres théories, il lève un bout de voile sur la complexité de ce trouble de l'humeur, tout en faisant un détour dans ses spécificités africaines.
(26.50 euros, 270 p.)
ISBN : 978-2-343-06235-8, ISBN EBOOK : 978-2-336-39178-6

SCIENCE ET HUILES ESSENTIELLES
Baumann Alexandre
Les huiles essentielles sont fortes là où les médicaments sont faibles : maux de dos, maladies cardiovasculaires, infections chroniques, anxiété « ordinaire »... Cela est étayé par de nombreuses études scientifiques. Pourtant elles continuent à être vues comme de simples substances agréablement odorantes. Ce livre combat cette injustice en détaillant une centaine d'études scientifiques démontrant de réels effets thérapeutiques.
(17.50 euros, 172 p.)
ISBN : 978-2-343-07469-6, ISBN EBOOK : 978-2-336-39322-3

LA MALTRAITANCE DES PERSONNES ÂGÉES
L'envers du décor
Sauveur Yannick - Postface de Pascal Lardellier
Ce livre interroge les causes de la maltraitance des personnes âgées. L'auteur cible les responsabilités de l'État et la faiblesse des moyens mis au service des personnes âgées. Il offre ainsi une réflexion sur le jeunisme, l'âgisme et la société marchande. Fort de son expérience du milieu médicosocial,

l'auteur apporte un éclairage original sur l'envers du décor, les personnels maltraités. De nombreux témoignages illustrent son propos.
(Coll. Des Hauts et Débats, 19.00 euros, 186 p.)
ISBN : 978-2-343-07283-8, ISBN EBOOK : 978-2-336-39357-5

ACCOMPAGNER LA VIE JUSQUE-LÀ
Feroumont Bernadette - Préface de Gabriel Ringlet
Ouvrir ce livre, c'est plonger dans l'univers de l'accompagnement de la fin de vie et comprendre combien des attitudes simples et spontanées peuvent compter pour le patient, l'entourage ou l'équipe soignante. Les récits parlent de tendresse et de moments heureux, mais aussi de tristesses, de colères, d'injustices. Ouvrir ce livre, c'est aussi découvrir que le temps nous rappelle l'urgence de savourer la vie : il nous invite à porter sur nos rencontres et nos gestes un regard intérieur qui leur donnera du sens.
(Coll. Encres de vie, 16.50 euros, 162 p.)
ISBN : 978-2-336-30839-5, ISBN EBOOK : 978-2-336-39254-7

LES ÎLES DÉSERTES
Avela Guilloux, Rébecca Stella
Léa a 9 ans. Un jour, elle découvre qu'elle est diabétique. À partir de ce moment-là, sa vie change, devient compliquée. Elle doit faire face à sa colère, ses propres peurs, à un traitement difficile, à des contraintes auxquelles elle ne s'attendait pas, aux réflexions pas toujours délicates de son entourage. Léa va devoir apprendre à vivre avec ce diabète, cette « sale bête » qui l'accompagne désormais. Dans son imaginaire d'enfant, Léa devient Super Léa, une super-héroïne du quotidien, une dompteuse... La « sale bête » n'a qu'à bien se tenir ! «Écrite par deux mères d'enfants qui souffrent de ce mal, la pièce a des accents de vérité d'autant plus convaincants que le rôle de la fillette est endossé par Rébecca Stella, l'une des mamans qui est de surcroît une comédienne d'une subtile envergure.» (Pariscope). «Un joli spectacle.» (www.froggydelight.com)
(15.00 euros) *ISBN : 978-2-336-2-97408*

SE LIBÉRER D'UNE ADDICTION SANS DROGUE
Baclofène et boulimie : une expérience
Goffart Claude
Ce livre retrace l'itinéraire d'une «toxico de la bouffe», aidée dans son combat par l'usage du baclofène, molécule ancienne redécouverte par un professeur alcoolique. Elle s'avère efficace pour supprimer l'envie irrésistible qui mène à la bouteille mais semble aussi apte à aider les boulimiques. Décrit dans ces pages, ce traitement demande surtout de la ténacité et un travail sur soi attentif mené avec un thérapeute et en lien avec une association dédiée aux utilisateurs de ce traitement.
(20.50 euros, 198 p.)
ISBN : 978-2-343-06233-4, ISBN EBOOK : 978-2-336-38817-5

AUTISME
Le sacrifice invisible
Trajectoires des familles et regards croisés des professionnels
Jean-Bart Christiane
Malgré des évolutions positives dans l'accompagnement des enfants autistes, l'auteure sort de l'institution et va à la rencontre des familles. Retracer leurs trajectoires lui semble indispensable à la compréhension de l'environnement de l'enfant autiste. Il s'agit d'avoir une vision globale de l'enfant autiste, de prendre en compte tout ce qui influe sur lui dans des cadres comme l'institution qui le prend en charge, sa famille, l'école, son voisinage...
(Coll. Réseau Tessitures, 25.00 euros, 256 p.)
ISBN : 978-2-343-06565-6, ISBN EBOOK : 978-2-336-38662-1

FRAGMENTS POUR UNE HISTOIRE DE LA GÉRONTOLOGIE (Volume 1)
OAREIL
Ce livre raconte avec force anecdotes la naissance de l'action gérontologique : les errements, les oppositions et les luttes des acteurs qui ont ouvert cette voie nouvelle. Ce tome rassemble les

entretiens individuels de ces femmes et hommes, pionniers chacun dans leur domaine. Ils narrent leurs parcours, leurs rencontres, la manière dont ils s'y sont pris pour construire pas à pas des actions, des services, des organisations sur des terrains en friche.
(Coll. La gérontologie en actes, 23.50 euros, 220 p.)
ISBN : 978-2-343-06908-1, ISBN EBOOK : 978-2-336-38920-2

FRAGMENTS POUR UNE HISTOIRE DE LA GÉRONTOLOGIE (Volume 2)
OAREIL
Ce livre raconte avec force d'anecdotes la naissance de l'action gérontologique : les errements, les oppositions, et les luttes des acteurs qui ont ouvert cette voie nouvelle. Ce tome rend compte des journées régionales qui ont réuni sur des territoires différents les acteurs de la première heure. Les entretiens croisés proposent un vrai tissage d'expériences et mettent en évidence les réseaux naissants constitués autour d'affinités, de compétences, où se sont retrouvés professionnels, élus, bénévoles qui avaient à cœur d'inventer et de bâtir.
(Coll. La gérontologie en actes, 17.50 euros, 152 p.) ISBN : 978-2-336-30382-6, ISBN EBOOK : 978-2-336-38921-9

HISTOIRE ET ÉPISTÉMOLOGIE DE L'ANATOMIE ET DE LA PHYSIOLOGIE EN ART DENTAIRE
De l'Antiquité à la fin du XX e siècle
Gros Gilles - Préface de Roger Teyssou
Dans cet ouvrage, Gilles Gros retrace l'histoire des principales étapes du développement épistémologique de l'anatomie et de la physiologie, deux des déterminants fondamentaux de l'évolution épistémologique de l'art dentaire. Tout au long de cet interminable et laborieux parcours épistémologique, l'auteur se plaît à nous dévoiler la manière dont l'art dentaire a évolué dans ses rapports à l'anatomie et à la physiologie, en passant d'une attitude essentiellement morphologiste et descriptive à une vision plus physiologique et expérimentale.
(Coll. Acteurs de la Science, 40.00 euros, 426 p.) ISBN : 978-2-343-06750-6, ISBN EBOOK : 978-2-336-38774-1

DE CÉLINE – Histoire d'une thèse à Semmelweis
Histoire d'une œuvre
Deveaux Michel
Cet ouvrage rassemble l'histoire de deux médecins. *L'Histoire d'une thèse* est celle de Louis Destouches, de sa jeunesse jusqu'au début de sa carrière médicale, on y découvre les évènements et personnages qui inspirèrent Céline. *L'Histoire d'une œuvre* est celle d'Ignace Semmelweis, consacrée à sa carrière médicale et surtout à la résolution qu'il apporta au problème de la fièvre puerpérale. C'est aussi son combat mené face à la communauté médicale, longtemps résistante à ses idées.
(19.00 euros, 182 p.) ISBN : 978-2-343-06807-7, ISBN EBOOK : 978-2-336-38894-6

LES AVENTURES ET MÉSAVENTURE D'HERMÈS, MÉDECIN
Cohen Albert J.
L'exercice de la médecine générale conduit à diverses aventures, quelquefois tendres, parfois cocasses, certaines dramatiques. En cinquante années d'exercice, l'auteur a traversé tant et tant de psychodrames, et, hélas, tant de drames tout court, qu'il en a retenu ces quelques anecdotes vraies, toutes vécues... ou presque. Elles méritaient d'être racontées. C'est toute une vie de praticien, étendue sur plus de cinquante années, qui se raconte dans ce livre.
(17.50 euros, 160 p.) ISBN : 978-2-343-06284-6, ISBN EBOOK : 978-2-336-38599-0

L'HARMATTAN ITALIA
Via Degli Artisti 15; 10124 Torino
harmattan.italia@gmail.com

L'HARMATTAN HONGRIE
Könyvesbolt ; Kossuth L. u. 14-16
1053 Budapest

L'HARMATTAN KINSHASA
185, avenue Nyangwe
Commune de Lingwala
Kinshasa, R.D. Congo
(00243) 998697603 ou (00243) 999229662

L'HARMATTAN CONGO
67, av. E. P. Lumumba
Bât. – Congo Pharmacie (Bib. Nat.)
BP2874 Brazzaville
harmattan.congo@yahoo.fr

L'HARMATTAN GUINÉE
Almamya Rue KA 028, en face
du restaurant Le Cèdre
OKB agency BP 3470 Conakry
(00224) 657 20 85 08 / 664 28 91 96
harmattanguinee@yahoo.fr

L'HARMATTAN MALI
Rue 73, Porte 536, Niamakoro,
Cité Unicef, Bamako
Tél. 00 (223) 20205724 / +(223) 76378082
poudiougopaul@yahoo.fr
pp.harmattan@gmail.com

L'HARMATTAN CAMEROUN
BP 11486
Face à la SNI, immeuble Don Bosco
Yaoundé
(00237) 99 76 61 66
harmattancam@yahoo.fr

L'HARMATTAN CÔTE D'IVOIRE
Résidence Karl / cité des arts
Abidjan-Cocody 03 BP 1588 Abidjan 03
(00225) 05 77 87 31
etien_nda@yahoo.fr

L'HARMATTAN BURKINA
Penou Achille Some
Ouagadougou
(+226) 70 26 88 27

L'HARMATTAN SÉNÉGAL
10 VDN en face Mermoz, après le pont de Fann
BP 45034 Dakar Fann
33 825 98 58 / 33 860 9858
senharmattan@gmail.com / senlibraire@gmail.com
www.harmattansenegal.com

L'HARMATTAN BÉNIN
ISOR-BENIN
01 BP 359 COTONOU-RP
Quartier Gbèdjromèdé,
Rue Agbélenco, Lot 1247 I
Tél : 00 229 21 32 53 79
christian_dablaka123@yahoo.fr

Achevé d'imprimer par Corlet Numérique - 14110 Condé-sur-Noireau
N° d'Imprimeur : 133999 - Dépôt légal : novembre 2016 - *Imprimé en France*

www.ingramcontent.com/pod-product-compliance
Lightning Source LLC
LaVergne TN
LVHW011306061026
849535LV00005B/1419